卫生部“十一五”规划教材
全国高等医药教材建设研究会规划教材

全国高等学校教材
供美容医学类专业用



# 医疗美容技术

第2版

主　　编　张信江　边二堂
副 主 编　周存才　周　典
编　　委　（按姓氏笔画排序）
白　洁（大连医科大学）
边二堂（山西大同大学医学院）
刘志梅（遵义医药高等专科学校）
杨春俊（安徽医科大学）
张信江（遵义医学院）
金春玉（延边大学医学院）
周　典（上海中医药大学）
周存才（长治医学院）
高　旭（山西大同大学医学院）
编写秘书　晏　文（遵义医学院）

人民卫生出版社

**图书在版编目（CIP）数据**

医疗美容技术/张信江等主编. —2 版. —北京:人民卫生出版社,2011. 1

ISBN 978-7-117-13533-7

Ⅰ. ①医…　Ⅱ. ①张…　Ⅲ. ①美容术-医学院校-教材　Ⅳ. ①R622

中国版本图书馆 CIP 数据核字(2010)第 212545 号



**医疗美容技术**

**第 2 版**

**主　　编**：张信江　边二堂
**出版发行**：人民卫生出版社（中继线 010-59780011）
**地　　址**：北京市朝阳区潘家园南里 19 号
**邮　　编**：100021
**E - mail**：pmph @ pmph. com
**购书热线**：010-59787592　010-59787584　010-65264830
**印　　刷**：北京虎彩文化传播有限公司
**经　　销**：新华书店
**开　　本**：787×1092　1/16　**印张**：15. 5　**插页**：4
**字　　数**：396 千字
**版　　次**：2002 年 7 月第 1 版　2023 年 6 月第 2 版第 18 次印刷
**标准书号**：ISBN 978-7-117-13533-7/R · 13534
**定　　价**（含光盘）：34. 00 元
**打击盗版举报电话：010-59787491　E-mail：WQ @ pmph. com**
（凡属印装质量问题请与本社市场营销中心联系退换）

全国高等学校教材美容医学专业

# 第二轮规划教材修订说明

全国高等医药院校医学美容专业卫生部规划教材是我国第一套供美容医学专业本科使用的教材，第一轮教材使用至今已整整8年，为我国美容医学人才的培养发挥了巨大作用。8年来，美容医学事业在中国得到了长足的发展，新理念、新器材、新技术层出不穷，尤其是中国传统医学美容思想、方法与西方美容医学的相互渗透与融合，正逐渐产生出带有东方文化气质的新的美容医学，这给第二轮教材的修订工作提供了巨大的动力和挑战。中华医学会医学美学与美容学分会参与了第一轮教材的编写和出版工作，并一直关心本套教材的使用情况。第二轮教材修订工作依然得到了他们的大力支持，并汇集了全国一大批教学、科研和医疗第一线的医学专家共同参与，在总结第一轮教材编写的不足的前提下，进行了大规模的修订，使本套教材内容分类更加科学系统，知识结构更加合理，临床实践更加实用。经过第二轮的修订过后，本套教材将力求更加成熟、完美和新颖。

本次修订工作由2009年3月开始启动，其修订和编写特点如下：

1. 在全国广泛、深入的调研情况下，总结了第一轮教材编写的经验与不足，对第二轮教材评审委员会进行了改选，使评审委员会充分保持学术权威性的基础上，更加考虑评审委员会的教学指导水平。

2. 经全国高等学校美容医学专业第二届教材评审委员会审议决定，本套教材将上一轮教材书名中的名词“医学美容”更改为“美容医学”。

3. 对上一轮教材编写中美容医学与其他学科（整形外科、皮肤科、中医科、口腔科）交叉、含混不清的部分重新做了界定与说明，对难以界定的内容，编写时也采取有取有舍的态度。

4. 本套教材进一步明确了美容医学课程体系与具体骨干课程。

5. 教材编写依然坚持“三基、五性、三特定”的编写原则。

6. 内容上在坚持学科体系完整性的情况下，更加突出教材内容的实用性，力求文字精炼，压缩篇幅，以适合目前的美容医学专业的教学模式。

7. 在尽可能不增加学生负担的情况下，提高印刷装帧质量，根据学科需要，部分教材改为彩色印刷，以提升教材的质量和可读性。

第 2 轮教材共 12 种，分为三个部分美容医学理论基础课程、美容医学临床基础课程、美容医学临床课程，新增一种《美容营养学》。本套教材均为卫生部“十一五”规划教材。

全国高等学校美容医学专业

# 第二届教材评审委员会



## 第2轮教材目录

| | | |
|---|---|---|
| 医学美学（第2版） | 主编 | 韩英红 |
| 美容医学造型艺术（第2版） | 主编 | 于　江 |
| 美容临床心理学（第2版） | 主编 | 何　伦 |
| 美容化妆品学（第2版） | 主编 | 李　利 |
| 美容药物学（第2版） | 主编 | 王　建 |
| 医疗美容技术（第2版） | 主编 | 张信江<br>边二堂 |
| 美容局部解剖学（第2版） | 主编 | 王向义 |
| 美容营养学 | 主编 | 林俊华 |
| 美容中医学（第2版） | 主编 | 刘　宁 |
| 美容皮肤科学（第2版） | 主编 | 何　黎 |
| 美容外科学（第2版） | 主编 | 刘林嶓 |
| 美容牙科学（第2版） | 主编 | 王海林 |

# 第2版前言

2009年岁末，全国高等医药教材建设研究会、卫生部教材办公室在大连召开全国高等学校美容医学专业教材评审委员会与主编人会议，对全国高等学校美容医学本科规划教材进行修订。会议根据卫生部《医疗美容服务管理办法》相关规定，将“医学美容技术”改为“医疗美容技术”。《医学美容技术》(第1版)在规范有关医疗美容技术本科教学、实施医疗美容技术操作、指导学生实习方面发挥了积极的作用。尽管经过近10年的发展，书中很多基础知识、基本技能及基本理论至今仍然具有十分重要的指导意义。

由于美容医学是近20年才在我国兴起的一门新兴学科，发展十分迅速，有些知识可以说是日新月异。所以，修订时除保留大部分内容外，对有些内容进行了增减。如：第1版中的第四章“皮肤美容手术技术”和第八章“美容手术护理技术”的有关内容在本套教材的《美容外科学》中阐述得更清楚、更详细，因此第2版删除了这两章。增加了“激光美容技术”、“中医美容技术”、“芳香疗法”与“常用医疗美容仪器”等有关章节。此外，美容化妆术虽不属于医疗美容技术范围，但这是一门应用十分广泛的美容技术。无论是医疗美容与其他医学专业医、护、技人员，还是其他各阶层的职场女性，都离不开美容化妆术的有关知识。所以，在本书中增加了“美容化妆术”一章，以增加实用性。本书共13章，约30万字，涉及70余种美容应用操作技术，并对常用的美容器械、设备使用进行了说明。

本书的编写过程中，遵义医学院附属美容医院提供了大部分有关美容前后的对比照片，孙林潮博士对激光美容技术一章提出了宝贵的修改意见，遵义医学院、遵义医学院附属医院等单位及有关领导给予了大力支持，在此一并感谢。

由于美容医学是一门发展迅速的新兴学科，尽管各位编者付出了极大的努力力求完善，但由于教学、医疗、科研和日常工作十分繁忙，再加上编者水平所限，书中难免有不妥，甚至错误之处，恳请广大师生及同道谅解，并提出宝贵意见，以便再版时改进。

张信江　边二堂

2010年5月

2009年以来，[illegible]

[illegible]

[illegible]

[illegible]

[illegible]

2010年[illegible]

# 目　录

# 第一章 概 论

## 第一节 医疗美容技术的定义、对象及理论结构

### 一 定义

医学美容(medical cosmetology)是为了维护、修复、改善和塑造人体美,通过药物、手术或非手术、医疗仪器以及其他损伤性或侵入性医学手段在健康人体上所实施的美容。技术(technology)是指生产实践经验和自然科学原理而发展成的工艺操作方法和技能;医疗美容技术(medical cosmetic technology)是指医学美容实践经验与医学、医学人体审美科学原理相结合而形成的医疗操作方法和技能,它不是单一的某一门技术,而是有关医疗美容操作方法与技能的总和或称学科群,是医学美容重要的组成部分之一和分支学科。

### 二 研究对象及其理论体系结构

**(一)研究对象**

医疗美容技术的研究对象是围绕人的形体美(即人体的形态美)、神态美的基础理论以及维护、修复、改善或再塑人体美的一切医疗技能和设施的不断改进与完善,其目的是达到人的健与美的和谐与统一。医疗美容技术的研究任务是在医学美学理论指导下,根据不同人群、不同层次对美的需求,如何正确选择和运用各种医学技能去实现维护、修复、改善或再塑人体结构美、形态美、功能美(包括人的整体皮肤之健美),并在实践中不断总结、提高技术水平,不断研究新的技术和开发医疗美容仪器。

由于医疗美容技术作为美容医学的一个独立的分支学科形成历时不久,美容医学界对它的认识还不够深入,它的理论结构尚不够完善,必须继续加强这一学科的学术研究,进一步完善其学科理论体系以不断满足美容医学实践的需求。

**(二)学科理论体系**

由于医疗美容操作方法与技能的总和或称学科群,有关理论体系结构尚需进一步研究、完善。医疗美容学术界初步认定如下:

**1. 基础理论研究**

(1)医疗美容技术的定义、对象和基本任务。

(2)医疗美容技术基本理论。

(3)美容主客体关系的协调与统一。

(4)医疗美容技术实施范围和体系结构。

(5)医学美学原理在医疗美容技术中的应用。

**2. 美容实践研究**

(1)美容心理与心理美容。

(2)相关医学母体学科有关技术认定与选用。

(3)各种医疗美容技术(物理、化学、光学、药物、皮肤美容手术、按摩、推拿、针灸等技术)的引用、改革和创新。

(4)美容文饰技术及其改进、创新与发展研究。

## 三 医疗美容技术内含范围

**(一) 基本理论**

基本理论包括医学与美学两个方面。医学方面主要有人体局部解剖学、生理学、生物化学、病理学、美容药学、医用微生物学、治疗学、美容心理学和美容化妆品学等基础知识;美学方面主要有美与医学审美、医学美感,医学人体美和美容人体形象设计及其素描画等基础知识。尤其是色彩、形象、声音、气味等美的构成要素的论述和平衡、对称、均匀、和谐、多样统一,即整体性等构成形式美的法则,不仅是最基本的理论原则,而且在指导美容方案设计和美容效果评价方面具有十分重要的意义。

**(二) 基本技术**

**1. 皮肤、毛发医疗美容技术** 其中包含经穴按摩、面膜倒模、化学剥脱等皮肤美容护理技术、毛发养护技术、皮肤美容手术技术、美容文饰技术等。

**2. 物理化学美容技术** 包括激光美容技术、光子嫩肤技术、冷冻美容技术、高频电美容技术等传统和新兴的医疗美容技术。

**3. 非手术塑形美容技术**(non-surgical cosmetic shaping technology) 包括不切开重睑美容术、注射填充美容塑形技术(隆鼻、隆乳、除皱、填凹陷)、吸脂减肥美容技术以及美肤技术。

**4. 微笑重建美容技术**(smile reconstruction cosmetic technology) 主要是针对影响容貌美表情异常、牙齿颜色异常、形态异常而实施的医疗美容技术,例如先天性面神经麻痹的矫正、牙齿的清洗与正畸等美容技术以及对微笑老化的防护等。

5. 容貌形象设计及其素描技术等。

**(三) 其他美容技术**

包括美容保健技术(微波、蒸汽、针灸、推拿、药物、食疗等美容保健技术)和美容的手术期护理以及美容保健器械与护肤用品优选和正确使用与维护的技术。我国学者所规范的医疗美容技术是美容医学整体中一个特定的组成部分,在我国美容医学实践中已成为一门独立的美容医学分支学科,并成为我国美容医学教育高等职业院校的一个独立的专业教育门类,已获得教育部颁发的本、专科学科代码。

# 第二节 医疗美容技术与相关学科的关系

医疗美容技术是美容医学中的重要组成部分,医学美学是它的美学基础理论,主要是人体形态与容貌的审美理论；医学基础知识及相关的临床医学理论与技能是它的医学基础理论。因此，医疗美容技术与相关学科的关系，主要是指医疗美容技术与医学美学、医学美容学、美容医学和医药辅助技术之间的关系。

## 一 医疗美容技术与医学美学的关系

近年兴起和形成于我国的当代医学美学理论，是用于对美容医学中其他各分支学科的审美指导原理。从我国二十多年来的美容医学实践来看，已明显地体现出两者之间的指导和被指导的关系。我国当代医学美学提出的“医学人体美”内涵，是包括医疗美容技术在内的美容医学各分支学科的共同的人体审美原则，它不仅科学地揭示了医疗美容技术本质，而且促进了美容医学整体学科的形成和发展；医学美学结合医学实践对传统美学课题加以挖掘和应用，科学地揭示了“医学人体美”的内在奥秘，有效地指导了各种美容设计和美容技术操作，不仅拓宽了医疗美容的实施范围，而且提高了美容效果。因此，必须强调医学美学理论对医疗美容技术实践的指导作用。医学美学是研究医学领域中的美与审美的一般规律和医学审美创造的医学人文科学。因此医学美学原理是在医疗美容技术实践中，对人体形态、容貌进行审美实践的审美观、审美心理、审美思维方法的指导原则，同时指导医学审美处理和医学审美创造活动，从而增进人的生命活力和提高生命质量，即美容的目的。

## 二 医疗美容技术与医学美容学的体系

医疗美容技术与医学美容学同是美容医学的组成部分，是姊妹学科，共同任务都是美化人体的容貌和形态，主要手段是利用手法、技巧、理化和护肤技术或药物、手术、假体置入等技术来实施。作为专业教育，主要设置于医学本科、大专和高、中等卫生技术职业教育院校，其培养目标是医疗美容医师和美容技师（或技士）。

## 三 医疗美容技术与美容医学的关系

美容医学是包含有美容医学基础理论（医学美学和美容应用的局部解剖学、生理学、美容药学、美容心理学、美容化妆品学、美容艺术学等）、医学美容学（美容外科、美容皮肤科、美容牙科、美容护理等）、中医美容学、医疗美容技术和美容健身学等多种分支学科，医疗美容技术是美容医学整体学科中的一个重要组成部分。

## 四 医疗美容技术与医药辅助技术的关系

医药辅助技术与医疗美容技术同是医学的应用技术，这是两者的共同点，但在两者的功能性质上又有很大的区别。如医学实验技术、医学物理检测技术（检验、放射、磁共振等）、司药技术、药剂调制技术等，都是为临床医师提供诊断、治疗和疗效评价的人体生理、病理、疾病转归等检测所得参数、影像、图形资料以及诊断、治疗所必需的医药材料，此类技术实践者并不直接为患者诊断、治疗和疗效评价，因此被称之为辅助性医药技术，它们是临床医学辅助性技术学科。而医疗美容技术，如面膜倒膜、祛斑防皱、美容文饰、经穴按摩、化学剥脱和激光、电凝、冷冻、皮肤美容手术技术等美容技术，都是由美容医师、技术人员直接施术于美容就医者机体，并直接产生美容效果。因此，医疗美容技术不是“辅助”性技术，而是美容医学的一个独立的分支学科。

## 第三节　医疗美容技术学研究的基本任务及其意义

### 一　任务

**（一）继续加强本专业基本理论研究，不断完善自身学科体系**

由于医疗美容技术学科理论体系结构都还处于初级阶段，医疗美容技术学目前所表述的学科定义、相关理论概念、学科定位、研究对象、学科内含及与相关学科的关系，仍是要进一步研究的课题。只有不断进行深入研究，丰富它的理论内容，并取得更广泛的共识，医疗美容技术这一学科体系方可达到完善和更加成熟。

**（二）深入研究，不断创新，精益求精**

积极开展用于医学美容的各种物理、化学、手术、手法的操作技艺、技巧和护肤材料优选的研究，并在研究和实践中不断改进、创新，从而发展医疗美容技术，使我国的医疗美容技术不断地向更先进的水平攀升。

**（三）深入进行医疗美容技术服务对象的心理研究**

实践的经验已经告诉我们，掌握美容就医者的美容心理状态，并根据其变化规律进行诱导和咨询，沟通主客体对体态、容貌的审美意向，为医学美容就医者营造一个良好的美容心理环境，是不断提高医学美容成功率的关键性课题之一。尤其要稳定医学美容就医者的情绪和纠正他们的过高的求美期望值，是主客体都对医疗美容效果较为满意，防止术后纠纷的重要环节。

**（四）不断地学习和研究医学人体审美理论，掌握医学人体审美规律**

人体审美具有十分明显的个体差异性。对于何为人体美，医学人体美与艺术人体美的区别，人体的形态、容貌、肤色与各民族的人种特点以及与不同区域的自然环境关系，不同职业者的形象设计差异等理论方面的研究，不但关系到因人制宜的有效美容施术的设计，而且也是提高美容技术实施成功率的重要因素。

**（五）医疗美容技术学科人才培养、教材编著是医疗美容技术服务事业得以延续和发展的根本因素**

人才靠教育去培养，教材是人才教育中必不可少的基本因素。目前我国的美容医学教育方兴未艾，已由中专、大专教育向高职、本科教育、研究生教育发展。如何高标准地编著包括《医疗美容技术》在内的整套理论水平高，实用性强的本科教材，并不断充实其理论内容，提高教材水平，目前仍然是摆在我们医疗美容技术学界的一项光荣而艰巨的任务。

### 二　医疗美容技术学科建设的意义

医疗美容技术是美容医学中一个不可缺少的组成部分。因此，医疗美容技术学科建设是美容医学整体建设的重要内容,其意义深远。

**(一)医疗美容技术与发展是社会文明建设的需要**

在国人温饱问题解决之后,全社会进入小康生活水平的人群与日俱增,越来越多的男女老少爱美之心日益高涨,国人从来没有像今天这样食求色香味,衣求款式新,居求上档次,行求便捷快的现代追求。在优越的生活条件下追求自身的体态和容貌美,已成为全社会男女老少所追求的共同时尚。医疗美容技术实施是一种大众性的美容事业,对象多,市场大。在现代生活中,人的形象亮丽已成为社会文明程度提高的一个重要标志,而医疗美容技术却是维护、修复、改善和塑造人的亮丽形象的重要手段之一。可见,医疗美容技术的兴起与发展是社会文明建设的需要,也是人们物质文化生活基本满足后对精神文化更高的需要。社会的需要才是医疗美容技术存在的基础和发展的真正动力。

**(二)医疗美容技术是美容医学存在和发展的需要**

以文饰(tattoo)、手术、面膜倒膜(mask inverted membrane)、经穴按摩和物理的、化学的护肤、美肤技术为基本内容的医疗美容技术,已经成为一个独立的学科体系;在美容医学行业中,从事医疗美容技术专业的人员占大多数,需要医疗美容技术进行美容服务的对象又占美容就医者的大多数。因此,美容医学的存在和发展,很大程度上是靠医疗美容技术来实施、体现。所以,医疗美容技术的存在和发展是美容医学理论和实践的存在与发展的必不可缺的基本条件。

(张信江)

# 第二章　美容文饰技术

美容文饰技术(cosmetic tattoo technology)是在人体表面进行艺术创造的一门特殊技术,它是以远古的文身之术为基础,并与医学、美学、工艺学等融合的一门专门的技艺。它主要包括文眉术、文眼线术、文唇术及文身术等。

## 第一节　文饰的原理及术前准备

### 一　文饰技术的原理

文饰技术(tattoo technology)是由古老的文身术演变而来的。它是人为地用锋利的器具造成皮肤损伤,将有色染料刺入体表不同部位,在皮肤内形成永久性的着色图案,以达到修饰美化的目的。

文饰技术实质是一种创伤性的皮肤着色术。其基本原理是在皮肤原有的形态基础上,用文饰器械将色料植染于表皮下,使表皮形成一定的色块,即长期不易褪色的颜色标记或各种图形。由于表皮很薄,有一定的透明度,所以色素能透过表皮,呈现出美饰图形。

### 二　文饰术的术前准备

1. 美容心理咨询,术者必须客观地向美容就医者如实告知其文饰设计、注意事项、文饰后的效果及可能出现的并发症。

2. 术者应全面了解受术者的全身状况,例如受术者有无药物过敏史及瘢痕体质,有无精神异常病史等。

3. 对受术者进行必要的检查,排除心脏病、高血压、糖尿病、血液病、出血倾向、传染病等。

4. 填写文饰手术同意书、术前照相。

5. 文饰品的准备,文饰机、文针、药杯、色料、消毒液、消毒棉球棉签、弯盘、镊子、尺子、画笔、拔眉钳、1%普鲁卡因或2%利多卡因、0.1%肾上腺素、推车、手术床及照明设备等。

## 第二节　文饰机及文饰色料

### 一　文饰机

即电动文眉机,是文饰技术操作中的主要工具之一,其质量与性能直接影响文饰技术水平的发挥。因此正确掌握文眉机的性能和使用方法,对文饰技术是非常重要的。

### （一）工作原理

电动文眉机是一种小型电动机器，其外形如同较粗大的圆珠笔，并配有稳压电源。机身内有一微型电动机，其转轴上的连杆与卡针具相连，开启时带动其运动（图2-1）。使用时，把文眉针插入卡针具的十字孔内，套上针帽，并调整针露出部分的长短，从而控制刺入皮肤的深浅。当电路接通时，调到所需挡位，按下开关，文眉机的针被电动机带动着做高速的垂直上下运动以刺破表皮，并将特定的药液文刺到皮肤细胞之间的组织内，使之留下永久的颜色。一般文眉机刺入皮肤的深度应在0.5～0.7mm左右，不应超过1mm。

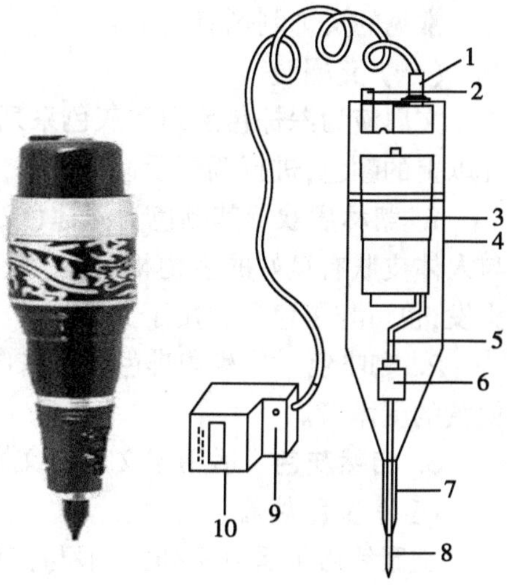


（1）　（2）

**图2-1　文饰机**

1. 电源插头　2. 开关　3. 电动机　4. 机身　5. 连杆　6. 卡针具　7. 针帽　8. 针　9. 挡位调节　10. 稳压电源

### （二）使用方法

1. 将文眉针插入卡针具的十字孔中，插牢后，套上针帽。

2. 将露出的针尖调整到适当的长度，一般针尖外露1mm左右。

3. 选择适当的挡位，一共有1～4个挡位，一般用4挡。挡位越高，发动机转速越快。针尖上下跳动速度越快。

4. 接通电源，打开开关。术者选定手的支点，以45°角以上或垂直持机在预先设计好的图案上做快速来回划的动作。

### （三）注意事项

1. 根据机器的性能、型号及术者的熟练程度，选择适当的挡位。

2. 使用前，应先试机。试机时针要插牢，不可将针对着受术者的面部和眼睛，以免出现“飞针”造成意外事故。

3. 持机的手需有支点，以保证文饰动作的稳定。

4. 操作中，最好关机后蘸药水，以防针尖磨损变钝。

5. 暂停文饰时，需关机且机身勿倒置。

6. 文眉机盒内配有的黑色色料是试机液，不能作为文眉药液。

7. 文眉机出现故障时，应及时停机。

8. 三根针合为一体的称为复合针，为文全唇或走空机洗眉时用。

9. 文饰完毕，用消毒液擦拭机身，卸下针套，清洗后浸泡于消毒液中。文饰针为一次性用品，若再次使用必须经高温高压消毒。

## 二　文饰色料

文饰色料（tattoo pigment）是一种经过特制的含有碳素营养素的蛋白质色素。这是一种不溶性色素，主要成分是碳素，其次是铁、铜等元素的混合物，其性质比较稳定，并经过严格的无菌处理，符合卫生标准，本身对皮肤无毒，无刺激性。在文饰术施行中，文饰制剂是通过文眉机造成局部皮肤组织的机械性损伤，从而使皮肤组织通透性增强，色料渗透并沉积于真皮浅层组织内，达到使表面皮肤呈现着色图形之效果。

常见的文饰制剂有：

**(一) 文眉液**

文眉液为深棕色系列和灰色系列。根据受术者的发色、肤色来决定，选择其中的一种或两种以上的颜色，进行调配后使用。

**1. 凯林眉欢** 其颜色为深棕色，具有不褪色、不挥发、不易干凝、颜色逼真自然等特点，并与人体皮肤有良好的生物相溶性，深受美容医师和受术者的欢迎。主要用于文眉、文胡须、文头发，也可与黑色调配用于文眼线。

**2. 咖啡色** 分浅咖啡色和深咖啡色两种，主要用于文眉。特别是适用于肤色较白，头发偏黄的受术者。

**3. 自然灰色** 适用于文眉或文眉术后的补色。

**(二) 文眼线液**

文眼线液为黑色系列，一般与棕色系列调配后使用。

**1. 帝王黑** 色黑亮，易挥发干凝，一般与凯林眉欢调配后再用于文眼线。比例为2∶1，即帝王黑2滴，凯林眉欢1滴。

**2. 特黑色** 色黑亮，液体较稀。用于文眼线，也可与凯林眉欢调配后再用，比例为1∶1。

**(三) 文唇液**

文唇液为红色系列，一般采用两种或两种以上的颜色调配后使用。唇线的颜色略深，全唇的颜色略艳丽、鲜亮。

**1. 深红** 为红中带黑，适用于文唇线或与其他浅红色系列调配后文全唇。

**2. 玫瑰红** 为红中带蓝，与其他红色系颜色调配后文唇线与全唇。

**3. 朱红** 为红中偏黄，主要用于文全唇。

另外，常用的还有：桃红、浅红、橙红、胭脂红等浅、淡的红色系色料，需经调配后，用于文全唇。

**(四) 修补液**

修补液常为自然肤色(肉粉色)。此色系列与皮肤颜色接近，用于遮盖文饰后不理想的部位。文饰色料的品牌很多，常用的有美佳娜、富冠、伊吉、新奇、彩艺等。由于品牌不同，同样一种颜色，会有一定的差异。这要依靠美容医师根据购进色料颜色酌情调配，来达到最佳的文饰色彩效果。

文饰色料使用前要用力摇匀，利于均匀着色。

## 第三节 文饰手法及文饰术语

### 一 文饰手法

是指美容医师在文饰操作时的手法技巧，手法特点以及手感。所谓手感是术者对文眉机接触皮肤后感觉到的震动程度及刺入皮肤中的深浅程度。常用的手法有以下几种。

**1. 点刺法** 点刺是以“点”为基础，由“点”可形成线状，密集的“点”刺则形成连续点刺法。适用于小面积的文刺，如胡须的缺损。也可用于眉头及眉上下边缘轮廓的文饰及基础底色的文刺。采用自制手针，针尖与皮肤呈90°角。其速度较慢，文刺深浅不一，着色慢

（图 2-2）。

**2. 点刮法** 又称散状针法，可采用自制手针，其针尖与皮肤呈45°角。操作时，先点后划，点刺稍重，随后一划，轻轻带过，尾部呈慧状。多用于眉尾及眉腰上下边缘，也可用于眉毛的文饰（图 2-3）。

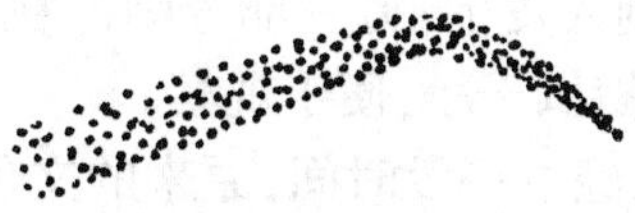

图 2-2 点刺法

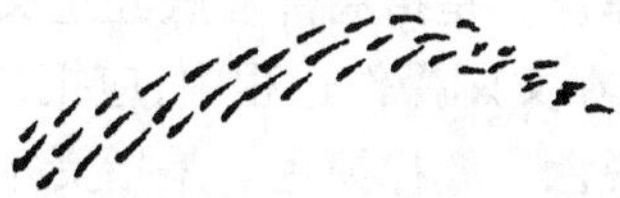

图 2-3 点刮法

**3. 连续交叉法** 文刺的线路呈斜倒状的 M 或 W 形，其形状相互交叉，连续不断。适用于文眉、文全唇等（图 2-4）。

**4. 连续点状法** 文刺手法快速漂浮，线路是由无数小点组成的。适用于原眉基础较差，稀少色淡者。

**5. 质感线条法** 又叫画眉法，其方法犹如画眉，文刺线路有一定的方向性，为上斜线形、下斜线形或与原眉生长方向一致。适用于文眉或仿真立体文眉的手法，是常用手法之一（图 2-5）。

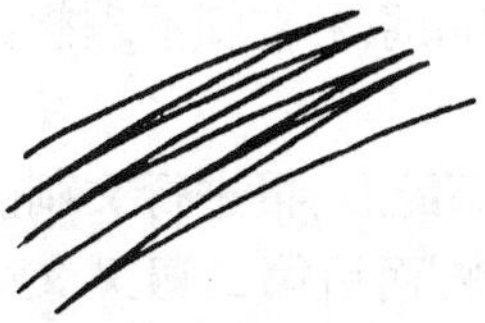

图 2-4 连续交叉法

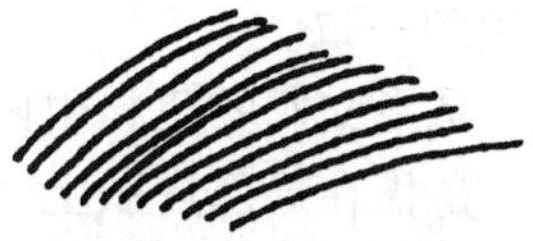

图 2-5 质感线条法

**6. 线条续段法** 常用于文饰较长的线条，方法是分段地文出数条中等长度的线，数条线段连接后则形成长线。文刺手法实而稳准，适用于文眼线、文唇线、文身等，是常用手法之一（图 2-6）。

**7. 旋转法** 其手法为在局部打圈，文饰的线路呈一连串的圈状，圈大文刺颜色则浅；圈小文刺颜色则深；手动速度快则文色浅；手动速度慢，则文色深。常用于文全唇、文身等大面积部位的填空（图 2-7）。

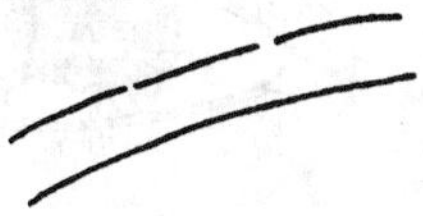

图 2-6 线条续段法

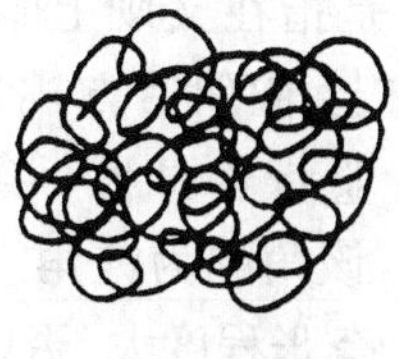

图 2-7 旋转法

## 二 文饰专业术语

文饰技术中常用的专业术语是在临床文饰术中，工作人员互相沟通使用的。文饰术语有25种：

**1. 眉色** 是指受术者自身眉毛的颜色。

**2. 文色** 是指术者在受术者的局部皮肤上用色料文刺出的颜色。

**3. 着色** 亦称上色,俗称"吃色"。是指受术者在文刺后皮肤的上色状态。

**4. 填色** 是指受术者皮肤某一部位,已有了文刺后的固定形状或轮廓。此基础上,把中间的空白填上所需的颜色。

**5. 浮色** 是指局部皮肤经过文刺后,一部分色料已刺入皮下,另一部分则浮在皮肤表面上。通常在文刺操作过程中,应把皮肤表面上的浮色及时擦拭干净,便于观察。

**6. 脱色** 亦称掉色。是指受术者皮肤在文刺上色后,经过一段时间,原来的文色脱掉了,颜色比以前变浅了。

**7. 反色** 是指全唇文刺术后,经过7～10天的脱痂、脱皮(有部分人唇部起疱)、掉色,到一个月左右血运循环重新建立等过程后全唇色泽重新恢复,反映出的颜色比原来明显。

**8. 底色** 是指局部皮肤经文刺后,最先着色的部分。

**9. 补色** 文刺大约一周左右会脱一层薄痂,有些部位难免色淡或缺损,此时需要复诊,也称补色,即在原有的基础上再施补文,按需要进行加深、加长、加宽等处理,以达到满意的效果。补色可补多次,主要是根据所文部位的着色程度、形状情况而定。

**10. 盖色** 是指用与原来文刺颜色不相同的颜色,在原有的部位进行文刺,来盖住现存的颜色。

**11. 遮色** 是指用接近肤色的色料进行文刺,遮住并消除原来文刺不理想的部分,使其与自身肤色尽量达到一致。

**12. 配色** 是指文刺的色料由两种或两种以上的颜色调配后,再进行文刺。

**13. 套色** 是指在局部皮肤上,第一遍文刺了一种色料,而后第二遍又文刺了一种色料,分层次地上色。

**14. 洇色** 是指由于文刺过深,造成局部皮肤文刺的颜色向四周扩散、漾开,脱离了原来的形状。

**15. 变色** 是指皮肤某部位文刺后、经过一段时间后的颜色与当时文刺的颜色不一样。

**16. 轻文** 是指术者在文刺皮肤时,手法应轻,文色也相应浅。

**17. 重文** 是指术者在文刺皮肤时,手法应重,文色也相应深。

**18. 起角** 亦称挑角。是指在文刺上眼线时,外眦角部分逐渐加宽、上挑,形成夹角,即上睑睫毛尾端投影的形态。

**19. 钝角** 是指在文刺上眼线时,上睑缘外眦部的最后一根睫毛处向上、向斜后方挑角时形成的一条短直线a,外眦角部分的上睑缘本身为一条生理弧线c,两条线形成大于90°的夹角,该角称为钝角。其意义在于:此角的角度越小,角越上挑,夸张程度大,否则反之(图2-8)。

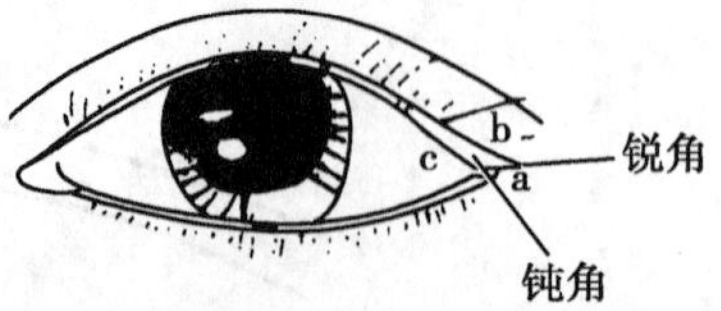

图2-8 钝角、锐角

**20. 锐角** 是指在文刺上眼线时,上睑缘外眦部的最后一根睫毛处向上、向斜后方挑角时形成的一条短直线a,与在同上睑缘平行向后文刺时形成的一条长线b,两条线形成小于90°的夹角,该角称为锐角。其意义在于:此角的角度越小,挑角时,有向后拉长眼形的印象,否则反之(图2-8)。

**21. 开角** 是指在文刺上下眼线时,外眦角部分的上下眼线不交合,角展开,称为开角,其意义在于:小眼睛者在文眼线时,眼睛没有框死的感觉。

**22. 闭角** 是指在文刺上下眼线时,外眦角部分的上下眼线相交合拢封角,角不展开,称为闭角。其意义在于:闭角的眼线以强调为主,显得手法夸张些。

**23. 上翘** 是指在文刺上眼线外眦角部分挑角时,有向上、向斜后方上翘的走势,称上翘。

**24. 下兜** 是指在文刺下眼线中间部位时,其弧线的走势应与下睑缘相平行,而不是中间下兜,两边上升的形态。

**25. 文满** 是指在文刺下眼线时,下睑缘的前唇、灰线以及到后唇的部分,全部文上色料,称为文满下睑缘,此法为错误手法。

## 第四节 文饰术的麻醉

文饰术是在皮肤的残面进行的。其神经末梢十分丰富,尤其文眼线时疼痛更加明显。因此,良好的麻醉技术是文饰术的重要保证。现将各种文饰术的麻醉方法介绍如下:

### 一 文眉术中的麻醉方法

文眉术中受术者一般只有轻微的疼痛,可以忍受,一般不需要麻醉。对于个别敏感、耐受性差的人,可用棉签蘸少许1%的丁卡因液或2%的利多卡因液涂抹眉区皮肤,行表面麻醉,但须在表皮刺破后效果才好。

### 二 文眼线术中的麻醉方法

眼睛是面部最敏感的部位,所以在行文眼线术时,可根据受术者的具体情况来选择三种麻醉方法中的任何一种。现将三种麻醉方法在文眼线中的应用介绍如下:

**1. 表面麻醉的操作方法** ①此法适于对疼痛耐受性较好或近日内不想让眼部有明显肿胀的受术者。②术前3~5分钟用棉签蘸少量1%~2%的丁卡因液或2%利多卡因液,在上睑缘、下睑缘部位来回轻涂。③在刺破皮肤后,还应反复地涂抹麻药。原则是文刺一遍,涂抹一遍麻药,这样效果会更好些。④麻药的浓度应控制在3%以下,因浓度越高,反应越重,易导致结膜充血,甚至造成角膜剥脱的现象。⑤涂抹麻药时,手要轻柔,少蘸药液,不要触及球结膜。⑥文刺术后,应用氯霉素眼药水2~3滴冲洗眼球,让患者眼球来回转动。术后每晚点氯霉素眼药水一次,连续3日。

**2. 局部浸润麻醉的操作方法** ①术前应详细询问受术者有无麻醉药过敏史。②眼部常规皮肤消毒,用1:1000苯扎溴铵(benzalkonium bromide)棉球擦拭。③用一次性注射器抽取2%普鲁卡因肾上腺素1支(2ml),或用2%利多卡因2ml也可。④嘱受术者轻闭双眼,术者在一侧眼睛的外眦角部沿上睑或下睑进针作成皮下连续皮丘。也可使针尖从外眦直接进入至内眦上睑缘或下睑缘,边退针边推药作成皮丘。一侧上下睑各用0.5ml麻药。⑤普鲁卡因肾上腺素有延长作用时间和止血的功能,但个别敏感的受术者可能出现血压升高、心悸等症状和体征,此时,应立即停药,改用利多卡因即可。⑥有高血压,甲状腺功能亢进病史者要禁用。⑦由于是局部浸润麻醉,术后局部水肿会很明显,应24小时内间断做冷敷。

**3. 区域阻滞麻醉的操作方法** ①局部用75%乙醇消毒皮肤。②文下眼线时,在下睑部行眶下神经阻滞麻醉,在鼻正中线旁开3cm左右眶下孔进针,嘱受术者眼睛向上看,垂直进针,抽无回血后可推入2%普鲁卡因肾上腺素(或2%利多卡因)1ml左右,以阻滞眶下神经。拔针后,用棉签按压针眼1分钟左右。③文上眼线时,可在上睑部行眶上神经和滑车神经的阻滞麻醉。在正中线旁开2.5cm左右眉弓下缘进针,嘱受术者眼睛向下看(防止误伤眼球),持注射器与皮肤呈45°角斜向上进针,有落空感后,回抽确定无血后推入2%普鲁卡因肾上腺素(或2%利多卡因)1ml左右麻药,拔针后,用棉签按压针眼1分钟左右。④一般在麻药注入6~8分钟后可行文眼线术,麻醉不完全时,受术者会感疼痛。⑤注射部位应准确,防止因动眼神经的阻滞而造成暂时性的上睑下垂。如遇此情况,一般在40~60分钟内会自动消失,不用作特殊处理。

## 三 文唇术中的麻醉方法

文唇术包括文唇线和文全唇。其麻醉方法如同文眼线术一样,应根据受术者的具体情况来选择三种麻醉方法中的一种,也可以其中两种方法并用。

**1. 表面麻醉的操作方法** ①受术者画好唇线后,用2%~3%丁卡因液浸湿棉片,敷在唇部20分钟左右。②当受术者唇部有麻木、厚重的感觉时,即可开始文唇线。③在文刺时,可用丁卡因液反复涂抹,如在文全唇出血较多时,可用棉签蘸少许肾上腺素药液进行涂抹,或用丁卡因、肾上腺素两种药液交替反复地涂抹唇部。

**2. 浸润麻醉的操作方法** ①局部常规消毒,用1:1000苯扎溴铵棉球消毒唇部。②用一次性注射器抽取2%普鲁卡因肾上腺素5ml,或用2%利多卡因,在上下唇红唇部各进针两次。③先从上唇一侧嘴角避开血管进针,针尖与皮肤平行,沿红唇做连续皮丘,边推药边进针(或边退边推药)到唇珠止。再从另一侧嘴角按同样的方法进行。下唇同上唇。用此种方法麻醉,术后24小时内唇部应做间断冷敷,利于消肿。

**3. 阻滞麻醉的操作方法** ①上唇麻醉时,用左手示指于眶下缘中点下6~8mm处摸到眶下孔,在鼻翼旁开约0.5cm处进针,于皮下注药少许,然后使针的方向与头颅矢状面呈20°角,向上、后、外推进到眶下孔,入眶下管约0.5cm,回吸无血时,方可注射2%普鲁卡因肾上腺素0.5~1ml。②下唇麻醉时,可阻滞颏神经,颏神经是下牙槽神经的终支。左示指触摸颏孔(颏孔位于第一、第二前磨牙之间下方,下颌骨体上下缘中点略上方,距中线2.5~3cm,左右对称,与眶下孔垂直),在颏孔后上方向前下穿刺,进入颏孔后注药1ml,或在相当于颏孔处的骨面上注药。

## 四 其他部位文饰术的麻醉方法

其他部位的文饰如果是小面积,手术者能忍受可不必麻醉。如果面积较大,手术者对疼痛敏感可用0.5%利多卡因做浸润麻醉,但量不宜过多。

# 第五节 文 眉 术

## 一 眉的位置和形态标志

眉位于眼眶上缘,起自眼眶的内上角,沿着眶上缘向外略呈弧形分布的一束短毛。眉毛内端称眉头，近乎直线状，外侧端为眉梢，稍细略呈弧线状，弧线的最高点称眉峰。眉头与眉梢之间称为眉腰。

标准眉型的位置是：

**1. 眉头** 位于内眦角正上方，在鼻翼边缘与内眦角连线的延长线上。两眉头间距近于一个眼裂长度。

**2. 眉峰** 位置在自眉梢起的眉长中外1/3交界处。

**3. 眉梢** 稍倾斜向下，末端与眉头大致应在同一水平线上，眉梢的尽头应在同侧鼻翼与外眦角连线的延长线上。

眉毛是由一根根短毛，分上、中、下三层相互重叠而成。眉头部分色淡而宽阔，眉毛斜向外上方呈45°角左右生长，眉梢部分基本一致斜向外下方生长。眉腰部眉毛较浓密，大体是上列眉毛向下斜行，中列眉毛向后倾斜，下列眉毛向上倾斜生长。由于眉毛上述长势和排列，使眉头颜色重于眉梢，而眉腰色最深，上下左右较淡。因此，整体上观察眉毛是浓淡相宜、层次有序，富于立体的美感。

## 二 文眉术的种类

**1. 自然文眉术**（基础文眉术） 在原眉的基础上，经过适当的修剪与描画，设计出最佳眉型，再用适合于受术者发色、眉色、肤色的专业文眉液，采用“连续点状法”及“连续交叉法”相互交织，均匀而有层次地文刺于面部的眉区部。

**2. 仿真文眉术** 此法是在原眉基础较好的情况下，采用“连续点状法”，使文刺后的眉与原眉毛的文色融为一体，疏密恰当，达到仿真的效果。

**3. 立体文眉术** 采用“线条续段法”及“质感线条法”，画出形似眉毛走向的线条，线路有一定的方向性，为上斜线形，下斜线形或与原眉生长方向一致，在视觉上产生立体的效果。

**4. 配色文眉术** 美容医师根据受术者的眉色，采用两种文眉色料，经过一定比例的混合调配后，文刺于眉区部的，其文色接近于原眉色。

**5. 套色文眉术** 采用两种或两种以上的文眉色料，分别在眉区部一遍又一遍地文刺，深浅适度、有层次感，疏密恰当、有真实感。

**6. “种眉”术** 所谓“种眉”，是指使用手针或文眉机采用“点刺”或“点刮”的手法，在原眉区部的毛囊内进行种植染色，使局部皮肤呈黑点状，如同种植一般。

**7. 柔贴绣眉术** 把排针（8～12根针组成），固定在绣眉笔上。在眉区部按眉毛的走势方向，做“全导针”针法、“前导针”针法及“后导针”针法，使皮肤上留下一排排整齐的，由点状组成的线条，形态逼真。

## 三 文眉术的适应证与禁忌证

### （一）适应证

1. 整个眉毛稀疏、散乱者。
2. 眉毛残缺不全，如断眉、半截眉者。

3. 原眉形不理想者。

4. 双侧眉形不对称者。

5. 外伤引起的眉毛缺损，眉中有瘢痕者。

6. 某些病症引起的眉毛发白、眉毛脱落者。

7. 因职业需要而不会化妆或没有时间化妆者。

**（二）禁忌证**

1. 眉部皮肤有炎症、皮疹或过敏者。

2. 患有传染性皮肤病者。

3. 眉部有新近外伤者。

4. 瘢痕体质或过敏体质者。

5. 精神、情绪不正常者。

6. 患有糖尿病、高血压、心脏病者。

7. 面神经麻痹者。

8. 对文眉犹豫、亲属不同意者。

## 四 眉型及眉色设计

**（一）眉型设计**

眉型设计应该考虑受术者的脸型、五官、眼形、发色、肤色、职业、年龄、气质、性格等因素，确定符合自身及个性特点的眉型。

**1. 标准眉型** 有相对的美学标准但需与流行时尚、年龄、脸型等有机结合。设计内容包括：①弧度：眉的弧度曲线基本上与眼睛平视时上睑缘弧度相平行，有时眉尾与外眦间的距离可稍宽；②眉头：位于内眦正上方，两眉头之间距等于两内眦之间距，等于一个眼裂的长度；③眉峰：眉的最高点，位于眉头至眉梢全长的中外1/3交界处；④眉梢：由眉蜂向外下自然弧度延长形成，眉梢的尽头应在同侧鼻翼与外眦连线的延长线上。

**2. 按脸型选择眉型** 可供参考的脸型与眉型的选择关系有：①椭圆形脸：应取稍平的圆弧形，柔和、微弯、自然；②圆形脸：眉头稍高，眉间距稍近，呈弯弧形眉或稍有角度；③长脸：平直眉，眉梢不可翘起和有弯角，这样使面部显得较为丰满；④方脸：微吊眉，宜长而突出，采用圆弧形眉能缓和面部棱角；⑤正三角形：眉形应水平并稍长；⑥倒三角形：选择有弧度的弯眉，可使面部显得饱满些。

**（二）眉色选择**

眉毛的文刺颜色应依据人的肤色、发色、年龄来选择。眉毛的颜色要浅于发色和眼线色。眉毛的色调浓淡除了色料的因素外，还与文刺的疏密和文刺深浅有关。

1. 肤色白，头发偏黄，眉色宜浅淡，可选择以咖啡色为主，略加黑色的颜料。

2. 肤色黑，发色偏黑，眉色适当浓些，选择深咖啡加黑色。

3. 年轻人富有青春活力，皮肤有光泽，头发顺而亮，眉色略浓些，可选用深咖啡色颜料。

4. 中年人沉稳，皮肤与头发光泽度略差，眉色浅淡，可选择以咖啡色为主的颜料。

5. 老年人皮肤松弛，头发花白缺少光泽，眉色宜浅淡，可选择灰色颜料。

设计结束后应征求受术者的意见，征得其同意后再手术。

## 五 文眉术操作

**（一）术前准备**

见本章第一节。

**（二）操作程序：**

**1. 术前彻底清洗并消毒眉毛** ①操作者戴好口罩及消毒过的胶皮手套；②所用文（绣）眉针最好一人一针，用后即弃，以防止交叉感染；③用乙醇棉球在眉部作清洁消毒。

**2. 眉型设计** 根据眉型设计的基本理论，依据顾客的性别、脸形、眼形、五官等综合因素，并通过交谈了解顾客的职业、年龄、喜欢的眉形、眉色及所想要达到的效果，同时观察本人的气质、性格、体形，多方面考虑，设计出美丽、自然、适合本人特点的眉形。在最短时间内画出所设计的眉型，并拔除杂眉，修整眉毛。请顾客看眉形，征得认可后，再次消毒眉部皮肤。

**3. 麻醉** 见本章第四节。

**4. 文刺操作** 安放文眉针，安牢针套（针尖留出0.5～1.0mm为宜），接通电源试机，调节转速。美容医师取双侧侧面位或单侧对面位，右手垂直持机，用文眉针针尖蘸取少量药液，打开文眉机的开关沿画好的眉型，顺毛势方向按照一定的文饰手法划动，眉针与皮肤约呈45°角。用力要均匀，掌握层次。操作时应保持针尖蘸有色料。文刺过程中，需反复用蘸有消毒液棉球（或生理盐水棉球）擦去浮色和渗出液，以便观察着色情况。一侧文好后，用同法文另一侧。

**5. 检查** 双侧都结束后，应仔细观察眉型，高低、长短、深浅是否一致，若不对称应马上修整。

6. 文刺完毕，请顾客自己观看，满意后可在局部涂一层抗生素软膏，以防止感染及厚痂形成。

**（三）术后医嘱：**

1. 术后24小时内不沾热水，以防脱色。
2. 术后3～7天局部表面结痂，使其自然脱痂，脱痂后颜色会比当时浅、淡些。
3. 术后1个月左右来补色一次，半年之内可行第二次补色。
4. 术后眉型以外部分，应随时修剪掉，以保持理想眉型。

## 六 文眉术应掌握的原则与注意事项

**（一）文眉术应掌握的原则**

文眉术，是求美者容易接受的常见美容项目。在大量的文眉临床工作中，掌握下列原则是非常重要的。

**1. 在眉型设计上** 要“弯而不俗，细而有度，形随脸变，不离基础”。

**2. 在文眉运笔上** 要“快而不乱，慢而不滞，飘而不轻，划而不板”。

**3. 在着色比例上** 眉头10%，眉腰30%，眉峰40%，眉梢20%。宜浮不宜实，宜疏不宜密。边缘浅，里稍深；头尾轻，中间重。

**4. 在年龄层次上** 20～30岁女性：文色可深些、手法略重些，力求眉型充满青春活力、朝气蓬勃。30～40岁女性：文色适中、手法略轻、力求眉型自然大方，魅力无穷。40～50岁女性：

文色略淡、手法轻柔、力求眉型典雅华贵，风采依存。

**5. 在皮肤性质上** 干性皮肤易着色，手法应轻些，油性皮肤不易着色，手法略重些。

**6. 在文眉效果上** 远看文眉是“真实”的，中距离看是“修整”过的，近看文眉是“淡抹”的。

**（二）文眉术的注意事项**

1. 切忌画框文眉。
2. 切忌局麻文眉。
3. 切忌刮光眉毛再文。
4. 切忌文刺过深，严禁超过1mm。
5. 切忌针尖对准患者眼球，以防“飞针”。
6. 操作中，如受术者感到疼痛时，局部可涂抹0.5% ~2%丁卡因表面麻醉。
7. **操作中不上色的原因及处理** ①美容医师操作中，手法过于轻缓，文刺太浅，半个月或一个月后可通过补色的方法来补救。②受术者为油性皮肤，尤其是T型区部分，文刺浅了，不上色，文刺深了，渗出液多。可在文刺前用75%乙醇棉球在双眉部涂擦几遍，达到脱脂的目的。③机器方面：首先是文眉机转速过慢；其二是针尖外露过长，药液不能及时通过针帽到达针尖部分；其三是操作中，针尖与色料金属杯强行接触，致使针尖变钝。处理方法：挑选功率大的文眉机，针尖的长短可通过针帽来回调节，采用关机蘸药液或及时调换新针。

# 第六节 文眼线术

## 一 眼睑、睫毛应用解剖

上下眼睑的游离缘称睑缘。宽约2mm，长约25 ~30mm，表面光滑，可分前后两缘或称前唇、后唇。前唇钝圆，以睑缘皮肤为界。后缘锐利呈直角，紧贴眼球，其内侧以睑结膜为界。前后两唇有一灰白色线为界，此线称睑缘灰线或缘间线。前唇生有睫毛。睑缘后唇的正前方有睑板腺开口，在睑板腺开口与睫毛根部之间正是上睑缘灰线所在位置。近内眦部上下睑缘各有一乳头状隆起，中央有一小孔称上下泪小点，为上下泪小管的开口，系泪液排泄路的起点。

上睑睫毛多而长，通常有100 ~150根，长度平均为8 ~12mm，稍向前上方弯曲生长，睁眼时，上睑睫毛倾斜度约为110° ~130°，闭眼时为140° ~160°。下睑睫毛短而少，有50 ~80根，长6 ~8mm，稍向前下方弯曲。睁眼平视时，下眼睫毛倾斜度为90° ~120°。了解正常睫毛的倾斜度对判断睑内翻，外翻，确定文眼线的部位颇为重要。

文眼线术亦可称为文睫毛线，因为正常皮肤生理中没有眼线，而是在上下睑缘中有灰线存在，因此更确切地说，文出的睫毛线实际上是睫毛的投影，即沿着睑缘和睫毛根来文刺的，以此来加强眼睛明亮有神的效果。

## 二 文眼线术的适应证与禁忌证

**（一）适应证**

1. 睫毛稀少、睑缘苍白，眼睛暗淡无神者。

2. 双眼皮者或眼型异常者。

3. 重睑术过宽、长期不能恢复者。

4. 眼袋术后、下眼睑过宽者。

5. 长期配戴隐形眼镜者。

6. 求美者的个人爱好与职业要求。

**（二）禁忌证**

**1. 患有眼部疾病者** 如睑缘炎、睑腺炎、结膜炎者。

2. 眼袋术后，下睑缘严重外翻者。

3. 单眼皮或上眼睑松垂者，不宜文上眼线，但可在进行重睑术后施术。

4. 某些原因引起的眼球外突明显者。

5. 精神状态异常者或无法配合手术者。

6. 过敏体质及瘢痕体质者或其他不能耐受手术的全身性疾病患者，如糖尿病和严重心脑疾病者。

7. 本人对文眼线犹豫不决，家属不同意者。

## 三 眼线设计

眼线设计的原则：前细后宽（近内眼角处为前，近外眼角处为后），前浅后重；形随眼变，不离睫毛。

**（一）标准眼线的位置**

**1. 上眼线的位置** 在上睑睫毛根部及稍外侧，一般不超过最后一排睫毛。文上眼线时，线条的起角位置从距外眼角约3mm处开始，向最后一根睫毛的尖的方向上翘并逐渐变浅、变细至自然消失，在上翘开始位置的上方设计成下弧线，上翘的长度大约为5～7mm，角度变化的位置是线条最粗的位置，宽度约为3mm。上眼线的内侧线条下方贴紧睫毛根部和皮肤的结合处向内眼角方向延伸，从角膜内侧（直视）开始逐渐变浅，变细直至自然消失。线条的全长（除上翘部分以外）约为睑缘长度的80%。

**2. 下眼线的位置** 位于下睑睫毛根部内侧与灰线之间。文下眼线从外眼角灰线的尽头处开始，向皮肤方向加粗，宽度为1.0～1.5mm。向内眼角延伸并逐渐变细，至黑眼球（直视）下方，开始逐渐变浅直至自然消失。眼线的全长约占睑缘全长的70%，其长度不能超过上眼线的长度。

**（二）标准眼线的粗细**

由于上眼睑睫毛长而浓密，下眼睑睫毛短而稀疏，因此，文眼线时，上眼线应文得色深而宽些。下眼线应文得色浅而窄些，上下眼线的内侧文得细淡些，外侧应文得粗深些。具体的粗细比例为：

**1. 上眼线** 近内眦处稍窄，近外眦处略宽，其比例约为：内3外7。

**2. 下眼线** 近内眦处稍窄，近外眦处略宽，其比例约为：内1外3。

**3. 眼线比** 上、下眼线的粗细比例约为7:3。

**（三）眼线的形态**

眼线的基本形态，原则上应符合正常睫毛的行走规律。上眼线应自内眦部向外眦部逐渐加宽，至尾部微微上翘，尤其对于年龄大、眼睑皮肤有松弛下垂的人更应注意眼线尾部的处理。

下眼线自泪点下缘至外眦部可基本一致，表现为细、直、淡的形态，也可在下睑缘中外1/3处略文深、宽些。

**（四）不同眼型眼线的设计**

**1. 圆眼睛** 上下眼裂与左右眼裂的宽度差不多，文眼线时，应文得细长一些，上、下眼线中端内收。视觉上有眼裂长度增长的感觉。

**2. 大眼睛** 眼裂过大，与脸型、五官不太对称，上下眼线宜文得细且平直，使眼睛的轮廓有内收的感觉。

**3. 小眼睛** 眼裂较小，文眼线时上眼线文的深些，下眼线文得细且淡些。上、下眼线尾部不交合，使眼裂有增大的感觉。

**4. 八字眼** 八字眼是指眼外角低于眼内角，文眼线时上眼线尾部稍加宽且上挑，使内、外眼角尽量调整在同一水平，使下垂的外眼角有上提的感觉。

**5. 吊眼梢** 外眼角高于内眼角，眼尾上扬。修饰要点是上下眼线收角略向下，下眼线稍向下方伸延。

**6. 单眼皮** 眼裂上下宽度偏窄，上眼线文得稍粗，眼尾稍宽并拉长5mm左右。下眼线近内眦处文得稍细，逐渐加宽至眼尾稍向外文并拉长3mm左右，上下眼线相距3mm，以此来放大眼睛。

**7. 肿眼泡** 眼睑皮肤显得肥厚，皮下脂肪过于丰满。由于上眼睑鼓突，使眉弓、鼻梁、眼窝之间的立体感减弱。文眼线时，上下眼线均以中等偏细为宜。上眼线不宜过宽，下眼线应文在睫毛根部。上下眼线均内窄外宽，眼尾要适当拉长，以增强眼睛的立体感而使之显得灵活有神。

**（五）文眼线的色料及配色**

文眼线所用色料的颜色取决于受术者的皮肤和虹膜的颜色。由于东方人虹膜多为黑褐色，皮肤颜色偏黄，所以文眼线所用色料原则上以黑色为宜，这样文出的眼线与虹膜及皮肤的颜色比较和谐。因而，黑色的眼线液适用于绝大多数人。临床上常常将2～3种文眼线液进行调配使用，效果更好。

## 四 文眼线操作常规

**（一）术前准备**

见本章第一节。

**（二）操作程序**

**1. 局部消毒** 用无刺激的消毒液（如0.1%苯扎溴铵溶液）消毒睑缘及睑部等。

**2. 眼线设计。**

**3. 麻醉** 见本章第四节。

**4. 文眼线的操作方法** ①安放文针，安牢针套（针尖留出0.5～1mm为宜），接通电源试机，调节转速。②采用点刺法或线条续断法，沿上、下眼线的标准位置从内侧向外侧进行反复多次的文刺。深度约0.3～0.7mm，以见到微细血珠为宜，用棉球擦拭不掉色即可，每文刺5～6针再蘸眼线药液一次。文刺时手要稳，运针力度一致，深浅掌握适度，边文边擦，先文出细线条，再根据标准逐渐加宽，力求文出的线条圆滑、流畅、自然。③文刺完毕，用氯霉素眼药水冲洗双眼，文刺的部位再涂一层抗生素眼药膏以防感染，最后用棉片将面部擦拭干净。

**（三）术后医嘱**

1. 术后24小时内间断冷敷，便于消除局部肿胀，禁止热敷。冷敷时将冰块放置于冰袋内，外裹消毒毛巾进行，每次冷敷时间为20~30分钟，不得将冰袋或冰块直接放于创面上，以免冰水渗入伤口造成感染。

2. 术后24小时内可用凉水洗脸，但不可沾热水，以防脱色。

3. 局部因注射麻药造成淤血者，术后2天可做热敷消除淤血。

4. 术后勿用手揉、搓眼部，3~7天后自然脱痂。创面结痂后不宜接触热水、蒸汽，以防结痂早脱，更不能人为地抠掉，要让其自行脱落，以防其颜色随痂一同脱落，影响上色效果。

5. 术后1~6个月内补色一次。

## 五 文眼线应掌握的原则与注意事项

**（一）文眼线术应掌握的原则：**

1. **在眼线设计上** 应前细后宽，前浅后重；形随眼变，不离睫毛。

2. **在眼线运笔上** 要稳而不抖，准而不偏；匀而不乱，畅而不断；线条流畅，着色均匀；先文细线，逐渐加粗。

3. **在年龄层次上** 20~35岁女性，线条略粗，文色深些。35~45岁女性，线条略细，文色淡些。

4. **在皮肤性质上** 上眼线因文在皮肤上即：睫毛部及其稍外侧，易上色，下眼线因文在睑缘上即：睫毛根部的内侧，不易上色。

5. **在文饰效果上** 明亮有神，柔美动人。

**（二）文眼线术的注意事项：**

1. 切忌文满上下睑缘，以免触及睑缘后，破坏睑板腺开口。
2. 切忌下眼线全部文在睫毛根外侧，以免有"熊猫眼"的感觉。
3. 切忌上眼线最高点文在瞳孔内侧缘上，以免造成"三角眼"。
4. 切忌上眼线尾端上翘的部分过分夸张。
5. 切忌上下眼线尾端在外眦部相交重合，避免有框死的感觉。
6. 切忌文刺过深，造成洇色。
7. 防止出现"飞针"现象。
8. 文饰器具严格消毒。
9. 正确选择麻醉方法。

# 第七节 文 唇 术

## 一 唇的形态及美学参数

口唇的形态因种族、地区、个体、性别等呈现出不同特征。如白种人的口唇较薄，黄种人稍厚，黑种人最厚。即使同种族之间也存在群体或个体之间差异。一个大小厚薄都很理想的所谓标准唇型，并不一定适合于所有的人，不能脱离每个人的具体特征，只有与脸型相配，与五官协调，与性格气质相符的唇型，才能产生动人的美感。

口唇美的参数是上唇厚度5~8mm(男性比女性厚2~3mm);下唇厚度10~13mm;口裂宽度男性45~55mm,女性40~50mm。

口唇美的比例是外眦间距、口裂宽、鼻底宽三者之比,符合黄金比率。

口唇宽等于瞳孔间距。口角向上垂线通过瞳孔中央。

从侧面观,在鼻尖和下颏前端划一条直线,以此来判断口唇的前突度,从美学角度看,国人一般以口唇不突出此线为美。

## 二 文唇的适应证与禁忌证

### (一) 文唇适应证

1. 唇形不理想者。
2. 唇色不佳者。
3. 唇部外伤或唇部整形术后留有瘢痕者。
4. 唇红线不规则、不明显、不整齐者。

### (二) 文唇禁忌证

1. 唇部有急慢性炎症者。
2. 皮肤病、过敏性体质及瘢痕体质者。
3. 厚唇、突唇者,文唇线会夸大缺陷。
4. 患有高血压、心脏病等全身疾患不能承受手术者或妊娠妇女、经期者。
5. 犹豫不定、精神不正常或期望值太高者。

## 三 唇型设计

唇型设计要根据人的脸型、年龄、性格、气质、职业、爱好等在原唇型的基础上加以美化。

正常端美的唇型,其位置形态、大小、色彩应与鼻、眼和脸型匹配谐调。上唇的唇谷位于中央,两侧唇峰对称而等高,距口角距离等长,唇谷、唇峰形成的角度适中,唇弓曲线起伏流畅。下唇唇缘曲线弧度平缓略呈平舟底状。唇珠位于上唇中央,大小形态与唇型和谐自然。上唇的唇红中央高约为5~8mm,下唇的唇红中央高约10~13mm。整体口唇轮廓线清晰、自然。唇珠明显,口角微翘。唇色健康红润,给人以立体、动态美感。

在唇线的设计中,不论是纠正厚唇、薄唇或一般的文唇线,都应在原基础上,即紧贴于唇红线,向内或向外不能离开唇红线1mm,否则形成二重唇,影响美感。

## 四 文唇术的操作常规

### (一) 术前准备

见本章第一节。

### (二) 操作程序

1. **清洁、消毒唇部** 用0.1%苯扎溴铵溶液由内到外至少3次消毒,以防感染。
2. **设计唇型** 首先用唇线笔描画出标准的唇型,经过适当的文刺固定出一个新的唇型,在此基础上填补文刺全唇。

**3. 麻醉** 见本章第四节。

**4. 操作方法** 安放文针,安牢针套(针尖留出0.5~1.0mm为宜),接通电源试机,调节转速。蘸少许配好的文全唇药液,左手固定唇部皮肤,右手垂直持机,在设计好的唇线位置将针垂直均匀刺入皮肤,采用线条续段法,把整个唇线文刺一遍,用棉签蘸少许肾上腺素药液,在文刺后的唇线轻轻擦拭(减少出血),再涂抹1%~2%丁卡因行黏膜表面麻醉,一般是边文边擦,动作应轻,反复文刺至唇线成形后,再行文全唇术,此时可行局部麻醉或表面麻醉均可。边文边擦边观察上色情况,直至上色均匀,术者及受术者双方满意为止,最后在文全唇药液中加入一滴文唇线的深色药液,在唇线部位再加走1~2遍。术后常规涂抹抗生素软膏,预防感染。

**(三)术后医嘱**

1. 术后24小时内做间断冷敷,消除局部肿胀现象。
2. 每晚局部涂抹抗生素软膏滋润唇部,以防干裂、脱皮。
3. 术后要保持大便通畅。
4. 术后当日禁吃热、烫、辛辣食物,多吃蔬菜、水果。
5. 饭后用淡盐水或清水漱口,保持唇部清洁。
6. 术后3~7天脱痂,颜色变浅,1个半月后至半年之内补色两次。

## 五 文唇术应掌握的原则与注意事项

**(一)文唇术应掌握的原则**

**1. 在唇线设计上** 要曲线优美,厚薄相称,形随峰变,不离原唇。

**2. 在唇线运笔上** 要用力柔和,减少出血,线条流畅,上色均匀。

**3. 在着色分布上** 唇线略深,全唇略艳。先文唇线,再文全唇。

**4. 唇型与上下关系上** 人中长者,上唇略画厚;人中短者,上唇略画薄;下颏比例小,下唇略画小;下颏比例大,下唇略画大。

**5. 在年龄层次上** 20~35岁女性应文色略艳,35~45岁女性应文色略暗。

**(二)文唇术的注意事项**

1. 切忌单一使用咖啡色文唇线,以免颜色刺入皮肤后呈黑色。
2. 切忌先局麻再文唇线,以免跑型。
3. 切忌唇线夸张过大,防止造成"血盆大口"现象。
4. 切忌文刺过深,造成瘢痕。
5. 全唇色料应调配后使用。
6. 文饰器具应严格消毒。

# 第八节 文 身 术

## 一 文身术概念及分类

文身术是将特定颜色的颜料刺入皮肤,制作出各种花纹、动、植物图案或文字性的图案成为永久不退的标志。用以装饰瘢痕或显示人体美。它是一门古老的艺术，在中国古代文身代表的是一种信仰，代表着某种权力。现在文身已经得到了越来越多人的认同，成为时尚的代名词。

包括人为文身、外伤性文身、医疗文身三个方面。

**1. 人为文身** 是以人们的意愿和爱好，在身体体表某个部位文刺出各式的图案。如文字、花纹、鸟兽、铁锚、刀枪等，它体现了一种民族风格，代表了某种身份和地位，也可作为追求某种信仰的标志，或可看作是一种形体美的绘画艺术表现在人体上，反映人的情感与追求。

**2. 外伤性文身** 由某种原因造成的外伤，如爆炸伤、擦伤等而使带色的炭粉、煤粉进入皮肤伤口，愈合后留下明显的异物性色素斑。

**3. 医疗文身** 在受术者麻醉的前提下，以改善外观，掩饰缺陷，扬长避短，以假乱真，修饰美化，创造出局部美感和整体之美。

## 二 文身操作

**1. 准备文身用品** 文身机、文刺图案模板、文刺色料，其他同文眉。

**2. 设计图案** 根据顾客的喜好、部位、体型进行图案设计或从文身专用图案集选取。

**3. 消毒** 对所有文刺工具进行消毒及文刺皮肤进行严格消毒。

**4. 具体操作**

（1）图案的转印：将选定的图案转印在文刺部位，转印线条要清晰完整、无缺线无重影，位置无偏差，图案不变形。

（2）选择文身机：安装合适的文刺针，调试到待工状态。

（3）勾线条：文刺师把设计好的图案线条勾勒在顾客身上。在整个文刺过程中，针尖露出1.5～2mm，刺入深度约为0.8～1.2mm；针与皮肤的角度为70°～90°，倾斜方向与线条移行方向保持一致。

（4）上色：勾好线条后，上麻药，根据图案线条的颜色先上深色再上浅色，一般先将整个图案上的某种颜色填完再更换另一种颜色，使上色效果具有整体性。

（5）检查无误，涂抗生素药膏。

## 三 文身禁忌证

1. 妊娠妇女、经期不宜。
2. 酗酒人士，因血液循环快，容易引起出血。
3. 未满18周岁及在校生。
4. 先天性心脏病或患各种皮肤病、传染病患者。
5. 瘢痕体质、过敏体质者。

## 四 文身注意事项

1. 尽量文在肌肉厚实平整的部位，如肩膀、前胸、臀部，不要文在脂肪少的部位，如后腰、肚脐、脚踝,以免图案变形或增加疼痛。

2. 文身后,不要乱抠,24 小时后即可洗澡。3 天之内文身部位会有一些皮屑脱落,一周后即恢复。

3. 文身后尽量避免曝晒,以免褪色。如需补色,要在 3 个月后进行。

## 第九节　文饰的去除修复及并发症处理

### 一　文饰的去除修复法

文饰的去除修复是指在文饰失败的情况下采用完全或部分去除后重新设计出标准的形状。下面介绍几种常用的方法。

1. **空针密文褪色法**　文眉机不蘸任何色料,在局部皮肤上来回划动,人为地造成表皮机械性损伤或同时涂用脱色剂,待数日,皮肤表面结痂脱落后,颜色变浅。

2. **遮盖法**　用文眉机蘸取自然肤色色料进行再文刺,使某一部位的原文色被遮盖。

3. **高频电针洗眉**　电针接触皮肤后灼焦细胞,使其坏死,脱色效果明显,但具有一定的危险性,力度过大,点刺过深会形成瘢痕,持机不稳定会伤到正常皮肤,适合文刺颜色过浓的眉与眼线。

4. **激光扫描洗眉**　是去除文饰而不伤及皮肤的最好方法。采用 Q 开关可调激光仪进行,术后不留瘢痕,不伤毛发,深受患者青睐。

5. **手术切除**　预计用其他方法去除不会理想时可行手术切除。

### 二　文饰并发症及处理

**(一) 文眉并发症及处理**

1. **局部感染**　由于文刺过程中要刺破皮肤表层,如果操作不正规、消毒不严格或受术者未遵医嘱,污染创面均可能导致局部感染。应及时对症处理,给予抗生素药膏外用。

2. **交叉感染**　由于某些病毒可通过血液、泪液、唾液传播,如果器械消毒不严格,将造成医源性交叉感染。因此,必须一人一针,一人一份色料。

3. **两侧眉型不对称**　画好眉型后应反复观察,发现问题及时纠正。只要精心设计、细心操作,就能避免眉型不对称现象的发生。如出现眉型不对称,可在 2 周左右进行修补。

4. **眉色不理想**　使用进口文眉色料时,由于西方人的肤色与国人有显著差异,在选择和调配色料时,应特别精心。常见到的蓝色眉、棕色眉均为配色不当或由于色料质量低劣所致。

5. **过敏反应**　个别过敏体质者可能对麻药、消毒液、文眉液过敏,引起局部或颜面部丘疹。一旦发现应及时处理。

6. **"飞针"致伤**　由于电动文眉机转速较快、文眉针较锐,如安装不牢固可导致文眉针脱落(飞针),后果严重。文刺前将文眉针安装牢固并先试机再操作,可避免文眉针脱落。

**(二) 文眼线并发症及处理**

1. **局部感染**　同文眉术。

2. **交叉感染**　同文眉术。

**3. 眼线晕染发蓝** 往往由于文刺太深，刺破真皮下微血管，使色料扩散，或色料与血液相混而变成青蓝色。

**4. 两侧眼线不对称** 两侧眼线宽窄、位置、粗细不等，往往是由于粗疏或初学者技术不熟练造成。因此操作必须细致认真，边文边注意观察对比，发现问题及时纠正处理。

**5. 眼线不流畅** 多因操作者不熟练所致。

**6. 过敏反应** 同文眉术。

**7. "飞针"致伤眼球** 主要是因文针安放不牢或机械故障，或由于操作者粗疏造成，因此在使用前一定要认真检查文刺器械，装牢文针，操作时认真小心，时时警惕文针针尖方向，应避免朝向眼球角膜。

**（三）文唇线的并发症及处理**

**1. 唇型线不美** 与设计或操作有关，因此术前一定要认真设计，术者与受术者充分协商最后定出理想唇型线，操作要仔细，避免失误。

**2. 唇型线不圆润、不对称** 露出红线、白线区，主要与术者技术熟练程度有关。操作时一定要注意运笔均匀，紧贴唇红线文刺。

**3. 文唇色彩异常** 文出黑色或棕色唇线、颜色发暗发紫的全唇，与自身的肤色和唇色极不相称。一般唇线的色料选择要根据肤色、唇色来定，大多使用大红、棕红色料。禁止使用黑、棕色文唇。如造成黑唇，用多功能电离子手术治疗仪或激光等方法予以处理。

**4. 感染、交叉感染、过敏反应** 同文眉、文眼线内容。

（白 洁）

# 第三章 医疗理化美容技术

## 第一节 冷冻美容技术

利用低温或超低温物质治疗某些有碍容貌的皮肤病，称为冷冻美容技术。该技术属于冷冻疗法范畴，是目前常用的医疗美容技术之一。

### 一 冷冻治疗的机制

人体正常局部组织若处于 -20℃，时间超过 1 分钟，即可导致坏死、脱落。目前认为冷冻后疾病组织细胞坏死的机制如下。

**1. 机械损伤** 疾病组织细胞内均含有一定水分，受到快速超低温结冰时，局部组织细胞的微细结构会受到冰晶的机械性损伤。在冷冻后的缓慢融冻过程中，局部形成水肿，体积膨胀，也可致组织细胞的损伤与坏死。

**2. 细胞中毒** 局部组织处于低温结晶状态时，细胞脱水、皱缩，细胞内电解质浓度增高；解冻后局部水肿，由此造成细胞内外电解质紊乱，引起细胞坏死。

**3. 细胞膜受损** 低温可致细胞膜主要成分脂蛋白复合物变性，引起细胞破裂、坏死。

**4. 微循环障碍** 低温致微小血管、毛细血管内皮细胞肿胀、坏死或血栓形成，致局部组织缺血性坏死。

### 二 制冷剂与冷冻器械

**1. 制冷剂** 主要有半导体制冷器（-30℃）、固体二氧化碳（亦称干冰，-70℃）、氟利昂（-60～-90℃）、液氧（-183℃）、液氮（-196℃）。目前常用的是液氮，是一种超低温物质，且具有无色、无味、无毒、不易燃爆、价格低廉、运输方便、操作简单等优点，广泛应用于冷冻美容治疗中。

**2. 冷冻治疗器械**

（1）液氮贮运罐：是贮存与运输液氮的一种隔热保温金属容器，亦称杜瓦瓶（Dewar Vessel），由铝合金或不锈钢制成真空夹层，容积有 5～100L。灌装液氮后，可保持液氮的基本沸点，一天内的自然蒸发率约 1%。一般 10L 的液氮罐可保存 2 周左右（图 3-1）。

（2）冷冻治疗机：主要有两种：①手持式液氮冷冻治疗器，由小型杯状液氮瓶连接冷冻喷头与铜头构成，可用作喷射疗法与接触疗法。②液氮冷冻治疗机，将液氮罐由金属软管与治疗端连接，治疗中液氮可自动循环到治疗端。其输送液氮的金属软管具有真空绝热功能，并装有定温、测温、复温等自动装置，保持液氮单向传输，可用作喷射疗法与接触疗法。

(3)冷冻棒：分两部分：①冷冻治疗头部分由铜质制成锥体形，末端平面有直径1～5mm不同的规格；②手柄部分为木质或胶木制成的圆形棒状，长约30cm，直径1cm，有螺旋口与治疗头连接，以便根据需要换接不同规格的铜质治疗头，可用作接触冷冻疗法(图3-2)。

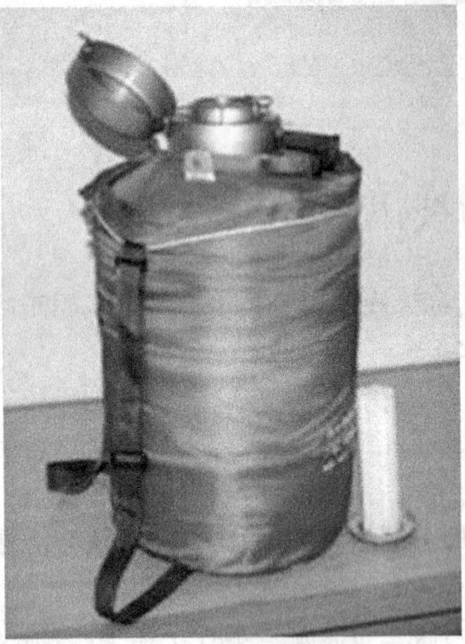

图3-1 液氮贮运罐

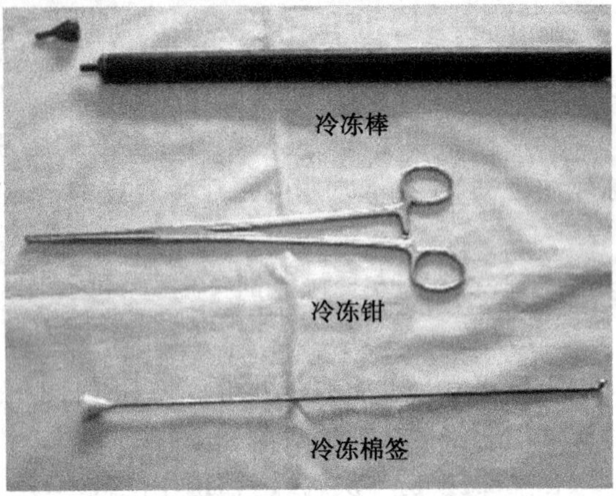


图3-2 冷冻治疗器械

(4)冷冻棉签：由一根较细的竹签或金属杆连接制成锥体形的棉球，其体积大小及远端平面的直径可根据需要制作成不同规格，如2～10mm，供治疗中选用，可用作接触冷冻疗法(图3-2)。

(5)冷冻钳：应用专制的冷冻钳，必要时也可将大号直止血钳代用(图3-2)。

## 三 冷冻美容治疗方法

**1. 接触法** 有铜头接触法与棉签接触法，是最常用的冷冻治疗方法，适用于各种高出皮面的损容性皮疹。采用冷冻棒与冷冻棉签治疗时，先将金属冷冻头或棉签浸入液氮，待其温度与液氮一致，取出轻压在皮疹表面。若采用冷冻治疗机则开机后待治疗头降温后轻压在皮疹表面。冷冻接触的时间为5秒至3分钟，较小或薄的皮疹时间短，如雀斑、传染性软疣等；较大皮疹冷冻时间应适当延长，如寻常疣、基底细胞癌等。接触冷冻中要使皮疹结冰变白，且在皮疹周围正常组织出现1～3mm的冷冻线。一般皮疹治疗1个冻融期(即局部冷冻后至皮肤温度自然恢复的时间)，较大较深的皮疹需重复1～2个冻融期。

**2. 喷射法** 用冷冻治疗机，将液氮从治疗头直接喷洒于皮疹表面，使局部结冰变白。适用于面积较大、高低不平、形态不规则的皮疹。冷冻时要用硬纸板或软毛巾将皮疹圈起来，保护周围正常皮肤。

**3. 钳夹法** 对于蒂状或明显突起的皮疹，可用钳夹法。将冷冻钳治疗头伸入液氮内降温后，取出夹住皮疹蒂部或根部，待其结冰变白即可。冻融时间及重复次数，要根据皮疹的大小及根蒂部粗细来决定。

**4. 涂布法** 由于低温制冷剂对神经末梢具有止痒作用，因此对局限性瘙痒性皮肤病亦有治疗作用，如颈项部慢性单纯性苔藓、结节性痒疹等。冷冻时可采用治疗机快速喷布或用冷冻棉签缓慢移行接触，以局部皮疹呈霜白状即可，重复2～3次。

## 四 冷冻美容治疗适应证及操作技术

**1. 损容性病毒性疣**

(1)面部扁平疣：采用较小的冷冻铜头接触法或手持式液氮冷冻治疗器点喷，每个皮疹治疗5～7秒，至疣体结冰变白为止，1个冻融期，疗效较好。

(2)手背扁平疣或寻常疣：根据疣体大小选择相应大小的铜头或棉签接触，也可用冷冻治疗机喷射法。每个皮疹治疗10～60秒，至疣体周边出现1～2mm冷冻线，扁平疣1个冻融期，寻常疣根据其大小可重复1～2个冻融期。

(3)面颈部传染性软疣：采用直径约2mm冷冻铜头，每个皮疹接触治疗5～7秒，1个冻融期即可，疗效较好。

**2. 损容性血管瘤**

(1)面部蜘蛛痣：采用直径约2mm冷冻铜头，血管交汇处接触治疗30～60秒，重复1个冻融期，疗效较好。

(2)面部草莓状血管瘤：根据皮疹大小选择相应大小冷冻铜头或棉签接触法治疗，也可用喷射法，冷冻至瘤体周边出现1～2mm冷冻线，重复1～2个冻融期。

(3)面颈部血管淋巴管瘤：采用接触法或喷射法冷冻至瘤体周边出现1～2mm冷冻线，疗效较好。

**3. 损容性色素性皮肤病**

(1)雀斑：选用直径1mm的冷冻铜头接触冷冻，每个皮疹治疗5～7秒，1个冻融期。

(2)面部痣细胞痣：根据皮疹大小选择相应大小的冷冻铜头接触法或冷冻治疗机点喷法，治疗至痣体周边出现1～2mm冷冻线，重复1～2个冻融期，突出皮面的皮疹效果较好。

(3)面颈部雀斑样痣：选用直径约1mm的冷冻铜头接触冷冻，每个皮疹治疗7～10秒，重复1个冻融期。

**4. 有碍容貌的皮肤肿瘤**

(1)脂溢性角化病：选用直径相应大小的冷冻铜头或棉签，也可用点喷法，每个皮疹治疗30～60秒，重复1个冻融期，疗效较好。

(2)头面部皮脂腺痣：制作直径相应大小的冷冻棉签，或用喷射法，冷冻至局部结冰，周边出现2～3mm冷冻线，重复2个冻融期。

(3)面颈部鲍温病：适用于早期且皮疹较小者。采用接触法或喷射法，冷冻至瘤体结冰，周边出现3～5mm冷冻线，重复2～3个冻融期。冷冻后复发者行手术切除。

(4)面部基底细胞癌：适用于早期瘤体较小者。根据瘤体大小制作相应大小的棉签接触冷冻或用喷射法，将瘤体冷冻至结冰及周边出现5mm冷冻线，重复2～3个冻融期。冷冻后复发者行手术切除。

## 五 冷冻美容治疗禁忌证与不良反应

**1. 冷冻禁忌证** 患有寒冷性荨麻疹、雷诺病、冷球蛋白血症及年老体弱、患有严重心血管病、对寒冷耐受性较差者、肥厚性瘢痕与瘢痕疙瘩体质者。

**2. 冷冻不良反应及其处理**

(1)疼痛:冷冻治疗1~2天内局部有疼痛感,尤以1~2小时内明显。一般在术后给予止痛药口服。冷冻面积较大或时间较长者在术前1小时口服止痛药。

(2)水肿:解冻后局部即开始红肿,24小时达高峰,3~4天开始逐渐消退。水肿明显者给予糖皮质激素类霜外用,每日2~3次。

(3)水疱:冷冻时间较长者,术后2~3小时局部可出现水疱或大疱。局部消毒后抽取疱液或刺孔放出疱液,外用抗生素霜。

(4)感染:较少见。常由术后形成的水疱破溃,不注意清洁卫生,继发感染所致。给予3%硼酸液冷湿敷,外用抗生素霜,每日2~3次。

(5)色素沉着斑:冷冻形成的炎症消退后,部分患者可继发色素沉着斑。一般数月后可自行消退。

# 第二节 高频电离子美容技术

高频电即100kHz以上的电流,亦称高频电磁振荡电流。利用高频电与机体组织间形成的等离子体火焰产生的热效应治疗某些损容性皮肤病,即高频电离子美容技术,是医疗美容中常用的治疗技术之一。

## 一 高频电离子机治疗特点

**1. 治疗机制** 高频电离子机(图3-3)采用安全的低电压通过振荡电路产生高频振荡电流,具有多种功能,能够进行烧灼、干燥、凝固、炭化、气化、脱毛等。治疗中利用电极触头和病变组织间的极小间隙,形成极高的电场,间隙气体分子电离,产生温度高达2000~3000℃的等离子体火焰,使组织瞬间炭化、气化。调低输出功率时,可形成变性、凝固、坏死,从而去除局部皮疹。局部由于高温作用,可封闭微小血管,防止出血。若换接带有绝缘针柄的电极头,刺入皮下,既可使深部病变组织凝固、坏死,达到治疗目的,又不损伤表皮组织,愈后不留瘢痕。

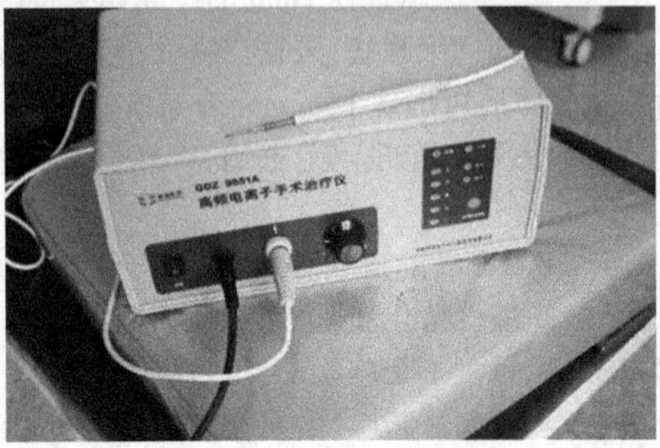


图3-3 高频电离子治疗机

高频电离子多功能美容治疗机的输出功率多在10W左右,治疗电极头分长火与短火两档,输出功率分5级调控。长火档温度高,火花强,可用于烧灼、切割;短火档温度较低,火花较弱,用于治疗较小的皮疹,还可换接绝缘针柄电极,治疗深部病变组织及脱毛。

**2. 适应证** 皮肤多种损容性病毒性疣，如寻常疣、扁平疣、传染性软疣；各种损容性痣，如色素痣、皮脂腺痣、蜘蛛痣等；各种有碍容貌的皮肤良性肿物，如化脓性肉芽肿、软纤维瘤、角化棘皮瘤、汗管瘤、毛发上皮瘤、脂溢性角化病、睑黄疣等；脱毛性治疗如多毛症、腋臭等。

**3. 禁忌证** 肥厚性瘢痕、瘢痕疙瘩体质者或装有心脏起搏器者。

## 二 高频电离子机治疗操作技术

**1. 消毒与麻醉** 局部常规消毒，皮疹很小者不做局部麻醉，较大者用2%利多卡因浸润麻醉。

**2. 电极针** 选择检查好治疗用电极头，并与主机连接。若是脱毛性治疗，要选绝缘针柄电极头。

**3. 输出功率** 根据皮肤病性质、皮疹大小与深浅调节好输出功率。较大、较厚的皮疹适当调至高档，如较大的寻常疣、皮脂腺痣、化脓性肉芽肿等；较小、表浅性皮疹宜调至低档，如小的色素痣、蜘蛛痣、传染性软疣等。对于面部损容性皮疹宜用低功率档与短火档，这样在治疗中损伤面小且浅，以免遗留明显的瘢痕。

**4. 操作方法** 开启主机后，脚踏开关置于足趾下备用。将治疗电极接近皮疹处，距离约1～2mm，踏下开关，即产生电离子火焰，瞬间可将病变组织凝固、坏死、炭化、气化，随即松开足踏开关，电火花消失。较小的皮疹做1次即可，较大、较深的皮疹则需用生理盐水棉签擦去炭化部分，再行治疗深部病变组织，直至将皮疹全部清除干净为止。

美容性脱毛治疗，如去除异常生长或有碍美容的毛发及治疗腋臭。治疗电极要换接绝缘针柄电极针，将针头顺毛根方向刺入毛囊内0.3～0.5cm，踏下开关，约3秒左右，毛囊口皮肤变白，松开足踏开关，将电极针拔出，用平镊将毛发轻松拔除，如此将全部毛发脱除。因电极针端可将毛囊底部破坏，不会再长出新发，达到脱毛目的；同时将顶泌汗腺及其导管亦破坏，不再分泌排泄，腋臭得到有效治疗。

较大的或呈蒂状肿物，将输出功率调至高档，可从基底部或蒂部切割或电灼治疗。

**5. 术后** 治疗结束后按程序关机。局部涂抗生素霜，每日2～3次，保持清洁卫生，预防继发感染，1～2周创面愈合。

## 三 注意事项与术后并发症

**1. 注意事项** 严格掌握适应证与禁忌证。调节好输出功率，按操作规程开机、关机，正确应用电极头，准确烧灼病变组织。创面结痂要任其脱落，不要强行剥离，以免损伤新生组织。痂脱后勿阳光曝晒，防止出现色素沉着。

**2. 并发症**

(1)瘢痕：由于是美容性治疗，尽量避免或减轻术后形成瘢痕。烧灼宁浅勿深，时间宁短勿长。根据病变组织状况由浅及深逐层仔细治疗，使局部少留瘢痕或不留瘢痕。

(2)色素异常：术后局部可能出现色素沉着斑或色素减少、色素脱失斑，多数在3～6个月内可恢复。前者外用3%氢醌霜，后者外用30%补骨脂酊，可使色素异常较快消退。

(3)继发感染：局部若出现红肿、脓性分泌物等感染症状，清洁后外用碘附，每日2～3次，并外涂红霉素霜、新霉素霜等。

## 第三节　超声波美容技术

机械振动频率超过20 000Hz以上，对正常人无听觉反应，称为超声波。利用超声波作用于人体所产生的生理生化效应，治疗某些损容性皮肤病，称超声波美容技术。

### 一 超声波美容治疗机制

在医疗美容治疗中常用的超声波美容治疗仪由电脑控制，有3.2MHz超声波皮肤治疗仪和0.7～2.5MHz多功能超声波美容仪。输出波形有连续波和脉冲波两种，前者热效应明显，后者热效应较弱。

**1. 机械震动作用**　超声波作用于人体组织时，可对组织细胞产生微细的振动按摩作用，引起细胞质活跃与运动，增强细胞酶活性，改善细胞膜通透性，并能促进血液循环与新陈代谢，软化组织，提高再生与修复能力，减轻瘢痕的形成。

**2. 温热作用**　超声波在机体内能转变成热能，产生温热作用。振动中组织细胞间相互摩擦也能产生热量，从而使局部组织温度升高，毛细血管扩张，促进血液循环与新陈代谢，使皮肤富有光泽和弹性。同时能减轻炎症反应，减弱结缔组织与肌肉的张力，降低神经兴奋性，缓解痉挛与疼痛。还可增强吞噬细胞功能，提高机体抵抗力。

**3. 化学作用**　在超声波的机械振动与温热作用下，促进了机体物质代谢与生理生化代谢，增强机体活力。微细快速的超声波振动还可将大分子物质解聚为较小的分子，从而有利于将某些美容性或治疗性药物导入体内，增强美容治疗与护理效果。

### 二 超声波美容适应证与治疗方法

**1. 适应证**　多用于消除局限性炎症、红斑、毛细血管扩张、痤疮、慢性毛囊炎等；软化瘢痕、炎症硬结；去除眼袋、黑眼圈、细小皱纹。单独应用超声波或导入祛斑药物对于色素性皮肤病有较好美容效果，如黄褐斑、色素沉着斑。

**2. 治疗操作技术**

(1)根据皮疹特点选择并连接好探头，眼周、鼻部、口周宜用细探头。

(2)清洁皮肤，治疗部位涂接触剂或药物，如皮肤营养液、矿物油、祛斑霜、瘢痕软化膏等。超声波探头用75%乙醇消毒备用。

(3)打开电源开关，选择连续波或脉冲波，调节超声波强度。

(4)打开输出开关，将治疗探头接触治疗部位，并缓慢直线式往返移动或圆圈式移动，超声剂量为0.5～1.5W/cm$^2$，移动速度以0.5～3.0cm/秒为宜；也可调小超声剂量(0.2～0.5W/cm$^2$)在局部短暂停留。

(5)移动式治疗时间每次5～10分钟；固定式治疗1～5分钟。眼周的治疗时间要短。每日或隔日治疗1次，10次为一疗程，间隔1～2周可行下疗程治疗。

(6)治疗结束后,清洁局部皮肤,薄涂护肤液或霜。

(7)关机程序是先关输出开关,再关电源开关,消毒探头备下次使用。

## 三 禁忌证及注意事项

**1. 禁忌证** 伴有活动性肺结核、败血症、严重支气管扩张、妊娠妇女、冠心病、安装心脏起搏器者勿用超声波治疗。

**2. 注意事项** 按程序开机、关机,注意保护治疗探头,勿碰撞,用后清洗。治疗区要涂接触剂,使探头与皮肤密切接触,可增强疗效。面部美容治疗中输出功率要调低档,不要超过 $1W/cm^2$,以免探头灼伤皮肤。眼周治疗时,探头勿靠近眼眶,超声方向不要对着眼球,以免损伤眼睛。

# 第四节 电解美容技术

电解美容技术是利用直流电对机体产生电解作用,使病变组织变性、坏死,而达到美容治疗目的。

## 一 电解美容治疗特点

**1. 治疗机制** 电解美容治疗仪设有两个电极,一个是阳电极,另一个是阴电极。阳电极为非治疗极,是用铅板制成,治疗时固定于患者机体一侧或握在手中;阴电极为治疗极,是不锈钢制成的针状电极,针柄部分涂有绝缘材料。治疗时将阴极电针插入皮内,针尖附近因电解作用产生氢氧化钠,达到一定浓度时则破坏局部病变组织,出现变性、坏死。浅层组织由于针柄部分涂有绝缘层,不产生电解作用,从而保护皮肤组织不受损,不留瘢痕。

电解仪还设有输出电流调节器,在治疗中根据病变组织状况及电解治疗需要,随时调节电流的大小。

**2. 适应证** 毛细血管扩张症、蜘蛛痣、局限性多毛症、汗管瘤、淋巴管瘤、较小的单纯性血管瘤。

**3. 禁忌证** 装有心脏起搏器者,患有较重的心、肝、肾疾患者,肥厚性瘢痕或瘢痕疙瘩体质者。

## 二 电解美容仪治疗操作技术

治疗部位常规消毒,皮疹较大或疼痛敏感部位用2%利多卡因局部浸润麻醉。阳极铅板用2~3层生理盐水浸湿的纱布包裹,固定于患者肢体一侧或用手握紧。

**1. 小型良性肿物** 对于突起性小型肿物,如面部蜘蛛痣、汗管瘤、较小的单纯性血管瘤等,将阴极电针刺入皮疹内,缓慢调节输出电流,达0.5~2.0mA,见针孔内有气泡或黏稠白色液体渗出,经0.5~1分钟后,调小电流,拔出电极针。肿物稍大者,还可按上述方法从另一方向刺入,直至整个肿物变白为止。

**2. 较大的良性肿物** 对于较大的肿物,如草莓状血管瘤、小面积鲜红斑痣等,电解针可呈放射状或编织状刺入电解,直至整个皮疹变白。毛细血管明显扩张呈树枝状者,电解针顺血管方向刺入,使整条血管变白,电解3秒左右即可。

**3. 电解拔毛** 电解针顺着毛发方向刺入毛囊内,深约2～4mm,电流0.5～1.0mA,持续0.5～1.0分钟,拔出电解针,用镊子拔出毛发即可。

### 三 注意事项

1. 掌握电解美容术的适应证和禁忌证。
2. 掌握好电解针的进针位置与深度。
3. 电解中输出电流应由小缓慢调至预定的电流量,并仔细观察局部病变组织的变白程度与范围。
4. 术后保持局部清洁卫生,外用抗生素霜预防继发感染。
5. 若需重复治疗,要间隔5～7天。

## 第五节 微波美容技术

微波美容技术是利用微波辐射产生的热效应与非热效应治疗某些损容性皮肤病,是目前常用的医疗美容技术。

### 一 微波美容治疗机制

微波(microwave)是一种波长为1～1000nm,频率为300～3000MHz的电磁波,辐射中能产生不同能量的热效应与非热效应。微波美容治疗仪(图3-4)的工作频率为2450MHz,具有凝固治疗和理疗两种功能。在机体内对病变组织产生治疗作用的机制是热效应与非热效应。

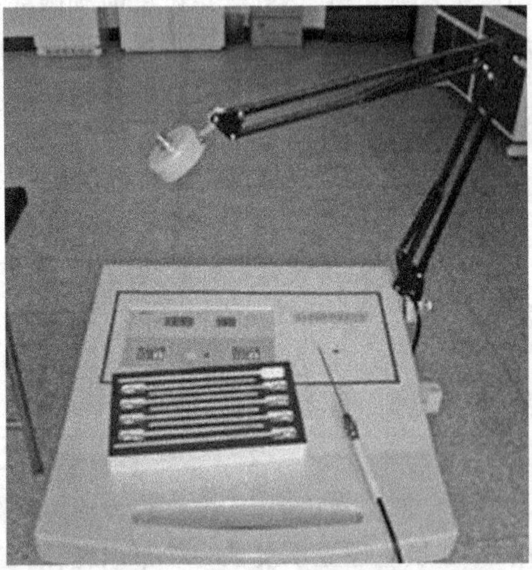

图3-4 微波治疗仪

**1. 热效应** 微波高速振荡频率的电磁波辐射到机体时,吸收电磁能的组织中,分子沿电场方向极化,形成排列规则的离子或偶离子,以很高的振荡频率,在极短的时间内产生大量的热能,引起热效应。当热量升到一定程度时,可使病变组织呈现凝固性坏死,达到治疗目的。

**2. 非热效应** 微波的振荡频率在小剂量时不足以产生热量,其振荡频率与人体细胞固有的振荡频率相近,只引起较为强烈的谐振,使机体产生一系列电生理及生物化学反应,调节神经系统功能,促进血液循环及新陈代谢,同时具有止痛、解痉、促进炎症消散及加速创伤修复。临床中常用作微波美容理疗。

## 二 微波凝固治疗适应证与治疗方法

**1. 适应证**

(1)各种损容性病毒性疣,如寻常疣、扁平疣、传染性软疣等。

(2)各种有碍美容的良性肿物,如单纯性血管瘤、蜘蛛痣、色素痣、皮脂腺痣、脂溢性角化病、化脓性肉芽肿、皮赘、汗管瘤等。

(3)腋臭。

**2. 治疗操作技术**

(1)局部常规消毒。较大的皮疹或疼痛敏感部位用2%利多卡因浸润麻醉。

(2)选择治疗探头,皮疹直径小于1.5mm者,用单极治疗探头;直径大于1.5mm者选用双极探头或平头治疗器。

(3)设定时间,浅表性直径小于2mm者1~2秒;大于2mm者2~3秒;较大皮疹可再延长时间。

(4)调节输出功率,较小者调为10W;较大者调至20W;再大者还可调至30~40W。

(5)设定好时间与输出功率后,将选好的治疗探头垂直接触皮疹处,踏下开关,微波机即开始运行治疗。皮疹凝固后,松开足踏开关,移去治疗探头,局部外涂抗生素霜。

(6)治疗结束后,关闭微波治疗机,切断电源,消毒探头。

## 三 微波理疗适应证与治疗方法

**1. 适应证** 面部带状疱疹、疖肿、冻伤、烫伤、丹毒、慢性非特异性炎症或溃疡。

**2. 理疗操作技术** 理疗可选圆形或方形辐射器探头,垂直于皮疹处,距离为10cm。选择微热时,每次辐射10分钟,每日1次,10~15次为一个疗程;选择无热量时,每次辐射30分钟,每日1次,10~15次为一个疗程。

## 四 微波治疗禁忌证与注意事项

**1. 禁忌证**

(1)眼睛部位:眼球对微波很敏感,微波可引起晶状体混浊,出现白内障。

(2)儿童四肢:生长过程中的骨组织对微波亦敏感,微波能破坏骨骺发育。

(3)妊娠期腹部。

(4)男性睾丸处。

(5)肥厚性瘢痕与瘢痕疙瘩体质者。

**2. 注意事项**

(1)治疗前应取下患者衣服上及随身携带的金属物。

(2)治疗前后掌握好足踏开关,勿让机器空载。

(3)操作中勿用手触碰治疗探头。

(4)治疗器与辐射器不能照射机器面板或金属板。

(5)术后局部注意清洁卫生,预防继发感染。

## 第六节　光化学美容技术

光化学美容技术(photochemical cosmetic technology)是一种通过口服或外用光敏剂,结合紫外线照射,在皮肤产生光化学反应而治疗某些损容性皮肤病。目前常用的是口服或外用补骨脂素,照射长波紫外线(UVA),即PUVA疗法。

### 一　光化学美容治疗机制

光敏感剂加长波紫外线照射后在皮肤组织产生光化学反应,作用于表皮细胞、黑素细胞或真皮中淋巴细胞、肥大细胞,产生相应的治疗作用。

**1. 抑制表皮细胞增生**　补骨脂素在长波紫外线的作用下与表皮细胞DNA双螺旋链上的胸腺嘧啶发生光化学反应,形成光加合物,影响DNA的复制,使表皮细胞的核分裂活动减少,表皮增殖减慢。这就是治疗表皮增殖过快性皮肤病中银屑病的主要机制。

**2. 增强黑素细胞活性**　光化学反应可激活黑素细胞内酪氨酸酶的活性,促进黑素的合成与传递,使表皮内黑素颗粒数目增加,肤色加深。这就是治疗脱色性皮肤病中的白癜风的主要机制。

**3. 对其他细胞的影响**　光化学反应可改变皮肤组织中与血液循环中淋巴细胞的分布与功能,减低中性粒细胞的趋化性,抑制肥大细胞脱颗粒,下调某些细胞因子的产生等。

### 二　光化学美容治疗适应证与治疗方法

**1. 适应证**

(1)表皮细胞增生性与炎症性皮肤病,如银屑病、掌跖脓疱病、异位性皮炎、毛发红糠疹、慢性单纯性苔藓等。

(2)脱色性或色素减退性皮肤病,如白癜风、花斑癣等。

(3)其他皮肤病,如蕈样肉芽肿、玫瑰糠疹、斑秃、泛发性扁平苔藓等。

**2. 治疗操作技术**　目前常用PUVA疗法,即口服或外用补骨脂素加UVA照射。

(1)补骨脂素:可选8-甲氧补骨脂素(8-MOP)、3-甲氧补骨脂素(3-MOP)、5-甲氧补骨脂素(5-MOP)。口服治疗剂量为0.5～0.6mg/kg,顿服后2小时照射UVA。皮疹范围较小者也可外用0.1%～0.2%补骨脂素酊,涂药后1.5小时照射UVA。

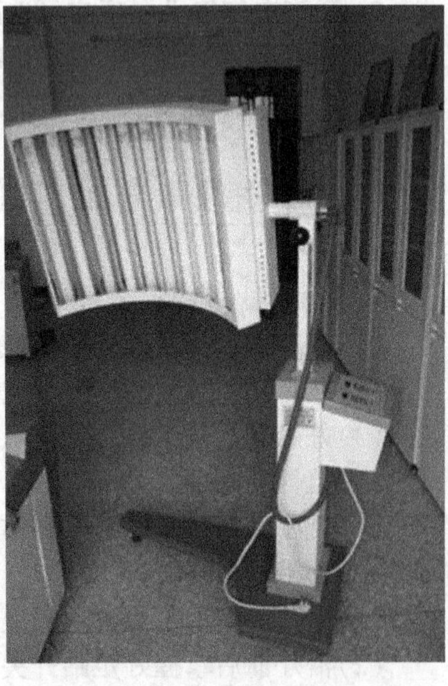

图3-5　长波紫外线治疗机

(2)长波紫外线(UVA):多用灯管式UVA灯(图3-5),

安装成箱式或弧形片状,微电脑调控照射量与时间。

(3)测定最小红斑量(minimal erythema dose,MED):口服治疗量8-MOP,2小时后在腹部或背部按梯级递增照射UVA时间,48小时观察局部红斑量,以可见最弱红斑所需的时间为最小红斑量。

(4)口服法:按剂量饭后顿服补骨脂素,2小时后照射UVA,先从1/2MPD开始,每隔1周增加0.2~0.5个MPD,逐步递增至2~5个MPD。每日照射1次或每周治疗3次。皮疹大部消退后,逐步减少照射次数,每周1次或每2周1次。

(5)外用法:外用0.1%~0.2%补骨脂素酊,1.5小时后照射UVA,从1个MPD开始,逐步增加照射量,每日照射1次或每周治疗3次。

### 三 光化学美容治疗禁忌证与注意事项

**1. 禁忌证** 红斑狼疮、黑素瘤、着色干皮病、白内障、严重心血管疾病者禁用。18岁以下者慎用或禁用。

**2. 注意事项**

(1)初次治疗前应测最小红斑量。

(2)正确掌握首次治疗的UVA剂量与递增剂量。

(3)治疗中,操作人员与患者均戴防紫外线墨镜,口服治疗者在当日勿晒阳光,白天外出也要戴防紫外线墨镜。照射UVA时要将皮疹周围正常皮肤用红黑双层布遮盖保护。

(4)治疗期间禁用光敏性药物、食物及化妆品。

(5)8-MOP口服药对胃肠道有反应,所以要饭后服药。

(6)光化学疗法有致皮肤癌的可能,所以要避免长期反复PUVA疗法。有肿瘤病史或接触过致癌物质的人慎用或禁用该疗法。

(7)治疗中部分患者伴有轻度头晕、乏力、皮肤干燥、色素沉着等,停止PUVA疗法后可逐渐恢复。

## 第七节 光动力学美容技术

光动力学疗法(photodynamic therapy)是指光敏剂进入机体后在光的作用下,使相应的增生性组织、细胞发生功能或形态改变,达到治疗目的。利用光动力学机制治疗某些损容性肿瘤,即为光动力学美容技术。

### 一 光动力学美容治疗机制

光敏剂(photosensitizer)进入机体后多在肿瘤组织中聚积,在特定波长激光的照射下被激发产生活泼的单态氧或其他自由基。这种单态氧具有强氧化作用,可与亲和的癌细胞结合,使之强氧化而受损,达到治疗肿瘤的目的。

**1. 光敏剂** 一般皮肤肿瘤用的是血卟啉衍生物,静脉滴注后,照射激光;美容治疗中常用的是5-氨基酮戊酸,是一种卟啉前体,外用后3~4小时照射激光。

2. **光源**　常用氦氖激光、亚离子染料激光(630nm)、铜蒸汽激光、金蒸汽激光等。

## 二　光动力学美容适应证与治疗方法

1. **适应证**　损容性草莓状血管瘤、鲜红斑痣、基底细胞癌、鳞状细胞癌、Bowen 病等。

2. **治疗操作技术**

(1)外用法:外用20% 5-氨基酮戊酸乳膏,3~4 小时后照射激光 20~50 分钟。

(2)注射法:血卟啉先在前臂内侧作划痕试验,阴性者方可接受治疗。光敏剂 4~5mg/kg 加入5%葡萄糖注射液 250ml 静脉滴注,15 分钟后照射激光。当皮疹由红色变成酱红色时即表示已达到治疗要求,应停止照射。激光照射时每 3~5 分钟用 50% 乙醇液涂皮疹 1 次,以减轻疼痛。

## 三　光动力学美容治疗禁忌证与注意事项

1. **禁忌证**　对血卟啉过敏者,患有心、脑、肺、肝、肾等内脏疾病者,年龄较大或身体衰弱者。

2. **注意事项**

(1)患者若出现胸闷、心悸、腹痛等不良反应时,应立即停止治疗,并给予相应抗过敏、抗休克治疗。

(2)激光照射时用布遮盖正常皮肤,戴深色墨镜。

(3)照射部位若疼痛明显,可给予表面麻醉或局部浸润麻醉。

(4)治疗后局部若有肿胀、烧灼、瘙痒,可口服泼尼松或其他抗组胺药等。

(5)局部红肿消退后若出现色素沉着斑,可给予 3% 氢醌霜外用,每日 2 次。

(6)患者治疗当周内若外出要戴墨镜,1 个月内避免阳光曝晒。

(7)若需重复治疗,要间隔 3~6 个月。

# 第八节　化学剥脱美容技术

化学剥脱术(chemical endarterectomy)又称化学削皮术、皮肤化学药物剥脱术,就是利用腐蚀性药物对皮肤进行控制性化学灼伤,达到治疗目的。利用化学剥脱机制治疗某些损容性皮肤病,即化学剥脱美容技术,是较常用的医疗美容技术,目前亦称换肤术。

## 一　化学剥脱治疗机制与常用药品

1. **治疗机制**　将具有一定腐蚀性药品涂于皮疹处或老化皮肤表面,使皮肤外层发生角蛋白凝固性变性、坏死,形成较重的接触性皮炎。在表皮剥脱和浅层坏死、结痂组织脱落后,有碍美容的皮疹或老化性皮肤也随之剥落,新生的表皮组织光滑润泽。由此损容性皮疹得到治疗,老化性皮肤变成新生健美皮肤。化学剥脱只涉及表皮浅层与真皮乳头层,愈后皮肤呈完全性再生,因此既不留瘢痕,又不影响皮肤的正常生理状况。

2. 常用化学剥脱性药品

（1）复方酚溶液（Ⅰ）：亦称无痛酚液，晶状酚500g、无水乙醇50ml、甘油50ml、樟脑1g、达克罗宁10g、地塞米松0.5g。多用于与皮面相平或稍高出皮面的皮疹。

（2）复方酚溶液（Ⅱ）：晶状酚500g、无水乙醇50ml、甘油50ml、樟脑1g、利多卡因12g、维A酸1.5g、地塞米松0.5g。作用特点同上。

（3）复方酚溶液（Ⅲ）：液态苯酚3ml、蒸馏水2ml、液体皂8滴、巴豆油2滴。作用特点同上，肥皂液有增强穿透力作用，巴豆油可促进上皮细胞生长。

（4）perez酚膏（Ⅰ）：间苯二酚24g、硫黄24g、硅酸铝镁1g、山梨醇2.5g、甲基一氧化碳纤维素0.5g、甘油2.5ml、蒸馏水45.5ml。多用于浅表层老化皮肤剥脱与细小皱纹，涂于皮肤10分钟后清除干净，1～2周后可再重复1次。

（5）复方三氯醋酸溶液：三氯醋酸30ml、蒸馏水70ml。用于浅表性皮疹或局部剥脱、细小皱纹。

（6）果酸液：20%～70%苹果酸或枸橼酸液，用于皮肤干燥、色素斑等。

## 二 化学剥脱美容技术适应证与禁忌证

1. 适应证 医疗美容中主要用于治疗某些损容性皮肤病及皮肤老化性表现。

（1）损容性皮肤病：雀斑、雀斑样痣、睑黄疣、汗管瘤、脂溢性角化病、光线性角化病、扁平疣、疣状痣、皮脂腺痣等。

（2）皮肤老化性表现：皮肤老化性干燥、增厚、细小皱纹、毛孔粗糙、黑头粉刺等。

2. 禁忌证

（1）患有严重心、肝、肾疾病者，恶性肿瘤患者，精神情绪不稳定者或对化学剥脱术期望过高者。

（2）白癜风患者、肤色较黑者、肥厚性瘢痕和瘢痕疙瘩体质者。

（3）面部患有单纯疱疹、带状疱疹或单纯疱疹频发者。

（4）对苯酚等化学剥脱剂过敏者。

## 三 化学剥脱美容术的操作

1. 术前准备

（1）温水香皂清洁面部皮肤，皮疹处75%乙醇或乙醚外涂，去除油脂。

（2）根据面部皮肤及皮疹情况选择合适的化学剥脱药品，配好备用。

（3）准备好眼睛冲洗用具及冲洗药液（常用生理盐水），以备不慎将剥脱药滴入眼内时紧急冲洗用。

（4）剥脱面积较大时，术前40分钟注射镇静药或止痛药。

2. 剥脱术操作

（1）皮肤常规消毒，医用胶布或无菌透明胶带保护非剥脱区皮肤。

（2）用无菌棉签蘸剥脱药液，以棉签湿润不下滴为度，快速均匀涂于皮疹处或美容剥脱部位，可重复1～2次，直至局部皮肤表面呈霜白色。若药液过量可用干棉球吸去。30～60分钟后，局部变为褐色，1～2天结痂，7～10天痂皮脱落，创面光洁，皮肤呈嫩红色。部分患者局部可出现色素沉着，3～6个月逐渐恢复正常肤色。

(3)涂剥脱药液应避开眉部、眼部、鼻孔、口唇，以防药品流入眼内、鼻孔内和口唇黏膜。

(4)若不慎将剥脱药液误入眼睛、鼻孔、口唇或正常皮肤，立即用生理盐水冲洗或擦除。

(5)若需再行化学剥脱术，应间隔1个月。

**3. 术后护理**

(1)小面积剥脱术后，创面有少量渗出、结痂，涂抗生素霜。

(2)大面积剥脱术后，创面较大，有轻度水肿反应、渗液、结痂，可住院观察，给予补液、抗感染治疗。局部湿敷或涂抗生素霜。

(3)术后6～8个月内避免阳光曝晒，夏季外出涂防晒霜。

## 四 常见并发症与注意事项

**1. 并发症**

(1)色素沉着：化学剥脱术后常见的并发症，多由脱痂处过多晒太阳引起。所以要避免晒太阳，外用防晒霜，口服维生素C与维生素E。

(2)粟丘疹：部分患者由于剥脱术后毛囊孔闭塞、受堵，皮脂分泌不畅所致。用消毒针挑除，外用抗生素霜。

(3)瘢痕：多见于瘢痕性体质者或术中操作、术后护理不当所致。常见于上颌、口周等皮肤较薄处。剥脱术中对不同的部位掌握好涂药量与时间，注意术后护理，预防继发感染。瘢痕处在早期外用糖皮质激素霜，若是肥厚性瘢痕可行糖皮质激素封闭疗法。

**2. 注意事项**

(1)严格掌握化学剥脱美容术的适应证，禁忌证。

(2)苯酚类剥脱剂涂布后经皮吸收对心脏与肾脏可能有影响，因此不宜大面积使用。每次不要超过面部面积的1/4，一次用量勿超3ml。

(3)涂药需准确、规范，均匀涂药，勿涂入或溢入眼睛、鼻孔、口唇。

(4)创面要保持清洁卫生，勿强行剥痂，任其自然脱落，或外用抗生素乳膏软化痂皮，促进其脱落。

（高　旭）

# 第四章 激光美容技术

## 第一节 激光发射的原理与特性

激光是在1960年由Maiman发现的,激光的英文名称Laser(Light Amplification by Stimulated Emission of Radiation),是英语短语中每个实词第一个字母组成的缩略词。激光由光子组成,就激光与普通光在其光子本质的微观上而言,两者无差别。但从宏观上而论,激光的光子与普通光的光子所组成的光束则完全不同,激光无论是在时间、空间和单位频宽内都有高度集中的光能量,使得普通光所不显现的生物效应在应用激光后变得明显起来,有些普通光所无能为力的特异诊治,借助激光则大有用武之地。

爱因斯坦在1917年就指出,除自发辐射外,光与物质粒子的作用还存在"受激吸收"和"受激辐射"过程。所谓受激吸收,是指当处于低能级的粒子吸收一定频率的外来光能后,会跃迁至高能级上。受激辐射则是指处于高能级的粒子,在一定频率的外来光子逼近它时,可能受此光子的作用,跃迁到低能级上,同时发射出一个与外来光子相同的光子。受激辐射的特点本身不是自发跃迁,而是受外来光子的刺激产生。因而粒子释放出的光子与原来光子的频率、方向、相位等完全一样,无法区别出哪一个是原来的光子,哪一个是受激发后产生的光子。系统中每一个或数个高能量级的粒子数多于某一低能级的粒子数时称为"粒子数反转"。为实现光的受激放大,必须使工作物质实现"粒子数反转",并且置于谐振腔内,这样才能得到一束激光。激光的发光机制正是受激辐射发光。

### 一 激光产生的条件和过程

**1. 粒子数反转**(population inversion) 在一个体系中,大量的粒子(原子、分子或离子)相互碰撞并交换能量,有些粒子由低能级跃迁至高能级,有些则由高能级返回,在达到热平衡时,单位体积中同类粒子在各能级上是按照一定统计规律分布的,这个规律称为玻耳兹曼分布律(Boltzmann distribution)。根据玻耳兹曼分布律,高能级的粒子总是力图向低能级跃迁而趋于稳定。对于一个粒子系统而言,当自发辐射一经产生,受激吸收和受激辐射总是不可分割地同时存在。从玻耳兹曼分布律可知,在热平衡状态下,处于低能级的粒子数目总是多于高能级的粒子数目,因此在总体上受激吸收比受激辐射占优势,所以当外来光子照射粒子系统时,看到的都是光的吸收现象。为得到激光,必须使受激辐射压倒受激吸收,即必须使高能级的粒子数多于处于低能级的粒子数,实现粒子数反转。为实现粒子数反转必须具备两个条件:①选择具有亚稳态能级或长寿命能级结构的工作物质(激活媒质);②要有强大的激励能源,将工作物质中低能级的粒子抽运(泵浦)到高能级状态,然后再跃迁到亚稳态或长寿态,进而实现亚稳态或长寿态对某一低能级间的粒子数反转。

**2. 激光工作物质** 能在两个能级之间产生粒子数反转的物质,称为激光工作物质或工作介质。并非各种物质都能产生粒子数反转,这是因为处于高能级的粒子很不稳定,总会自发的或在外加的刺激下迅速返回到低能级状态,即粒子在高能级上时都具有一定的"寿命"。寿命较短的粒子是不能实现粒子数反转的,激光的工作物质必须是具有亚稳态能级性质的物质(尤其是Q开关的激光对粒子的寿命要求更高)。不同的激光工作物质填充在谐振腔内,可产生不同波长的激光。

**3. 外界激励源** 使激光工作物质达到粒子数反转的外界能源称为激励源,也称为泵浦源。激励方式以电抽运和光抽运最为常见。电抽运常见于气体激光器,光抽运几乎用于所有的固体和液体激光器,此外还有化学抽运、核抽运、热抽运等。

**4. 光学谐振腔(optical resonator)** 实现了粒子数反转分布的工作物质,可以做成光放大器。为产生激光,通常使用光学谐振腔,即在工作物质两端加上一对互相平行的且垂直于工作物质轴线的反射镜(平面、凹球面或一平一凹),反射镜之间就构成光学谐振腔,其中后反射镜为全反射镜,前反射镜为部分反射镜。

被激励后工作物质先会产生自发辐射,其产生光子的方向是任意的,凡是偏离谐振腔轴线的光子,就会从侧面逸出腔外,而沿轴线方向的光子,将在腔内两反射面间振荡,在其前进过程中就会与腔内其他受激粒子作用,从而形成受激辐射。当它能克服传播过程的损失时,受激辐射光子密度将雪崩式地猛增,最终由部分反射面输出一束单色性好(频率、波长单一)、方向性好(谐振腔轴线方向)和亮度高的光——激光。

## 二 激光的物理学特性

激光与自然光的相同点:都具有波粒二象性。但激光具有自然光所没有的特征:单色性好、相干性好、方向性好和亮度高的特点,且具有特定的生物学效应。

**1. 单色性(monochromaticity)好** 人眼能分辨上百万种颜色,颜色是由特定波长的光决定的,某一类型的激光常仅发出一种特定波长的光,用于照射组织时可只被细胞的某一种分子或基团吸收(靶基),因此激光可选择性地作用于与疾病发生有关的特定组织或细胞的靶基,使其破坏或改变生理功能,但对邻近的细胞和组织影响极小,甚至无影响。任何光都有一定的谱线宽度,但激光的单色性可以是普通光的105~1011倍。激光的单色性以气体最好、固体次之、半导体最差。由于光的生物效应强烈地依赖于光的波长,使得激光的单色性在临床选择性治疗上获得重要应用。此外,激光的单色特性在光谱技术及光学测量中也得到广泛应用,已成为基础医学研究与临床诊断的重要手段。

**2. 相干性(coherence)好** 相干性是用来描述频率相同、振动方向相同、位相差恒定的特定光源发出的一定波长的光的性质。主要有时间相干性和空间相干性,前者指两相干光波列相干要受两者时间差的限制,后者是描述发光面或其波阵面两点间相干性的物理量。激光的光波表现在时间上和空间上高度统一,即激光的光子振动方向、振动幅度和传播方向等激光固有特征,在特定的时间点上是完全一致的。

**3. 方向性好** 激光光波是在时间和空间的高度统一,其在传播过程中很少发生弥散,而是平行地进行传播,这一特性使激光在传播很远的距离后,其光束仍然不发生弥散。由于这一特性，可使激光聚焦成为极细的光束，用来定位、瞄准、导向、导航和测距等，在医学领域可以用于普通手术、显微手术和DNA大分子手术等。

**4. 亮度高** 按照激光物理学亮度定义，是指光源单位时间、单位立体角垂直照射在单位面积上的能量，叫做被照面上的辐射亮度。激光的亮度高是因为：①激光在时间上高度集中，脉冲激光的发光时间可为10～15秒；②激光发散角度非常小；③激光光斑直径极小，经聚焦后可为0.1μm，或更短。激光高亮度的根本原因是激光是受激辐射，而普通光是自发辐射，通过调节激光发射中各个参数，如通过缩小光斑、缩短脉宽等提高激光发射的能量，可以使激光发射能量比普通光能量高出$10^{3\sim10}$。激光的高亮度可用于研究极高速运动的过程，研究粒子的能级跃迁、高速生化过程，还可用于高速摄影和低速放映；因为光斑极小，可以用来做极度精细的手术等。

## 三 激光类型

根据发射物质的不同，可将激光分为固体、液体、气体、半导体、自由电子等几种类型。

**1. 固体激光** 固体激光是由精心筛选的材料棒产生的，材料棒的两端被抛光平面，外面覆盖上反射激光束的镜子，如红宝石激光和掺钕钇铝石榴石激光。最早的材料棒是红宝石，这是一种人工晶体。最常用的是含有钕元素的物质，从中可以获得上千瓦能量的耀眼光束。在较高的能量水平下，固态激光棒很容易被折断或破坏，这是因为固体材料和泵激光器内会产生巨大的热量。

**2. 液体激光** 如染料激光，液态激光器在较高的能量水平下不容易折断或破坏，只要少量的无机液体便可以产生出激光。玻璃器皿中的无机染料是最常用的液态激光材料，它是能重复发射不同颜色光线的氟液体。虽然其激活状态只能维持几分之一秒的时间，而且发射出的光线不能集中成窄小的断面，但却具有宽频率的特点，因此经常被用于激光演示中。

**3. 气体激光** 气体放电激光是气态激光的一种。具有放电特性的气体原子能被激活并发射和产生光线，比如氖原子。一个特定的能量水平将导致大量原子的堆积，如果在放电管的两端放上镜子，激光便能出现。虽然这样的状态是偶然出现的，只有极少的波长能放电，但只要将气体放在特殊的放电装置里，大多数气体都能被激发出激光。最常用的气体放电激光材料是氦-氖混合气体。另一种气态激光是气体动力激光。如果一种热气体被迅速地冷却，低能量状态的分子将会迅速消失，其数量将少于处于较高能量状态的原子，从而具备了激光产生的条件。通过这种方式，可以获得高于30 000W的能量，使化学激光成为可能。以二氧化碳为例，当氢和氟化合成氟化氢时，将产生大量的能量，此时如果将二氧化碳放置其中，就可以产生激光。二氧化碳和氦氖激光是美容医学中常用的气体激光。

**4. 半导体激光** 半导体激光是由相连接的两片半导体材料构成的激光器产生的，这两片半导体预先经过了不同的处理，含有不同的杂质。当大量电流流经这一装置时，激光束就从连接处出现。虽然这样的激光能量水平较低，但却具有价格低、体积小、效率相对高的优势，适于在光纤传输系统和小型数字光盘中作为光源来使用。半导体激光器的工作物质有砷化钾(GaAs)、砷化铟(InAs)、锑化铟(InSb、铝化镓(GaAl)等，输出波长大都在可见光的长波到近红外之间，医用最短的有650nm(常用作瞄准光)，常见的波长有810nm、980nm等。不同种类的半导体激光器输出功率差别较大：双异质结条形GaAs-GaAl激光器连续输出功率为数百毫瓦,脉冲输出可达几十瓦;GaAs 激光列阵器件连续输出功率可达百瓦级,脉冲输出已达千瓦级;可调谐 PbSnTe 激光器连续输出功率为零点几毫瓦,脉冲峰值功率可达几十瓦。半导体激光器电光转换率高(30%),没有多余的热量产生,从而避免了传统 Nd:YAG、KTP、Ho:YAG 及 $CO_2$ 激光所需的庞大水冷系统,因此体积精巧,重量轻。同时,它也没有传统激光的闪光灯、晶体棒等高压、高热易损元件,因而寿命较长,一般半导体芯片的寿命可达 100 万小时,具有操作方便、机动灵活、耗电少、效率高等优点。

由于半导体激光器的谐振腔短,所以产生激光的方向性较差,发散角较大。此外,因其能极复杂,所以产生激光的谱线较宽,单色性较差。

**5. 自由电子激光** 相对以上的激光类型而言,自由电子激光在产生高能量射线方面的效率是最高的。而且,由于它是可调整至所适合的波长范围广,短至微波,长至紫外线。在自由电子激光器中,来自特定加速器或其他能源发生设备的自由电子(即脱离了原子核的),通过一种由线性电磁构成的波动器,被加速到光速速度,以同步加速射线的方式发射出能量。通过改变磁场的周长,就可以调整这种射线的密度和波长。由于自由电子激光的可调整性和高效率,随着它的进一步发展,此种激光将特别适合于同位素分离、半导体研究和弹道导弹防御领域。

此外,激光还可依据其能量释放的方式不同,分为连续激光(continuous laser)、半连续激光或准连续激光(quasi-CW laser)和脉冲激光(pulsed laser)。连续激光是以稳定的连续的光束能量释放其能量的,如 $CO_2$ 激光、氩离子激光和氪离子激光等。与连续激光不同,脉冲激光的能量是以脉冲形式释放的,即治疗剂量的能量能在一个固定的时间内释放出来,而两个脉冲之间的时间是可控的。根据脉冲宽度,这类激光又可分为长脉冲激光(脉冲宽度为毫秒级)和短脉冲激光(脉冲宽度为纳秒级)。这类激光有 Q 开关激光、长脉宽的倍频 Nd:YAG 激光和脉冲 $CO_2$ 激光等。半连续激光也是以脉冲形式释放能量的,但每两个脉冲间隔时间非常短暂,也不可调控,其能量是以紧密相连的脉冲群的形式释放出来,因此其临床效果与连续激光类似。如铜蒸汽激光的临床效果接近连续激光。

各种不同类型的激光在临床上有广泛的应用,特别是现代激光在美容医学中的应用越来越广泛。

## 第二节 激光的物理学效应与生物学效应

激光和生物组织相互作用后所引起的激光与生物组织的任何变化,都称为激光生物学效应。激光的生物学效应是应用于医学的理论基础。激光与生物组织相互作用的结果:激光的变化可用于诊断、生物组织的变化则是激光用于治疗的理论基础。激光生物学效应的强弱既与激光的性能有关,又与生物组织的性质有关。激光的生物学效应的机制一般认为有 5 种:热效应、压强效应、光化效应、电磁效应和弱激光的刺激效应。现代用于美容的激光还充分利用了激光的"光热分离效应"。

### 一 激光的物理学效应

**1. 热效应** 光被生物组织吸收后转化为热能,使组织的温度升高,性质发生变化,即产生热效应,其机制一是吸收生热,另一种是碰撞生热。激光的高温效应使蛋白质发生变性,会引起不可逆变化,使细胞和组织受到破坏。特别是体内的酶和神经细胞对热作用的变化比较敏感。

皮肤受到激光的照射后,由于吸收了激光的能量而使被照处温度升高,随着照射温度的不断升高,被照射组织逐渐产生温热感觉、热致红斑、热致水疱、热致凝固、热致炭化和热致气化等。热效应不仅与温度升高有关,而且与热作用持续时间也有密切关系,一般认为持续时间越短,生物组织的耐受温度越高。

在临床治疗中利用激光热效应时,根据需要选择适当激光,如用激光手术刀作外科切开时,刀口温度达数百摄氏度以上,使组织中的水沸腾,产生较大的气化压强推开组织,在边缘形成局部凝固和炭化。而眼科则利用可聚焦的激光在眼底造成凝固来焊接剥离的视网膜。He-Ne激光用来理疗则是应用其刺激或温热作用。

**2. 压强效用** 当光照射到物体上时,光子把它的动能转给物体,而对物体产生光压,简单地称为一次压强,医用激光的一次压强通常很小,可以忽略不计。但当激光照射生物组织表面产生热致沸腾,组织中液体被气化,该处组织受到气流的反冲压力称为反冲压强;若足够强的激光作用到生物组织内部,瞬间引起组织气化,组织内产生气泡,气泡体积膨胀,对周围组织产生很多的瞬间压强,这种压强称为内部气化压强;当生物组织吸收强激光而出现瞬间高热,急剧升温时,组织本身发生热膨胀,对周围组织产生热致膨胀。以上反冲压强、内部气化压强和热致膨胀压强等,称为激光对组织的二次压强。

激光对生物组织的压强作用,可使组织产生机械性损害或破坏,例如黑素颗粒在瞬间吸收大量热量后可产生“爆破效应”,使大的黑素颗粒瞬间爆破成更加细小的小颗粒。利用激光的压强效应可使细胞破碎、组织穿孔等。压强效应在很多情况下是有害的,如在眼球和头颅等密闭系统中,由于膨胀受到组织的约束,内部气化压强可使眼球和头颅等产生“爆炸”性损害。

**3. 电磁场效应** 激光是电磁波,激光还以电磁场的形式参与生物组织的作用,电磁波辐射具有两种特性:波的特性和粒子特性。各种不同的射线主要差别在于它们的振荡频率不同,因为不同的振荡频率其波长不同,所携带的能量强度也不同。电磁波在不同的领域有着广泛的、重要的应用。正因为频率不同,它们与组织的作用方式和结果也不同,医疗中正是利用这些不同的作用结果和方式进行治疗的。

## 二 激光的生物学效应

**1. 光化效应**(photochemistry effect) 可见光和紫外线处在电磁波的中段部位,其光子能量与电子在原子外周轨道上的转换相一致,紫外线和可见光能通过激活分子中化学键的电子活性来激发特异性的化学反应。在地球上的生命现象、大多数皮肤肿瘤、维生素 D 的形成以及视觉形成等现象,离开光化学反应将是不可发生的。传统的用于白癜风和银屑病治疗的 PUVA,以及当今用于治疗皮肤肿瘤和血管瘤的光动力学治疗(photodynamic therapy)等均是基于光化学效应的原理。

**2. 刺激效应**(stimulating effect) 强激光治疗疾病的直接目的是使生物组织损伤,破坏生物组织,如使组织凝固、液化、炭化和气化等。而弱激光通过加强血液循环、调整功能、促进细胞生长、加快组织修复等作用而达到治疗目的。弱激光的刺激效应机制目前还不十分清楚,一般认为是生物组织吸收了光子、获得了能量,发生理化反应或生物反应的过程。弱激光在临床治疗方面的应用主要包括:①激光理疗;②激光针灸;③激光血管内照射。

激光的物理学效应与生物学效应是密不可分的,在物理学效应中也发生着显著的生物学效益,因此不能人为地把两者分开。随着对激光和光生物学相互作用研究的不断深入和发展,人们正逐步把激光的物理学效应与生物学效应进行完美的结合,不断扩大激光在医学领域的应用范围。

## 三 激光的光热分离效应

1983 年 Anderson RP 和 Parrish JA 提出了选择性光热作用理论,即根据不同组织的生物学特性,只要选择合适的激光参数(波长、脉冲持续时间和能量),就可以保证最有效治疗病变部位的同时,对周围正常组织的损害最小。该理论实现了激光治疗的有效性和安全性的完美统一,是激光医学发展史上的里程碑。

热弛豫时间(thermal relaxation time,TRT)的概念:组织吸收激光而生热,热向邻近组织传递而消散,TRT 是指温度降低一半所需要的时间。TRT 是激光选择性光热疗法的重要参数。

由于构成人体各种组织的成分不同,它们各自有其固定的吸收光谱,当光波单一的激光作用于这些组织,光能仅被那些吸收特定激光波长的分子吸收,从而有可能选择性地影响或改变与发病有关的细胞或细胞器的功能或结构,达到治疗目的。如在皮肤科,以往曾经进行过大量尝试,根据靶组织中固有的或者输入色基后用适当波长的激光照射,以期将作用的激光能量全部转化为摧毁靶目标的能量,即吸收的光能转变的热能仅作用于病变组织,而对周边正常组织无损伤。但是,结果表明选择作用并不明显,究其原因是以往使用的激光多为连续辐射波,色基吸收的光能在转变成热能时,随着激光作用时间的延长,靶目标吸收的热量连续不断地增强,这不仅引起靶组织的损伤,同时热能不断地向周围扩散,引起相邻组织的损伤。“光热分离”理论的内容为:当应用脉冲激光治疗时,靶组织中色基吸收的光能为间断性的,转化为热能也为间断性。如果脉冲时间短于靶组织的热释放时间,即可使热能仅作用于靶组织,而不致引起相邻组织的损伤,从而提高了治疗的选择作用。激光在治疗时良好的光热分离是其选择性作用的必要条件。然而,选用一定波长的激光和适当的脉冲时间又是保证良好光热分离作用所必不可少的。

## 四 激光治疗参数

由于激光生物剂量的复杂性,为准确反映出激光生物效应的强弱,在具体的治疗过程中应该掌握以下激光治疗参数。

**1. 波长** 波长(wavelength)决定激光与组织相互作用的性质。如红外光对组织主要是热作用,紫外光主要是光化作用。在一定的波长范围内通常波长越长,光对组织的穿透深度越深。不同波长穿透组织的深度为可见光 > 长波紫外线 > 中波紫外线 > 短波紫外线。中红外波段的铒激光和 $CO_2$ 激光可被表层皮肤组织中的水分强烈吸收而表现为气化作用,其穿透深度反而表浅。

**2. 脉冲宽度**(pulse width) 简称脉宽,脉冲波峰值下降一半所对应的两个时刻差称为脉宽。脉宽越宽,激光对组织的作用越强,对组织的损伤也越大。脉宽为 ms 级称为长脉宽、μs

级为短脉宽、ns 级为超短脉宽。

脉冲能量 = 峰值功率 × 脉宽 = 2 × 平均功率 × 脉宽

在脉冲能量不变时，峰值和平均功率与脉宽成反比，脉宽越短，激光对组织的作用越强，对组织的损伤越大。脉宽可调激光就是剂量流量可调的激光。如在操作脉冲激光时，如脉冲激光作用太强，可调长脉宽，如太弱则压缩脉宽。脉宽短到一定程度，靶组织没有时间把热量传到周围正常组织，热扩散在超短脉宽时间内可以忽略不计，这是进行脉冲激光对正常组织无创治疗的理论基础。

**3. 激光剂量**(laser dose)　激光发挥作用还必须具备能够摧毁靶组织的治疗剂量。激光的剂量有物理剂量和生物剂量之分。物理剂量是指激光束垂直照射到生物体单位面积上的功率与照射时间的乘积；生物剂量是指生物体吸收激光的能量后，引起生物反应，直接对生物组织反应的强弱程度进行分级，并定出分级的标准，按照这种标准的分级，称为生物剂量。

同一物理剂量辐照不同个体或同一个体不同部位，其生物反应(剂量)往往不同；同一物理剂量不同波长激光对同一生物组织所产生的生物反应(剂量)有所不同；同一物理剂量不同工作方式(连续、脉冲)、不同模式、不同功率的激光对同一生物组织所产生的生物效应一般都不同。因此激光剂量必须根据靶组织的性质、颜色深浅和大小厚薄等来确定，治疗过程中应该不断进行调试、修正，以免过量导致误伤和瘢痕，过低增加了治疗次数和时间，甚至导致治疗失败。

## 五　皮肤的光学性质

皮肤厚度和皮肤中不同的色基对激光治疗和防护有重要意义。

**1. 激光在皮肤中传输的物理过程**　激光在组织内传输的主要物理过程是散射和吸收。皮肤组织是一种致密的有层次的非均匀的混浊的光学介质。入射光在其产生发射和透射光。皮肤对光的反射分：表面镜式反射、表面漫反射和皮肤内的向后散射 3 种。皮肤对光的透射光分：弹道直射光、蛇形折射光和前向散射光 3 种。光通过皮肤介质后能量被衰减的现象就是皮肤介质对光的吸收。

光的吸收分两类：

(1)一般吸收：除真空外，光通过任何介质都要被吸收的现象称为一般吸收。其特点是吸收很弱，并在给定的波段内几乎是不变的，只随介质的厚度增加而增加。

(2)选择吸收：生物体选择吸收的本质是生物色素分子吸收一个光子的能量后从低能级跃迁到激发态高能级，处于激发态的分子可以通过无辐射跃迁回低能级，将多余的能量转化为分子周围的热能，也可以产生荧光、磷光或光化学效应等。选择性吸收在临床上具有重要意义，如血液中的氧合血红蛋白富含对 542nm 和 577nm 光波具有选择性吸收的色素分子，所以血液能对上述波长激光产生强吸收而形成特征性吸收峰。

**2. 皮肤中主要色基**　吸收系数 $\mu\alpha$($mm^{-1}$)表示每单位长度光子被吸收的概率，$\mu\alpha$ 越大吸收光能力越强。利用皮肤中不同色素对特定波长的激光具有最大吸收系数的特点，可以达到激光的选择性吸收。皮肤中吸收激光的特定物质称为色基(chromophore)，主要有黑色素、血红蛋白、水分和文身的色素(颜料)。

(1)黑色素：黑色素(melanin)正常情况下主要分布在表皮和毛囊，对光线的吸收谱很宽，目前对黑色素吸收系数的了解尚不全面，一般认为随着波长的增加，其吸收系数越来越小，超过 1200nm 的光，黑色素吸收可以忽略不计。

（2）血红蛋白：氧合血红蛋白（oxyhemoglobin）在 542nm 和 577nm 有 2 个吸收峰，从 577～700nm 吸收系数下降至最低峰后折回，至 800～1000nm 段后又升起一个较高平台。还原血红蛋白（reduced hemoglobin）在 560nm 处有一个吸收峰，在 560～1000nm 之间吸收系数呈下降趋势。值得注意的是氧合和还原血红蛋白在 418nm 有很强的吸收峰，因它对皮肤有光化学损害；表皮中的黑色素对它有强吸收，易伤及皮肤；另外它的穿透力有限，故不使用。

（3）水：水对可见光和近红外线是透明的，它吸收波长大于 2μm 的红外线，其吸收主峰在 2.95μm 和 5.4μm。激光磨皮除皱用 2.95μm 和 5.4μm 的波长最好，相应的激光常见的为 Er：YAG（2.94μm）和$CO_2$（10.6μm）。水对 Ho：YAG（2.1μm）和 Tm：YAG（2.01μm）激光也有强吸收。

（4）文身色素：有黑、蓝、绿、黄、橙、红等各种人工色素，由于互补色能相互强吸收，因此除色素的主要原则是尽量使用互补色，如绿色文身用红色激光（630nm、694nm），红色文身用绿色激光（532nm）。

## 第三节　色素性皮肤病的激光治疗

色素性皮肤病包括色素增加性皮肤病和色素减退性或脱失性皮肤病。前者根据黑色素异常沉积的部位分为表皮色素增加性皮肤病和表皮下色素增加性皮肤病，包括雀斑、太田痣和黄褐斑等，色素脱失性皮肤病主要有白癜风。

原先诸如太田痣、伊藤痣以及各类不满意文身等是皮肤美容科“不治之症”，这些疾病一个共同的特点是病变和正常组织的相间存在，无论是传统的物理磨削、化学剥脱、烧灼和冷冻等，还是整形美容手术，都无法去除真正增多的色素而不留痕迹。随着激光技术的飞速发展，在 20 世纪 80 年代建立起来的选择性光热作用理论在激光技术方面的应用，特别是 Q 开关技术在激光治疗中应用，使得上述疾病的治疗得以真正解决，在部分疾病中取得了近乎完美的结果，从而开创了激光医学美容的新纪元。

Q 开关激光治疗色素增加性皮肤病的机制：所谓 Q 开关技术，指的是在计算机控制下，获得的激光脉宽极短，一般在几至几百纳秒级（ns，$1ns=10^{-9}s$），而峰值量能极高，可使黑色素颗粒在瞬间吸收大量能量后发生爆破。由于激光的脉宽远小于黑素颗粒的热弛豫时间，因此激光的热效应不会伤及周围正常皮肤组织。被爆破后更加细小的黑素颗粒随后被周围的吞噬细胞清除，或经过淋巴系统转运，或随表皮细胞排出体外。Q 开关激光技术在有效去除色素同时，也把瘢痕产生的风险降低到理想的程度。

本节分别就表皮色素增加性皮肤病和表皮下色素增加性皮肤病的激光治疗进行介绍，在色素减退性皮肤病中介绍准分子激光治疗白癜风。

### 一　表皮色素增加性皮肤病的激光治疗

表皮色素增加性皮肤病中，色素异常表现为多种形式，如雀斑表现为黑素细胞的功能形态异常；雀斑样痣表现为黑素细胞数量增加；而黄褐斑和炎症后色素沉着则仅表现为噬黑素细胞增加。如果因黑素细胞数量增加导致的疾病激光治疗效果较好，如雀斑；而如黄褐斑、炎症后色素沉着等因为全身或局部代谢异常所致的疾病，激光治疗效果不佳。

**（一）雀斑**(freckles)

是常见的好发于中青年女性面部的色素沉着病，有认为属于常染色体显性遗传性色素沉着病。雀斑皮肤黑色素细胞内的酪氨酸酶活性增强，在日光、紫外线的照射下，产生大量黑素，形成雀斑。

【临床表现】 常首先见于5岁左右的儿童，女性居多，皮损可逐步加重，到成人时部分人有减轻趋势。皮损仅对称分布于曝光部位，特别是面部、手背及前臂伸侧。皮损多为直径1～2mm的斑疹，边缘清楚但不规则，皮损颜色随曝光程度不同而变化，有淡褐色至棕褐色，但不会十分黑，这可与雀斑样痣、交界痣区别。长期日光曝晒、劳累可使皮损明显。本病有时可见到家族性聚集现象(图4-1)。

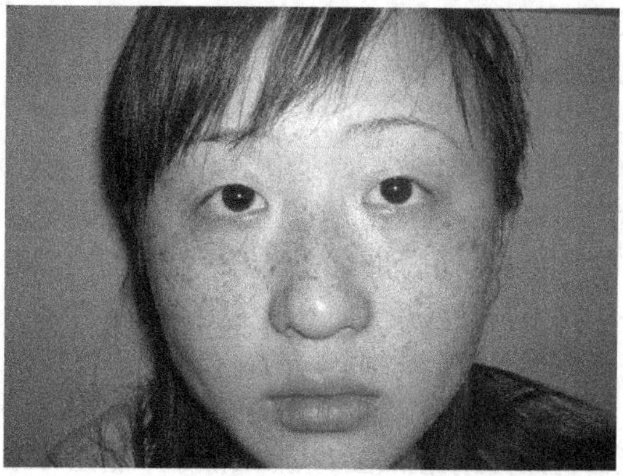

**图4-1** 雀斑治疗前(见文末彩插)

【组织病理】 表皮结构正常，表皮基底层细胞内黑素轻度至中度增多，皮肤附属器细胞黑素增加；多巴染色示皮损内黑素细胞密度较邻近组织为低，但细胞体积较大，有更多、更长的树突，染色较深。电镜观察示雀斑处黑素细胞与黑种人相似，有更多的第Ⅳ期黑素小体，而邻近组织中的黑素细胞内黑素化较正常弱，黑素颗粒较小，轻度黑素化，两者有明显的差异。病理显示雀斑患者皮损内的黑素细胞功能增强。

【激光治疗】 激光是目前治疗雀斑最好的方法。治疗前应清洁面部，疼痛敏感者可于术前1小时外涂表面麻醉膏，麻醉满意后使用激光对准皮损逐一进行照射。

可选用的激光：Q开关的510nm染料激光、694nm红宝石激光、755nm翠绿宝石激光、532nm倍频Nd：YAG激光、532nm半导体激光。各个激光所选用的适宜能量密度不相同，应该根据患者皮肤在激光治疗后的即刻反应进行能量调整。这些波长的激光结合调Q技术可选择性破坏异常的色素细胞，而不伤及周围正常组织。通常经过1～2次的治疗即可取得满意的美容效果。

采用强脉冲光治疗雀斑也能取得满意疗效，强脉冲光斑大，效率高，痛苦小，但治疗次数相应多。

此外，氩激光(波长514nm)也可治疗雀斑；铒激光(Er：YAG，波长2940nm)磨削对组织的热损伤小，因为色素沉着表浅，也可用于雀斑的治疗。

术后应嘱患者避免日晒、光照，约1周后治疗后的皮损结痂脱落，个别患者有一过性色素沉着，治疗后注意局部保护，不能搔抓，以免遗留瘢痕。治疗间隔时间一般为8～16周(图4-2)。

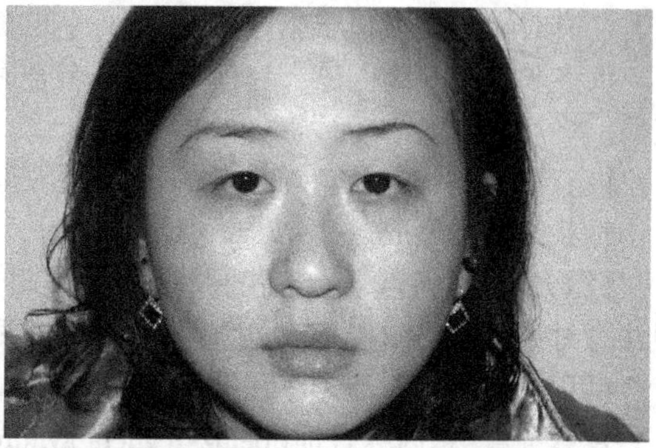

**图4-2** 雀斑治疗后(见文末彩插)

**（二）咖啡斑**(cafe-au-lait-spots)

是大小不等、边缘清晰的持久性色素沉

着斑。

【临床表现】 为淡褐色至深褐色斑或斑片，像咖啡色和牛奶混合而成的牛奶咖啡色色素，又称牛奶咖啡斑。皮损从类似与雀斑样大小至数厘米或更大，圆形、卵圆形或不规则形状；边界清楚，表面光滑。皮损可在出生时或出生后发生，并在儿童期不断增大或增多(图 4-3)。本病具遗传性，可为系统疾病的一种皮肤标志，如多发性神经纤维瘤、结节性硬化症、Albright 综合征等。有认为出现多于6个以上直径为1.5cm 以上咖啡斑时，应高度怀疑神经纤维瘤病的存在。

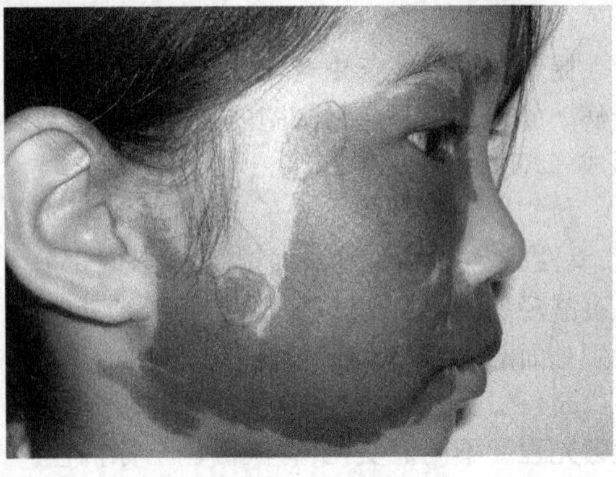
图 4-3 右面部咖啡斑治疗前(见文末彩插)

【组织病理】 角质形成细胞的黑素体增多，表皮中黑素总量增加，有散在异常大的黑素颗粒，特别见于基底层，基底层黑素细胞正常或略增多。巨大的黑素体见于患神经纤维瘤病成人的咖啡牛奶斑中，而不见于儿童患者。

【激光治疗】 Q 开关激光治疗咖啡斑一般不引起瘢痕，但疗效无法预料，部分患者可获得痊愈，但部分患者愈后很快又复发，还有部分患者即使在多次治疗尝试后仍然无明显改善。咖啡斑的激光治疗与雀斑基本相同，对黑色素有效的激光均可以治疗咖啡斑，多数需要多次治疗(图 4-4)。

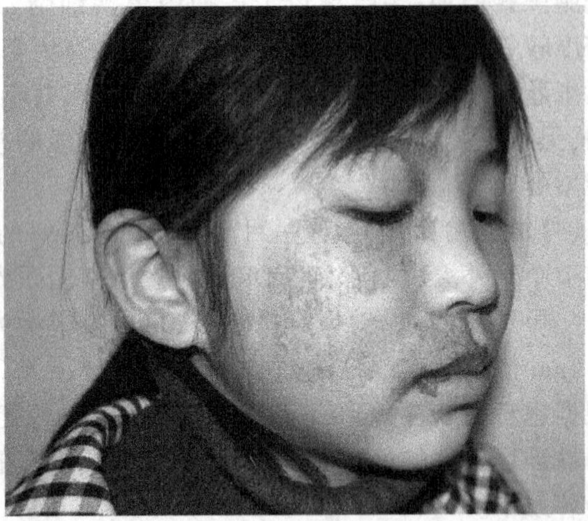
图 4-4 右面部咖啡斑二次治疗后(见文末彩插)

**(三) 雀斑样痣**(lentigo)

又称黑子，表现为皮肤上棕黑色斑点。

【临床表现】 为淡褐色至深褐色的斑疹，圆形、卵圆形或不规则形，直径小于5mm；可为先天性或于幼年发病，且数目逐渐增多；皮损平滑或略隆起，但色素的分布均匀；损害单发或多发，数目有时很多，呈簇集性或散在分布，无自觉症状；身体的任何部位均可发生；皮损可以长期存在，也可在数年内逐步消退。有时大量皮损位于躯体某一部位，呈单侧节段性分布。

大多数患者身体健康，但有少部分患者合并其他发育异常，被认为是一种神经嵴发育异常疾病。

【组织病理】 表皮突略伸长，轻度棘层肥厚，在伸长的表皮突的基层内黑素细胞增生，偶见小片状细胞巢形成。

【激光治疗】 基于美容需要，可采用 Q 开关激光治疗。通常需要较大的能量密度治疗，但注意过大能量易致瘢痕或色素减退，多数需要多次治疗

**(四) 色素沉着-息肉综合征**

色素沉着-息肉综合征(peutz-jeghers syndrome)，又称口周雀斑样痣病。国内常称色素沉着-胃肠息肉综合征。病因不清，可能系常染色体遗传，常有家族史。两性均可累及，出生时或

出生后不久即可发病。在口周、唇部和口腔黏膜见数毫米大小圆形或椭圆形褐、黑素斑点。在手足部位也可见到色素斑。但色素多少和大小与胃肠道病损无关。

胃肠道息肉病变一般在 10 ~ 30 岁时出现，可发生于胃肠道的任何部位，但以小肠为多。

组织病理示表皮基底细胞内黑素增加，真皮浅层有噬色素细胞。

激光治疗同雀斑，一般经过 1 ~ 2 次治疗即可获得满意疗效。

## 二 表皮下色素增加性皮肤病的激光治疗

### (一) 太田痣(nevus of Ota)

由日本太田正雄于 1938 年首先报道并命名，又称眼上腭部褐青色痣(nevus fuscocaeruleus ophthalmomaxillaris)、眼真皮黑素细胞增多病(oculoderma melanocytosis)、眼皮肤黑病变、眼黏膜与皮肤的黑素细胞增多症。是波及巩膜及三叉神经支配的面部皮肤的青褐色斑状损害。

【临床表现】 太田痣好发于有色人种，2/3 的患者在出生时即存在，部分患者在青春期出现并逐渐变深、扩大；皮损为淡青色、灰蓝色、褐青色至蓝黑色的斑片或密集斑点；皮损时间长者可出现肥厚，其上可出现米粒至绿豆大小之结节；本病最常受累的部位为眶周、前额、颧部、颞部和鼻翼侧；常单侧分布，也见双侧受累者；可伴同侧巩膜蓝染；严重者结膜、角膜、虹膜、眼底、视神经乳头、眼球后脂肪组织等，甚至眶周骨膜也可累及；终生不消退，无自觉症状(图 4-5)。

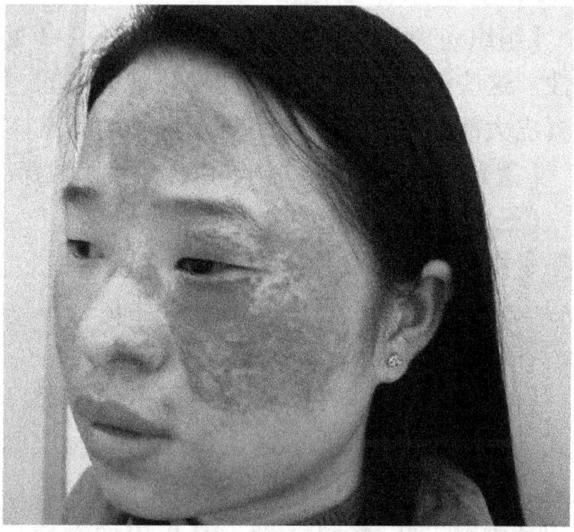

**图 4-5** 左面部太田痣治疗前(见文末彩插)

另外，与太田痣皮损和发病类似的一种疾病，叫伊藤痣，其皮损分布于后锁骨上神经及臂外侧神经支配的肩与上臂，又称肩峰三角肌蓝褐痣。

【组织病理】 真皮网状层上部的胶原纤维束之间聚集大量菱形、树枝状和星状黑素细胞。多巴染色黑素细胞呈现不同反应：阳性、弱阳性和阴性。电镜见黑素细胞内含有多期黑素体，细胞外有鞘包围。

【激光治疗】 现代激光备受关注，其主要原因与成功治疗太田痣密切相关。新型激光选择激光波长为黑素颗粒的吸收高峰，采用调 Q 开关技术获得极大的瞬间能量，作用于黑素细胞中的黑素小体，黑素小体在吸收大量能量后发生爆破，导致黑素细胞破碎坏死，随后被周围的细胞吞噬，顺淋巴回流，经过肾脏等排出体外。因为作用的激光波长特异，仅能被黑素细胞中的黑素小体吸收，周围正常组织缺乏黑素小体，或很少，在极短的脉宽激光作用下几乎对正常组织无损伤。

目前常用的激光器主要有：波长 755nm 的翠绿宝石激光、1064nm 的 Nd：YAG 激光、694nm 的红宝石激光等。这类激光均采用调 Q 技术，脉宽在 100ns 以内。能量密度根据各个激光器不同有所区别，一般要求在治疗即刻，皮损部位呈现灰白色为宜，以后逐渐呈暗红色瘀斑。

1064nm 激光治疗后皮损局部可有出血点，约1 周左右皮损结痂脱落。

治疗后注意保护局部皮损区，防止搔抓，以免继发感染和瘢痕。个别患者会出现色素减退或色素加深。

太田痣和伊藤痣一般需要治疗 3 ~8 次不等，治疗间隔为 3 ~6 个月（图 4-6）。

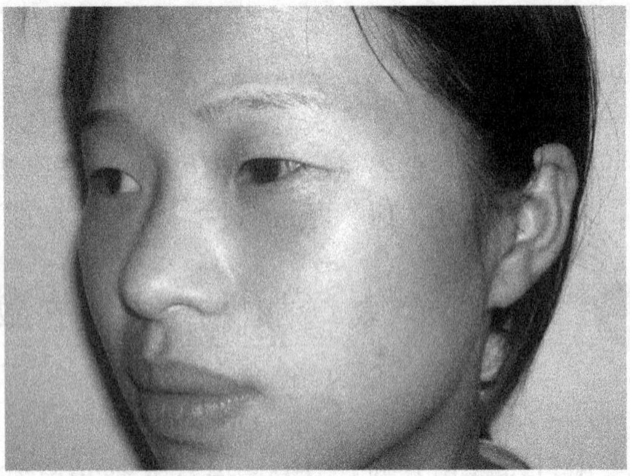

图 4-6　左面部太田痣治疗 7 次后（见文末彩插）

**（二）蒙古斑**（Mongolian spot）

又称儿斑，是发生于婴儿腰骶部的蓝灰色斑，出生后即存在，几年后可以自然消退。

【临床表现】　常见于东方人；皮损呈灰青色或蓝色，是因为色素颗粒位于真皮较深处；皮损形态各异，色素一致，边缘不规则；皮损大小不一，小者数毫米，大者十多厘米，甚至更大；多在学龄期前后消退。

【组织病理】　表皮正常。真皮中下 2/3 处见棘状圆形黑素细胞伴树枝状外形，多巴染色阳性。这些细胞广泛散布于真皮纤维束之间，其排列大致与皮面平行。无噬黑素细胞。电镜见真皮大部分黑素细胞含完全黑素化的黑素体，少数黑素细胞含前黑素体。

【激光治疗】　激光治疗同太田痣，多数患儿可以自行消退，因此通常无须治疗。

**（三）文身**

是由外源性的物质，通常是由文刺艺术、美容或外伤等，置入到皮肤中所产生的皮肤上的各种图案。

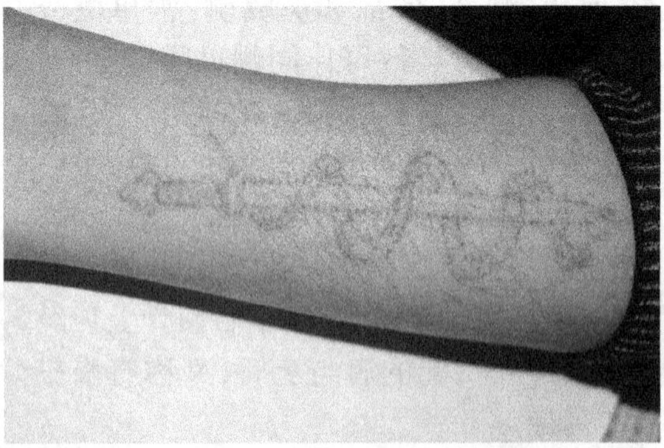

图 4-7　文身治疗前（见文末彩插）

【临床表现】　文身最早见于古代宗教仪式，其方法是用各种不溶性色素（如卡红、靛蓝、铬蓝和汞等）在皮肤上画出格式图案，再用针刺破皮肤，将色素带入真皮内而形成各式花纹（图 4-7）。在当代文身更常见，估计美国人口中近 16% 的人群有不同程度的文身。

【组织病理】　组织病理学检查示真皮内可见噬色素巨细胞。一些文刺密度较大，或者一些美容性文身具有各种颜料，或者文刺颜料中含有物质，如铬、汞、钴和铜等金属。多数文身的颜料是由印度墨组成的，但一些职业性文身或美容性文身则成分复杂。

【激光治疗】　文身应慎重，以往对错误文身或后悔的文身治疗相当困难。现代激光对部分黑素文身有良好的疗效，但对部分职业文身的治疗还非常困难。

文身的激光治疗首先是要查明文刺的颜料。若色素沉着部位较浅时，可用皮肤擦破疗法或超脉冲 $CO_2$激光治疗；Q 开关红宝石激光（694nm）和 Q 开关翠绿宝石激光（755nm）是一种对治疗黑色、蓝黑色和绿色文身均有效的激光，但对红色或黄色文身无效；Q 开关 Nd：YAG（1064nm 和 532nm）激光对绿色文身没有作用，对红色文身可选用 532nm 波长激光治疗。治疗后一般不会发生水疱、色素减退及皮肤质地的改变等（图 4-8）。

一些以美容为目的的文身(如红色、白色或浅红色),治疗后可能会转变为棕色、黑色或灰色,这些转换来的颜色可能会更难清除。有些职业性文身或美容性文身在治疗后可能会出现瘙痒性皮疹,因为激光治疗后可能会出现过敏反应。

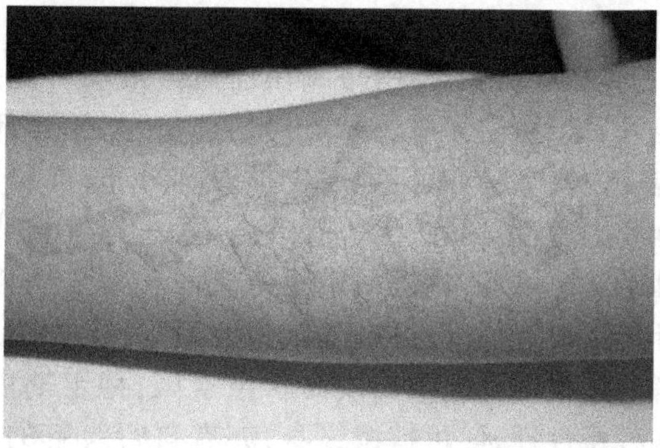

图4-8　文身一次治疗后(见文末彩插)

**(四) 黄褐斑**(melasma)

是一常见的获得性、对称性斑片状色素沉着病,大多累及面部、颈部等曝光部位,以女性多见。

【临床表现】　常见于生育期妇女,特别是妊娠期第2~5个月,有时也可见于绝经期妇女或男性。皮损可对称分布于面部的突出部位,以颧部、前额和两颊最明显,鼻及颧部皮损常融合呈蝶状。表现为淡褐色至淡黑色、大小不等、形状不规则的斑疹或斑片,表面光滑,有融合倾向,边缘清楚或弥漫,局部无炎症及鳞屑;色素随季节、日晒、内分泌变化等因素可稍有变化;有的患者乳晕、外生殖器、腋窝及腹股沟处皮肤色素也增加。无主观症状。

【组织病理】　皮损处表皮结构正常。表皮型的黑素主要沉积在基底层及其上方,偶尔延及角质层;真皮型真皮中上部血管周围有噬黑素细胞存在,真皮吞噬细胞中色素增加,亦可见游离的黑素颗粒;Fontana-Masson染色证实角质形成细胞及一些黑素细胞中黑素小体增加。电镜检查表皮型和真皮型黄褐斑在结构水平上无实质性差别,显示黑素细胞数量正常但黑素细胞活性增加,黑素细胞树突明显增大,黑素形成活跃,棘层细胞含大量的单个非聚集黑素颗粒。

【激光治疗】　寻找病因,对症处理。对光照影响明显者外出时可外用遮光剂,如5%二氧化肽霜。

本病色素细胞功能紊乱,任何创伤性治疗均有可能使色素异常加重。目前有尝试应用Q开关激光进行大光斑低能量密度进行治疗,以及应用点阵激光进行治疗,部分患者有一定的效果,也有部分患者治疗后继发色素沉着及色素减退,因此疗效和安全性仍有待进一步验证。

## 三　色素脱失性皮肤病的激光治疗

白癜风(vitiligo)是一种常见的色素脱失性皮肤黏膜疾病,表现为局限性或泛发性色素完全脱失。本病发病率为0.5%~1%,有色人种的发病率高于白色人种;男女发病无显著差异;任何年龄皆可发生,有报道最早生后1天即发病,约50%患者在20岁以前发病。

【病因与发病机制】　白癜风的发病机制尚不明确,一般认为是具有遗传素质的个体在多种内外影响因子刺激下发生免疫功能、神经精神、内分泌及代谢功能等各方面的紊乱,导致体内色素相关酶系统抑制,使黑素生成障碍或直接破坏黑素细胞,最终使皮肤色素脱失。许多研究结果显示表皮黑素单位的氧化还原状态受损是导致非节段性白癜风免疫反应的原发性缺陷,而节段性白癜风可能是由于镶嵌式发育素质导致黑素细胞脱失引起。

【临床表现】 白癜风在任何年龄均可发病,多见于青壮年。任何部位皮肤均可发生,但好发于易受光照及摩擦损伤部位,如颜面部、颈部、躯干部和四肢等,口唇、阴唇、龟头及包皮内侧黏膜亦可累及;皮损对称分布,亦可沿神经呈节段性分布。皮损为局限性色素完全脱失斑,乳白色,大小及形态不一,指甲至钱币大小,可呈圆形、椭圆形或不规则形,白斑处毛发也可变白;进展期脱色斑向正常皮肤移行,发展较快,并有同形反应,即压力、摩擦、外伤后可形成继发白癜风;少数病例白斑相互融合成大片,泛发全身如地图状;另有少数患者的皮损毛孔周围出现岛状色素区;稳定期白斑停止发展,境界清楚,边缘有色素沉着环。病程慢性迁延,可持续终身,亦有自行缓解的病例;其病程一般可分为进展期、静止期和退行期。

根据皮损范围和分布可将本病分为三型:局限型、泛发型和全身型。

【组织病理】 基底层黑素细胞减少或消失,表皮黑素颗粒缺乏,多巴染色阴性;真皮浅层可见不同程度的单一核细胞浸润,而白斑边缘部表皮基底层及基底层上角质形成细胞内可出现空泡变性及基底层灶状液化变性,界面消失,真皮乳头可出现水肿和小水疱,真皮浅层单一核细胞浸润;白斑边缘部朗格汉斯细胞密度增高,并有胞突减少或消失等形态学改变。

【激光治疗】 由于病因不明,目前的治疗均为对症治疗。主要采用各种方法控制病情进展使之稳定,然后使皮损区色素恢复,达到形态和功能上的修复。传统方法有饮食疗法、心理治疗、局部糖皮质激素、PUVA 疗法、中草药、外科表皮移植或伪装、脱色等,目前较新的治疗方法有窄谱中波紫外线疗法,局部糖皮质激素霜与 UVA 联合治疗、自体黑素细胞移植等方法。

308nm 准分子激光:是近年来治疗白癜风的一种新型激光。治疗机制大多数的研究结论来自于窄谱中波紫外线(NBUVB)的研究结论,认为 NBUVB 对机体具有明确的免疫抑制作用,还可以通过刺激毛囊外毛根鞘残余的黑素细胞来刺激色素产生。

治疗方法一般采用最小红斑量的光剂量进行照射,每周 2 ~ 3 次,每次根据患者局部反应情况逐步增加剂量。多数人认为最佳的光剂量是激光治疗后皮损发生中等程度的红斑,并持续 2 ~ 3 天,应当避免产生严重红斑和水疱的发生。皮损色素恢复程度随治疗次数的增加而增加,但当超过一定治疗次数后,色素恢复可能存在平台期。

氦氖激光:波长为 632.8nm 的低能量氦氖激光对节段型白癜风有效,其机制是低能量的激光刺激可以诱导黑素细胞的增殖和迁移,促使角质形成细胞释放碱性成纤维细胞和神经细胞生长因子,通过修复局部损伤的神经,改善皮肤的微循环,达到治疗目的。

## 第四节 血管性疾病的激光治疗

皮肤血管性疾病主要分为先天性和获得性两大类。获得性血管性疾病主要有:毛细血管扩张症、蜘蛛痣、樱桃样血管瘤、化脓性肉芽肿、静脉湖、腿部静脉异常等,组织学上表现为不同程度的血管扩张。先天性血管疾病主要分两大类:血管瘤和血管畸形,前者为血管内皮细胞增生,后者表现为正常的内皮细胞更替,但管壁扩张。皮肤血管性疾病的发病率尚不明确,目前还没有大样本的流行病学研究结论。

研究表明出生时血管瘤发病率为 1.1% ~2.6%,1 岁内发病率可以高达 10% ~12%,所有人种均可发病。但非洲和亚洲人种发病相对低。女婴发病多于男婴,男:女 =1:3 ~5,原因不清楚,可能与雌激素受体表达水平有关。早产儿和低体重儿发病率较高。血管瘤以散发病例为主,曾有家系报道表现为常染色体显性遗传的特点。国内有学者在20世纪80年代对我国八省市85 170名0~14岁儿童做了出生缺陷的流行病学调查,在出生缺陷28种疾病中构成比占1%及以上的有20种,皮肤血管瘤占14.4%,居首位。一项对新生儿的调查发现,在出生年龄为48小时的新生儿中,血管性“胎记”发生率为23%。有研究认为鲜红斑痣在新生儿中的发病率高达0.3%~0.5%,而毛细血管瘤的发病率在所有出生缺陷中占到1/3以上。获得性的毛细血管扩张症、蜘蛛痣、樱桃样血管瘤和化脓性肉芽肿等在人群中的发病也比较常见。

皮肤血管性疾病的治疗,在过去的20年间发生了巨大的变化,尤其是随着激光技术的发展,人们越来越重视这些过去并不重视的疾病的治疗。皮肤血管性疾病已经成为皮肤激光治疗的主要适应证之一,也是现代激光被广泛应用和推崇的一个主要原因,因为现代激光在治疗上述疾病中,不仅疗效好,安全,而且美容效果好,克服了传统治疗手段和普通激光治疗的许多缺陷。1963年,Leon Goldman医师根据选择性光热作用理论,首次采用连续波长氩激光治疗鲜红斑痣和血管瘤受到当时业界的广泛关注,后来因为易发生瘢痕和永久性色素改变的副作用,这种治疗手段逐渐被淘汰。20世纪80年代出现的脉冲染料激光(PDL),是血管性疾病治疗的又一个里程碑,不仅提高了疗效,而且显著降低了不良反应的发生率,至今它仍是治疗鲜红斑痣的最佳方法。

现代激光治疗血管性疾病的机制在于激光可被血液中的氧合血红蛋白选择性吸收,血红蛋白在瞬间吸收大量能量后产生热凝固,形成微血栓,并破坏血管壁的完整性。根据选择性光热作用理论,激光治疗血管性病变的最佳波长为靠近542nm及577nm的波长;最佳脉宽为几毫秒至几十毫秒;能量选择恰当可在获得最大疗效同时,确保获得完美的美容效果(图4-9)。

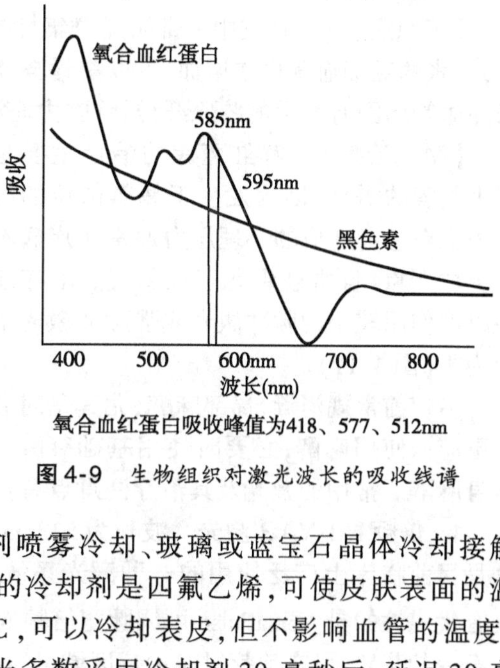

图4-9 生物组织对激光波长的吸收线谱

激光治疗血管性病变时,实时的表皮冷却也是获得良好美容效果非常关键的步骤,使用冷却剂不仅可以安全地提高能量密度,而不增加瘢痕和色素改变等不良反应发生率,同时还减轻治疗的疼痛感。表皮冷却的方式有:冷凝剂喷雾冷却、玻璃或蓝宝石晶体冷却接触式冷却和空气冷却。冷凝剂喷雾冷却方式采用的冷却剂是四氟乙烯,可使皮肤表面的温度降低至 -30℃,但基底层的温度不会低于0℃,可以冷却表皮,但不影响血管的温度。为避免冷却剂对激光能量的衰减作用,现代激光多数采用冷却剂30毫秒后,延迟30毫秒发射激光。接触式冷却一般用于脉宽较长的激光,缺点是使血管受压变形,血管内的氧合血红蛋白减少,使靶基减少。空气冷却也能获得良好的效果,可以减少红斑和紫癜的发生。

本节主要讲述鲜红斑痣、草莓状血管瘤和其他血管疾病的激光治疗。

## 一 鲜红斑痣的激光治疗

鲜红斑痣(nevus flammeus)又称葡萄酒色斑(port wine stains)、葡萄酒样痣(port wine nevus)或毛细血管扩张痣(nevus telangiectaticus),俗称"红胎记"。本病系先天性毛细血管扩张畸形,无明显性别差异,大多数发生于幼儿期,发生率为0.3%~0.5%。

【临床表现】 常在出生时或出生后不久出现,损害初起为大小不一的一个或数个淡红色、暗红色或紫红色斑片,压之部分褪色或完全褪色,呈不规则形,边界清楚,表面平滑,一般不高出皮面,可见毛细血管扩张。损害可发生于体表各个部位,但以面、颈和头皮多见,大多为单侧性,偶为双侧性,有时可累及黏膜。一般随年龄增长而颜色加深,亦可高出皮面或其上发生肥厚、结节。发生于枕部、额部和鼻背部者有时可自行消退(图4-10)。

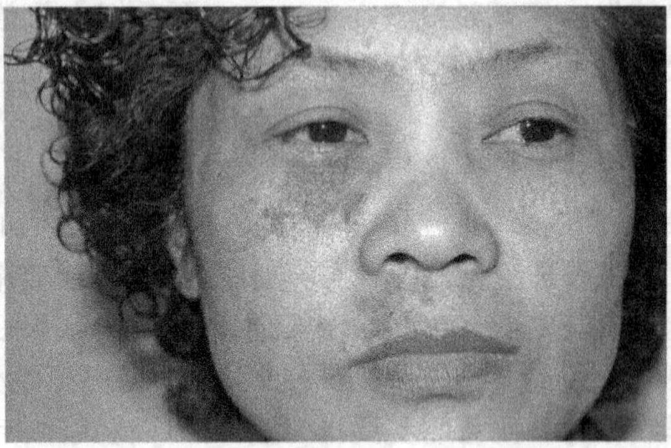

图4-10 鲜红斑痣治疗前(见文末彩插)

鲜红斑痣可伴发其他血管畸形,如可伴发软脑膜蛛网膜血管瘤,还可以伴发结膜、虹膜或脉络膜血管瘤;严重者可导致青光眼或视网膜剥离。

【组织病理】 真皮中上部可见群集性扩张的毛细血管及成熟的内皮细胞,随着病史的增长,扩张的毛细血管也在增加,可以蔓延至真皮的下层或皮下组织中,但内皮细胞不增生。扩张的血管周围有增生的胶原纤维,管腔内充满红细胞。

【激光治疗】 鲜红斑痣的治疗主要是因为美容的需要,因为发生于暴露部位的鲜红斑痣对患者造成的心理压力通常比疾病本身更加严重,且常被患儿家长忽视。治疗应该以副作用较小的脉冲激光或强脉冲激光治疗为主(图4-11)。

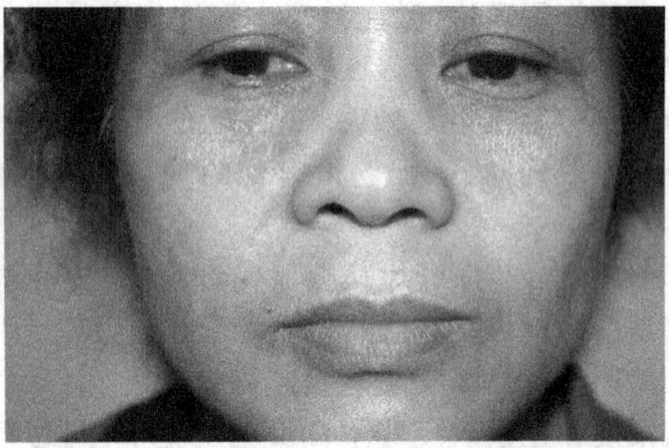

图4-11 鲜红斑痣治疗后(见文末彩插)

治疗前常规消毒,局部麻醉,尤其是对儿童更应该使用麻醉,必要时使用基础麻醉或全身麻醉。常用的激光及其治疗注意点有:

**1. 倍频Nd:YAG激光** 波长为532nm,这是目前临床上广泛使用的一种激光系统,具有代表性的是VersaPulse可调脉宽倍频Nd:YAG激光治疗系统,该激光还配备有专门的蓝宝石冷却装置,可在治疗时对治疗区域进行同步冷却,把激光对皮肤的损伤减至最小的程度,副作用显著减少。

**2. PhotoDerm强脉冲光** 强脉冲光(intense pulsed light, IPL),其治疗光谱是515~1200nm的连续光谱,利用不同波长的滤光片获得不同的波段,常用的滤光片有515、550、570、590、615、645nm等,还可配备Nd:YAG脉冲激光治疗系统。强光光源虽不是激光,但在治疗参数上与激光类似,同样也是基于选择性光热作用原理进行治疗,所以临床上强脉冲光也被认同为与激光相似的治疗技术进行大量应用和研究。选择恰当的治疗参数是取得疗效的关键，对管径较小和较浅的血管性病变，可选用较短的波长（570nm 以下）和脉宽，对于管径较大和较深的血管性病变则要用较长的波长（590nm 以上）和脉宽。

该治疗系统不良反应较少，仅见轻度红肿或出现细小水疱，无紫癜出现。

**3. 闪光灯-泵脉冲染料激光** 闪光灯-泵脉冲染料激光（flashlamp-pumped pulsed dye laser，FPDL）是最早设计的高能脉冲激光系统，是被美国 FDA 批准最早的用于治疗血管性病变的激光（1986 年）。波长 585nm，主要被血红蛋白和黑色素吸收，治疗深度达 1.2mm，脉冲宽度 450μs，这一时间短于皮损内血管的热弛豫时间，对表皮和周围组织损伤小。最早使用的波长是 577nm，其穿透深度仅达 0.5mm，研究发现当波长增至 585nm 时，穿透深度明显增大，且血红蛋白对其吸收并没有明显减少，而黑色素的吸收则显得明显减少，所以在提高疗效的同时，导致皮肤色素改变的风险变得更小。FPDL 的副作用主要有：①紫癜：几乎所有患者均可出现，但为一过性，一般 2 周内恢复；②水肿：发生于治疗后不久，严重者可出现水疱，术后即刻冰敷可减少这种副作用；③色素改变：可出现色素沉着和减退，色沉多于色减，多为一过性，数周内可恢复；④瘢痕：发生率低于 1%，随时间的推移可有所恢复。

**4. Vbeam 脉冲染料激光** 波长 595nm，脉宽设置 1.5～40 毫秒可调，并配备动态冷却装置（dynamic cooling device，DCD），该激光系统能提高疗效，术后副作用进一步减少，紫癜现象消失。

**5. 其他激光治疗系统** 目前临床上还有使用铜蒸汽和溴化铜激光（copper vapor and copper bromide lasers），波长为 511nm 和 578nm，这种激光适用于较大管径的血管性病变。还有连续波氩激光、氩泵可调染料激光以及氪激光等，这些激光因为疗效平常，副作用多而逐步被市场所淘汰。

光动力治疗是近年来逐步发展起来具有广阔应用前景的治疗鲜红斑痣新手段，详细内容见相关章节。

## 二 草莓状血管瘤的激光治疗

草莓状血管瘤（strawberry nevus，hemangioma）又称毛细血管瘤（capillary hemangioma），或单纯性血管瘤（hemangioma simplex），是一种由毛细血管和小静脉构成的良性肿瘤，发病率男性和女性之比为 1∶3。

【临床表现】 损害表现为一个或数个鲜红色、柔软而分叶状肿瘤，直径可达数厘米，表面呈颗粒状，状似草莓，边界清楚，压之不褪色。好发于面、颈和头皮，一般在出生后 3～6 周出现，初起为小的红色点状损害，以后快速增长，至 1～2 岁停止生长，以后逐步退化。70%～80% 的瘤体在患儿 5～7 岁后可自行消失。如果在 7 岁后仍未消退的肿瘤，则日后消退的可能性不大，这部分损害通常在瘤体下方合并有海绵状血管瘤（图 4-12）。

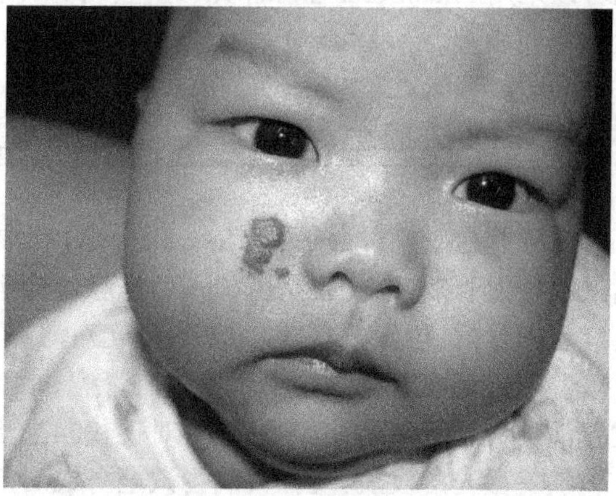

**图 4-12** 草莓状血管瘤治疗前（见文末彩插）

【组织病理】 瘤体内毛细血管增生，内皮细胞也明显增生，胞体较大，呈不规则圆形或椭圆形，胞质淡染伊红色，胞核呈不规则椭圆形。增生的内皮细胞排列多于一层，呈实性条索状或团块状，有的仅见少数很小而不清晰的管腔，以后发生纤维化。

【激光治疗】 草莓状血管瘤的治疗一直存在着争议，有研究认为该病的治疗一般针对发生于眼睑、鼻腔、口周、女婴的大阴唇等处的继发溃疡的草莓状血管瘤，以及没有迹象表明能自动消退的皮损。治疗方法多，传统的治疗方法如冷冻、局部药物注射、手术、浅层X射线、放射性核素贴敷等均可取得较好疗效，但存在易产生瘢痕和色素改变的风险以及其他并发症。激光和强脉冲光治疗草莓状血管瘤不仅疗效好，而且副作用少，因此目前主张在疾病的早期进行干预治疗，一方面可以预防逐步增大的瘤体对周围组织和器官造成的压迫损伤，另一方面可以提前诱导瘤体的吸收消退(图4-13)。

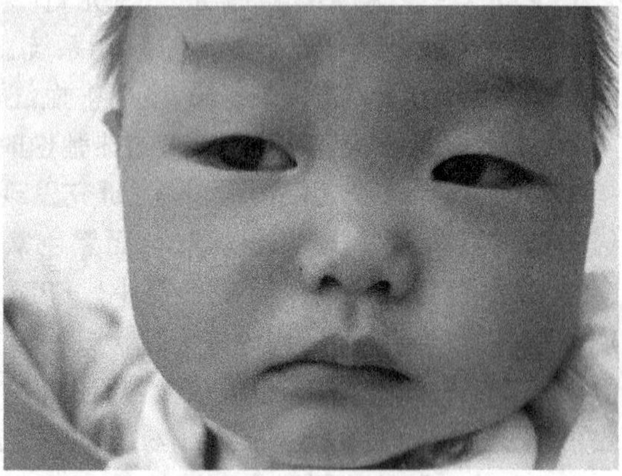

图4-13 草莓状血管瘤二次治疗后(见文末彩插)

常用的激光仪器有：

1. **长脉宽 Nd:YAG 激光** 该激光穿透深度可达2～8mm，从而有效地凝固较深部位的血管。常采用3mm光斑，30～50毫秒脉宽，150～240J/cm$^2$，以治疗后即刻出现病灶略苍白萎缩为度，一般1～3次即可取得较理想疗效，但应注意能量过高或光斑重叠有遗留瘢痕的可能。

2. **闪光灯-泵脉冲染料激光** FPDL是被广泛应用于草莓状血管瘤的治疗的一种常用激光。其治疗参数同鲜红斑痣，常见的副作用主要有：紫癜、水肿和继发感染以及溃疡等。溃疡的发生多数是因为治疗后患儿因为瘙痒和疼痛而搔抓所致。一般用2～5mm直径光斑，光斑之间有10%～20%的重叠，能量密度5～8J/cm$^2$。

3. **Vbeam 脉冲染料激光** 配备动态冷却装置的595nm脉冲染料激光也是目前常用于草莓状血管瘤治疗的激光系统，该激光系统能提高疗效，术后副作用进一步减少，紫癜现象消失。

4. **倍频 Nd:YAG 激光** 一般用2～4mm光斑，7～20毫秒脉宽，能量密度9～15J/cm$^2$。

5. **PhotoDerm 强脉冲光** 以上3种激光主要针对较表浅的血管瘤有效，对较深的血管瘤也可以采用PhotoDerm强脉冲光，选择较长的波长，如645nm、695nm以及755nm等，并适当加大脉宽和能量。

## 三 海绵状血管瘤和混合型血管瘤的激光治疗

海绵状血管瘤(cavernous hemangioma)和混合型血管瘤(mixed hemangioma)：海绵状血管瘤是一种血管畸形，主要是由扩张的静脉血管组织构成，一般管径较草莓状血管瘤大，含氧合血红蛋白量低，位置较深，因此现代激光对海绵状血管瘤的疗效有限，一般不作为常规的治疗手段。混合型血管瘤是指由草莓状血管瘤和海绵状血管瘤混合组成的(图4-14)，同样也因为位置深，管径大，氧合血红蛋白少，对现代激光治疗反应差，也不作为常规治疗手段。

随着激光的发展，现在人们尝试全身或局部应用光敏剂，配合激光治疗往往对上述两种血管瘤有很好的治疗效果(图4-15)。详见光动力治疗章节。

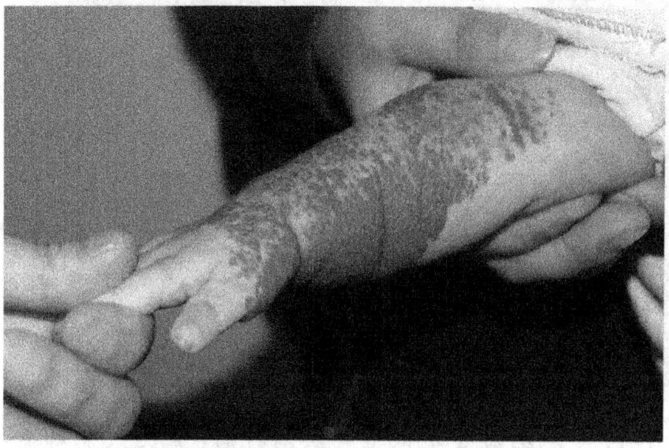

图 4-14　混合性血管瘤治疗前(见文末彩插)

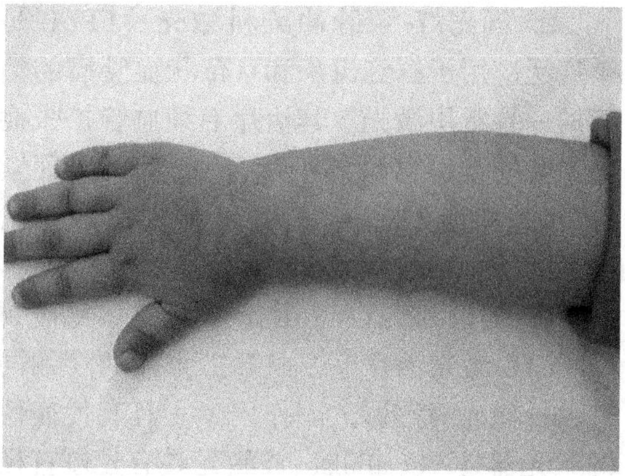

图 4-15　混合性血管瘤二次治疗后(见文末彩插)

## 四　毛细血管扩张症的激光治疗

毛细血管扩张症(telangiectasis)系指皮肤和黏膜表浅小血管持续性扩张,形成红色或紫红色斑块状、斑点状、线状或星芒状损害的一类疾病总称。

【临床表现】　该类疾病可分为原发性和继发性两大类。

**1. 原发性毛细血管扩张症**　毛细血管扩张的诱因不明,见于皮肤血管瘤、血管角皮瘤、遗传性出血性毛细血管扩张症、共济失调性毛细血管扩张症、蜘蛛痣等。

**2. 继发性毛细血管扩张症**　如继发于酒渣鼻、皮肤异色症、瘢痕疙瘩等皮肤病的毛细血管扩张;继发于全身性疾病如肝硬化、甲状腺功能亢进症等的毛细血管扩张;长期风吹日晒、电离子辐射和X线照射等的毛细血管扩张;以及药物,如长期糖皮质激素应用后的面部毛细血管扩张等。

主要在皮肤和黏膜上出现表浅小血管持续性扩张,形成红色或紫红色斑块状、斑点状、线状或星芒状的损害。依据不同的病因而有不同的表现,如蜘蛛痣仅表现为中央粟粒至米粒大小鲜红色丘疹状隆起,边缘呈蟹足状放射性细小血管扩张。而糖皮质激素诱发的毛细血管扩张则主要在面部或躯干部网状扩张的细小毛细血管(图 4-16)。

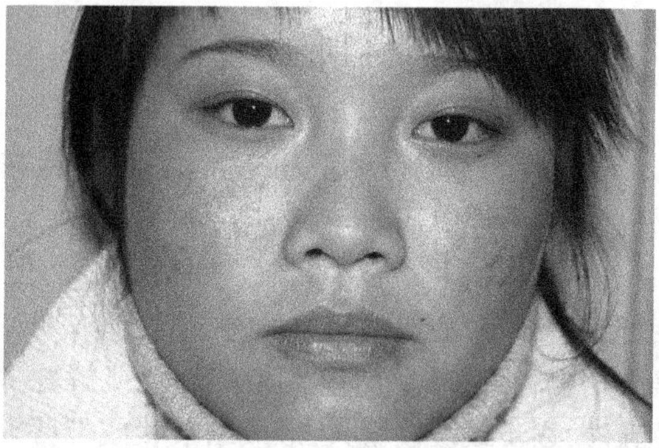

图 4-16　毛细血管扩张症治疗前(见文末彩插)

【组织病理】　真皮可见扩张的、不规则的薄壁毛细血管和静脉。另外不同疾病所致的毛细血管扩张有其不同的病理基础。

【激光治疗】　毛细血管扩张症的治疗重在治疗原发性疾病,因美容的需要可采用现代激光进行治疗,而传统的激光治疗手段尽管疗效好,但因为易产生瘢痕和色素改变等,已经逐步被现代激光所替代(图 4-17)。常用的激光有:

**1. Vbeam 激光治疗**　是波长 595nm 可调脉宽脉冲染料激光,术后一般不发生紫癜和水疱,一般经过 2 ~ 3 次的治疗即可。

**2. 闪光灯-泵脉冲染料激光** FPDL是被广泛应用于鲜红斑痣和草莓状血管瘤的治疗的一种常用激光。其治疗毛细血管扩张症的参数同鲜红斑痣的治疗，治疗后可出现紫癜、水肿和继发感染等，并可出现局部色素改变。

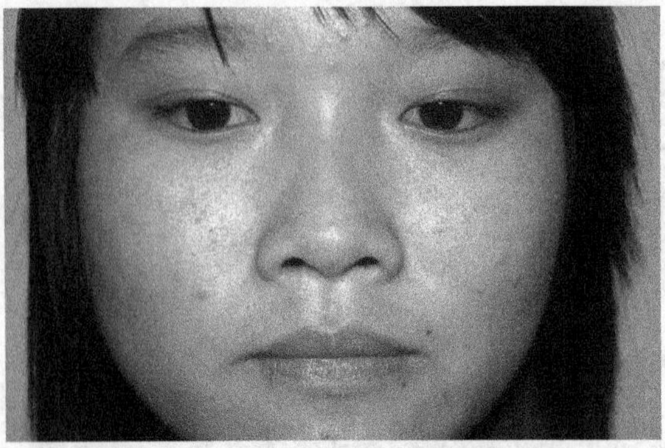

图4-17 毛细血管扩张症一次治疗后(见文末彩插)

**3. 倍频Nd:YAG激光** 可变脉宽倍频Nd:YAG激光治疗毛细血管扩张症的疗效同Vbeam激光，疗效好，副作用少。具有代表性的激光器是VersaPulse，该激光具有光斑直径大，脉冲宽度长，在下肢较大的扩张性血管的治疗中更显优势。

**4. PhotoDerm强脉冲光** PhotoDerm强脉冲光治疗毛细血管扩张症可选用的波长有：550nm、570nm和590nm等，脉宽3～5毫秒。在治疗管径较粗或下肢扩张的血管中有较大优势。

**5. Quantum强脉冲光** 也被称为光子嫩肤术，一般用波长560nm的治疗头，脉宽设置为2.8～5.2毫秒，常用2～3个脉冲，脉冲间隔15～30毫秒。经过间隔3～4周大约5次的治疗，大部分可取得显著的疗效。光子嫩肤术的突出优点是几乎无副作用，缺点是需要多次的治疗。详见相关章节。

**6. Lumenis one强脉冲光** 2004年由科医人公司研发，其核心技术为完美脉冲技术(optimal pulse technology，OPT)。OPT光发射出长城垛口样的均匀波形，终于从技术上解决了对光子衰减的控制，被称为完全可控IPL。Lumenis One更增加了7个治疗头(515nm，560nm，595nm，615nm，640nm，695nm，755nm)，实现人机对话，对每位患者拟定个性化治疗方案。从而最大限度地减少了发生副作用的风险，提高了治疗效率。

## 五 化脓性肉芽肿的激光治疗

化脓性肉芽肿(pyogenic granuloma)是由新生的血管组成的一种后天性、良性结节状血管反应性、增生性疾病。

【临床表现】 本病可发生于任何年龄，但以儿童多见；皮损常发生于暴露部位，如头皮、面部和手部等；一般认为与外伤有关，但有明确外伤史者不多；早期损害为棕红色或鲜红色丘疹，逐步或缓慢增大；形成结节状或带蒂的，表面呈疣状增生或表面光化的损害；皮损大小约1cm以内，亦可见直径达2～3cm者；一般无自觉症状，难以消退，受到轻微外伤后常可致出血不止(图4-18)。

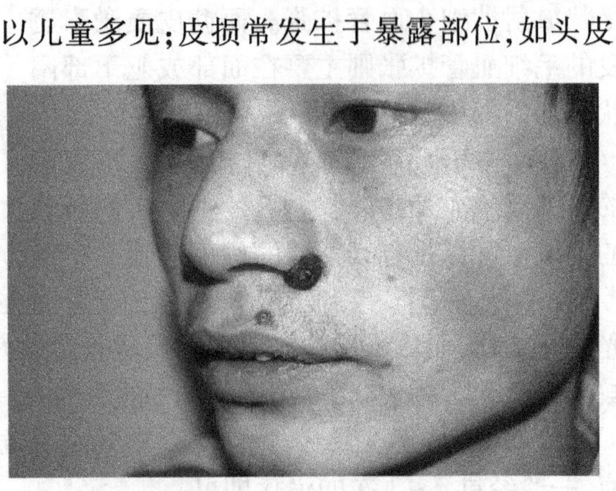

图4-18 化脓性肉芽肿治疗前(见文末彩插)

【组织病理】 瘤体局限性，与周围组织之间界限清晰，见收缩带；表皮薄，真皮内可见疏松的结缔组织间质围绕许多新生的毛细血管；内皮细胞增生，排列呈小叶状，并见成片内皮细胞。

【激光治疗】 传统治疗手段有普通 $CO_2$ 激光、冷冻、刮除、电凝、化学药品烧灼和放射治疗等，大的皮损可考虑手术切除。但这些方法存在术中出血多、不易一次清除、复发率高和在周围可出现卫星灶现象。现代激光治疗化脓性肉芽肿有显著的疗效（图 4-19），常用的激光有：

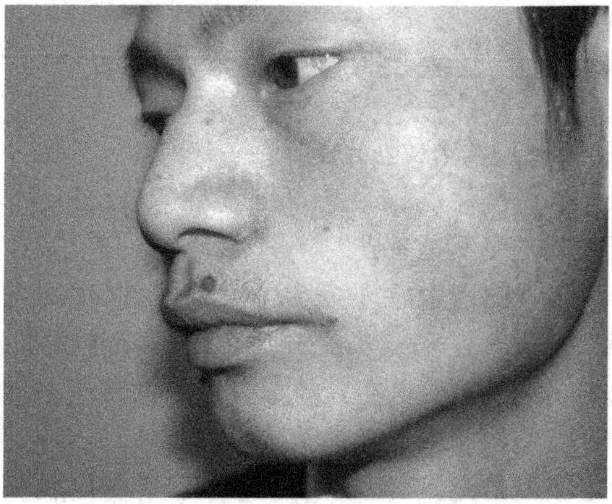

**图 4-19** 化脓性肉芽肿一次治疗后（见文末彩插）

**1. 闪光灯-泵脉冲染料激光** FPDL 治疗化脓性肉芽肿的参数同鲜红斑痣的治疗，治疗时用激光对准肿瘤进行照射，直到局部稍凹陷为止。治疗后可出现紫癜、水肿和继发感染等，并可出现局部色素改变。术后局部外用抗生素软膏。

**2. 倍频 Nd:YAG 激光** 可变脉宽倍频 Nd:YAG 激光治疗化脓性肉芽肿的疗效同 Vbeam 激光，疗效好，副作用少。具有代表性的激光器是 VersaPulse，该激光具有光斑直径大，脉冲宽度长，在化脓性肉芽肿的治疗中更显优势。

**3. PhotoDerm 强脉冲光** PhotoDerm 强脉冲光治疗化脓性肉芽肿可选用的波长有：550nm、570nm 和 590nm 等，脉宽 3～5 毫秒。在治疗浅表性或较小的化脓性肉芽肿中疗效非常明确，一般经过 2～3 次的治疗即可获得痊愈。

**4. Vbeam 激光治疗** 对较小的瘤体，可尝试波长 595nm 可调脉宽脉冲染料激光治疗，术后一般不发生紫癜和水疱，一般经过 2～3 次的治疗即可。

**5. 钬激光** 以金属元素钬为介质的 YAG 激光（holmium:YAG laser），其释放的激光波长为 2100nm，接近水的第二个吸收峰，因此能被富含水的物质吸收。化脓性肉芽肿中含大量的水分，该激光释放的能量绝大部分被瘤体吸收，而其利用选择性光热作用原理设计的脉冲式能量释放，避免了对周围组织的损伤。该激光不仅对较小的瘤体有很好的清除率，对大的瘤体也能够一次清除，且术后遗留的瘢痕和色素改变并不比上述激光多，具有很高的安全性。

**6. 超脉冲 $CO_2$ 激光** 普通 $CO_2$ 激光由于是连续波长，对组织的损伤大，且其止血效果不及 Nd:YAG 激光，在治疗较大的化脓性肉芽肿时有时容易出血。脉冲 $CO_2$ 激光由于采用脉冲输出模式，可以把对周围正常组织的热损伤降低到最小程度，同时具有确切的止血效果，所以可以治疗较大的化脓性肉芽肿。

## 第五节　强光治疗与光子嫩肤

强光在治疗血管性病变、色素性病变、痤疮、瘢痕、脱毛及光子嫩肤等方面均取得了令人瞩目的临床效果，其机制也是选择性光热作用理论的临床应用。但是强光与激光不同，一般是连续波长的光，在滤光镜的作用下，选择对疾病有治疗作用的波长光，仿照激光的作用模式进行治疗。

## 一 强光及强光治疗

### （一）强光及强光的产生

强光也称强脉冲光（intense pulsed light，简称为 IPL）或脉冲强光，属于非相干光，本质上属于普通光而不是激光。

强光的产生原理：是以一种强度很高的光源（如氙灯等），经过聚焦和初步滤光后形成一束连续波长为 400～1200nm 的强光，再在其前方放置一种特制的滤光片，将无治疗作用的光或低于某种波长的光滤掉，最后发出的光是特定波段的光，该波段的光适合于某些皮肤疾病治疗，特别是利于皮肤美容性疾病的治疗（图 4-20）。

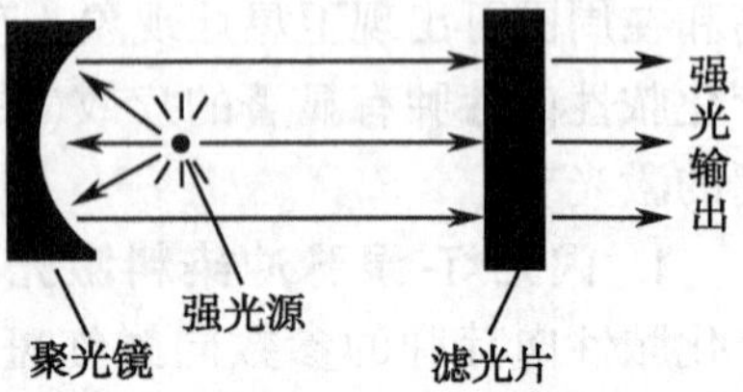

图 4-20 强光产生示意图

临床上使用的滤光片主要有 515nm、550nm、560nm、570nm、590nm、615nm、640nm、645nm、695nm、755nm 等。若用 570nm 的滤光片则输出强光的波段为 570～1200nm。通过计算机控制，强光脉宽连续可调；且每次击发可选择 1～3 个脉冲，选用脉冲方式释放能量可使靶组织持续升温，而让表皮充分散热，以保证安全。

通过聚焦及滤光片后可产生具有高能量的、波长相对集中、脉宽可调的强光，在治疗参数上与激光相类似，同样可达到选择性光热作用原理进行治疗，所以在临床上强脉冲光源被认同为与激光相似的治疗技术加以大量应用和研究。强光设备与激光设备的比较见表 4-1。

表 4-1 强光与激光的比较

| | 强脉冲光子设备 | 激光设备 |
|---|---|---|
| 单色性 | 宽光谱，可调节（400～1200nm） | 波长难以调节 |
| 方向性 | 好 | 好 |
| 能量 | 高 | 高 |
| 脉宽 | 连续可调 | 一般不可调 |
| 脉冲个数 | 每次击发可选择 1～3 个脉冲 | 单个 |
| 光斑大小 | 35mm × 8mm | 直径一般为 2～9mm |
| 故障率 | 相对低 | 相对高 |
| 治疗成本 | 相对低 | 相对高 |
| 不良反应 | 相对多 | 相对少 |

### （二）强光治疗仪

目前常用的强光治疗仪包括 PhotoDerm（全波长强光治疗仪）、Quantum HR（用于脱毛）、Quantum SR（光子嫩肤仪）等。

**1. PhotoDerm** 可以发出 515～1200nm 的连续光谱，利用不同波长的滤光片可获得不同的波段，常用的滤光片有 515nm、550nm、570nm、590nm、615nm、645nm、695nm、755nm 等，脉宽在 0.5～50ms 间可调；每次击发可选择 1～3 个脉冲。输出能量密度 3～90J/cm$^2$，光斑 8mm × 35mm 或 8mm × 15mm。Photo Derm 仪的最新型号即 Vascu Light 型还带有波长 1064nm 的 Nd：

YAG 激光治疗系统。激光输出功率最高可达 160W。该治疗仪对血管性疾病和以“红色”为主要面部问题的皮肤有较好的治疗作用。

2. Quantum HR 常用的滤光片有 615nm、645nm、755nm，输出能量密度可达 25～45J/cm$^2$，脉宽 15～100ms，光斑 8mm×34mm。内冷却温度约为 0℃。该治疗仪用于脱毛。

3. QuantumSR 常用的滤光片有 560nm、640nm，输出能量密度可达 25～45J/cm$^2$，脉宽 2～7 毫秒，光斑 8mm×34mm。内冷却温度约 0℃。用于嫩肤。

**（三）强光治疗**

强光的应用比较广泛，可用来治疗血管性疾病、色素性疾病，强光还可用来脱毛和治疗痤疮，并对瘢痕有很好的治疗效果。详见有关章节。

## 二 光子嫩肤

皮肤的老化分为生理性老化和病理性老化，前者是受遗传控制的正常自然老化过程，是难以克服的生理现象，病理性老化则主要是皮肤在受到各种内外界因素的作用下发生的老化现象。生理性的光老化是难以干预的，但病理性的老化可以通过人为干预而延缓皮肤的老化现象。皮肤的老化主要是光老化，是由光损伤所致。一般把光损伤分为：A 类：①各种色素斑，如雀斑、炎症后色素沉着斑和老年斑等的出现；②血管性病变如毛细血管扩张症、酒渣鼻和脂溢性皮炎等。B 类：包括真皮和表皮组织结构的改变，涉及胶原组织结构的变化，如皱纹、毛孔粗大和明显的弹力纤维改变等。

单个患者或许存在 A 类或 B 类中任一种病变或同时具有两种病变，或者具备多种皮肤光老化的皮损。患有严重的皮肤老化和（或）光老化的患者可能具有两种或两种以上病变。

人们一直在尝试各种各样的方法来达到嫩肤的目的，仅仅在过去的几十年里，除皱嫩肤术经历了巨大的变化。最初是采用磨削法和化学剥脱术，进而是激光磨削除皱术。尽管疗效较好，但术后炎症反应明显、红斑期较长，最主要的缺点是多数黄种人术后数月内会出现显著色素沉着，因而上述方法均难以在我国大量推广使用。

1999 年 Bitter 等应用了一种非相干性强脉冲光治疗光老化的研究，结果发现光老化的表现，如皱纹、皮肤粗糙、不规则色素沉着、粗大毛孔和毛细血管扩张等均不同程度地表现出明显的改善。随后另一些学者如 Goldbery 等也做了类似尝试，从此揭开了光子嫩肤治疗的序幕。

光子嫩肤技术是使用连续的强脉冲光（IPL）技术，进行在低能量密度下的非剥脱方式嫩肤治疗。即采用强光源对光老化的皮肤进行辐射，从而改善皮肤光老化的现象。光子嫩肤不只是改善皱纹，而且改善包括皮肤纹理、减轻皮肤皱纹、改善不规则色素沉着和毛细血管扩张在内的所有的光老化现象。应用 IPL 进行嫩肤治疗是一种非剥脱性的全新的方法，由于治疗所用的能量密度很低，因而基本无副作用，患者甚至无须停止工作，术后可立即恢复正常活动。

**（一）光子嫩肤的仪器和原理**

1. 在光子嫩肤的各类仪器中，具有代表性的仪器有 PhotoDerm 及 Quantum SR 等，可发射的谱段范围为 550～1200nm。有多种波长，通过滤光器的截止限制低波长光的输出。

**2. 光子嫩肤原理**

（1）选择性光热作用原理：输出的 IPL 中较短波长的光可被皮肤中的色素和血液中的氧合血红蛋白优先选择吸收，在不破坏正常皮肤的前提下，使血管凝固，色素团或色素细胞破坏、分解，从而达到治疗毛细血管扩张、色素斑的效果。即利用特定波长的光被皮肤组织中的靶基——黑素颗粒和(或)血红蛋白吸收,而产生治疗效应,因而可用于治疗A类光损伤。

(2)生物刺激作用:输出的IPL中较长波长的光可穿透到皮肤较深层组织产生光热作用和光化学作用,使皮肤的胶原纤维和弹力纤维重新排列和再生,恢复弹性,从而达到消除或减轻皱纹、缩小毛孔的治疗效果。即较长波长的光作用靶基是皮肤深层的胶原纤维和弹力纤维,因而可以实现对B类光损伤的嫩肤治疗过程。

可以认为IPL既对皮肤浅层的黑素颗粒、血红蛋白发挥治疗效应,也对皮肤深层组织中弹性纤维和胶原纤维发挥治疗效应,因而具有嫩肤效应。

### (二)光子嫩肤适应证

光子嫩肤可治疗包括光损伤、光老化在内的多种皮肤疾患。

**1. A类光子嫩肤** ①血管性病变:毛细血管扩张症、酒渣鼻(红斑期)、皮肤异色症以及激光磨削术后或其他换肤术后的红斑;②色素性病变:雀斑、咖啡斑、黄褐斑、色素沉着斑和增生不明显外观扁平的脂溢性角化病。

**2. B类光子嫩肤** 涉及胶原组织结构变化的疾病,如光损伤、光老化引起的皱纹和皮肤松弛、弹性纤维变性、毛孔粗大,以及因痤疮、水痘等引起的较浅的凹陷性瘢痕等。

### (三)光子嫩肤禁忌证

1. 近期接受过阳光曝晒及将要接受阳光曝晒的人群。
2. 光敏性皮肤及正使用光敏性药物的人群。
3. 近期口服异维A酸者。
4. 妊娠期妇女。
5. 糖尿病患者。
6. 具有瘢痕疙瘩史者。
7. 怀疑有皮肤癌的患者。
8. 存有不现实期望者。

### (四)光子嫩肤操作方法

**1. 术前准备** 必需品准备:专用冷却胶、纸巾、头巾、压舌板、护眼罩(可用湿纱布代替)、冷敷袋、EMLA或其他表面麻醉品。

术前常规照相,填写手术同意书。对于较黑的皮肤、日光曝晒的皮肤或黄褐斑皮肤,治疗前外用漂白霜(氢醌霜、Retina-A等)2~6周。

**2. 操作方法**

(1)治疗部位,通常都应进行不包括上眼睑在内的全面部治疗(少数男性患者为了避免可能出现的毛发减少现象而不愿意治疗胡须部),项部、胸部和手部可以包含在内。

(2)麻醉和清洁:新型产品Quantum SR因配置有0℃内置光导冷却系统可不使用麻醉药。在应用Photo Derm治疗时,疼痛较敏感的患者可使用表面麻醉药(术前1小时使用)。

治疗前去除所有的化妆品,用纸巾清洁面部,给患者戴上头巾和护眼罩(可用湿纱布代替)。

(3)治疗参数选择:较短的波长及短的脉宽、短的脉冲间隔对表皮层及浅表真皮层内的黑色素及更表浅的小血管的热效应相对强一些;较长的波长及长的脉宽对于皮肤纹理结构、细小皱纹、粗大的毛孔改善更有效。①波长:A类光子嫩肤可选择560nm(Quantum)的滤光片,或550nm、570nm的滤光片(Photo Derm);B类光子嫩肤则可选择640nm的滤光片(Quantum),或645nm、695nm、755nm的滤光片(Photo Derm),并可联合应用Photo Derm(Vascu Light)中的1064nm的Nd:YAG激光进行低能量密度的治疗,也可联合应用Cool Touch及Smooth Beam等进行治疗。②脉宽：脉宽越长，单层皮肤分布的热量就越少，热量渗透越深。调整原则：皮肤越厚，病变分布越深，脉宽调长；采用3次脉冲时，最后的脉冲脉宽最长；延长脉宽时，可适当提高能量。③脉冲间隔：脉冲间隔越长，皮肤冷却越彻底，但病变部位的温度也会降低。调整原则：皮肤越黑，脉冲间隔调长；采用3次脉冲时，第2个脉冲间隔略长于第1个。④能量密度：治疗一般从低能量开始。调整原则：皮肤越黑、越敏感，能量密度调小；皮肤反应越重，能量密度调小；由3次脉冲切换到2次脉冲治疗时，能量降低20%。

(4)操作步骤：将无色的专用冷却胶直接涂在皮肤上，也可涂在治疗头上(滤光晶体表面)。将滤光晶体离开皮肤表面1～2mm(对于敏感部分应抬高约至3mm，例如下眼睑、唇周等)，对于滤光晶体与皮肤的间距要特别注意。治疗自耳旁区域开始并均匀向周围扩展，依次照射面部皮肤。注意改变滤光晶体的方向，随时使其表面始终与皮肤表面平行，从而使效果均匀。

在耳旁区域3～4个邻近测试光斑的照射后立即进行皮肤即刻反应的观察。能量密度合适时，患者可能会有微热感觉，但持续时间不会超过30秒，照射后即刻至1、2分钟内皮肤会出现轻微发红，色素斑处可出现轻微的变黑。周期性地擦去冷却胶并对已治疗部位进行仔细检查，观察皮肤的反应，并与未进行治疗的区域进行比较。

能量调整：①当治疗部位皮肤无明显反应时需要调整能量密度，但每次增加能量密度不超过1～2J/cm$^2$；②如果出现皮肤重度发红，应适量减少能量密度；③对肤色较黑的患者，可能会出现延迟的皮肤反应，不能因为即刻反应不明显而贸然增加能量；④对于病变严重部位可进行2次扫描，而对于皮肤即刻反应较重的部位禁止使用2次扫描；⑤对于颈部或胸部，应采用较低的能量密度，调整能量时的增量更小，每次治疗只进行1次扫描；⑥对于皮下组织较少的部位，如额部，则在抬高治疗头的同时，还应将能量降低10%；⑦在每一次治疗时，要根据每一位患者前一次治疗结果来改变每一个人特有的参数，在以后的治疗中能量密度每次提高1～2J/cm$^2$。

治疗下眼睑时，应仔细保护眼睛。治疗眼周和眉毛周围时，可用压舌板遮挡以保护眉毛和睫毛。皮肤纹理改变明显处实施照射时可轻轻地伸展皮肤。

(5)治疗间隔和次数：治疗每3周进行1次，获得理想的疗效所需治疗的次数为平均3～6次。对于特殊皮肤在两次治疗间实施皮肤护理，黄褐斑的患者治疗期间可使用氢醌霜。

### (五) 术后反应和护理

**1. 术后反应** 术后可能出现：轻微的热灼感，可能持续0.5～2小时；轻微的发红，可能持续4～12小时；雀斑患者在治疗后的一周内可能有暂时性的轻微变深现象，一般1周内可逐渐脱落。

**2. 术后护理** 术后治疗部位用冷敷袋冷却至少15～30分钟，直到热敏感减退。术后几天内应当避免使用热水清洗，而应使用冷水清洁皮肤，注意清洁防护。

### (六) 副作用

如治疗参数设置合理，操作细致准确，术后应当无副作用发生。但能量设置过高及操作不当可出现下列副作用：

**1. 暂时性的紫癜、水疱** 原因是能量过高或治疗头与皮肤的间距过近所致，可以采用温和的糖皮质激素药膏或贝复济等外用，水疱破溃渗出时可用呋喃西林氧化锌油外用。

**2. 显著的水肿** 提示患者可能使用了光敏性的药物或草药。可用糖皮质激素口服及外用处理。

**3. 出现色素减退或色素脱失** 可能出现在肤色较黑或受日光曝晒的人中。对于此类患者治疗前使用漂白霜(氢醌霜、Retina-A)2～6周，参数设置应适当加大脉宽，加大脉冲间隔，减低能量密度,重在预防。

**(七)疗效**

采用强光来完成光老化的许多方面的改善,是美容的一种全新的理念。目前光子嫩肤已被广大学者普遍认可,越来越多的患者接受了该种治疗,取得了较满意的效果(图4-21,22)。光子嫩肤的最大优点是一次治疗可同时改善多种皮肤问题,且术后副作用极小,基本不影响患者的工作和生活,因此非常适合现代人快节奏的生活方式。治疗的同时也可以与BOTOX注射疗法相结合来消除动态的皱纹;也可配合使用一些皮肤保养产品等,可使疗效更满意。与Cool Touch和Smooth Beam非剥脱激光除皱嫩肤相比,使用强脉冲光进行光嫩肤,表皮及真皮均有较大的改善,而非剥脱激光除皱嫩肤虽对皱纹有一定疗效,但是对色素斑和毛细血管扩张等无效。

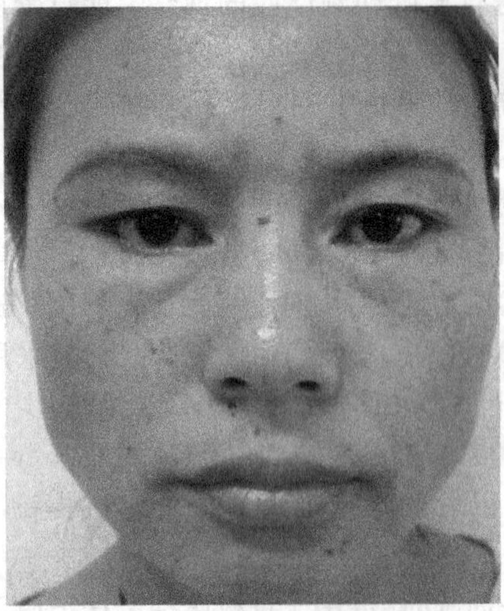

图4-21 光子嫩肤治疗前(见文末彩插)

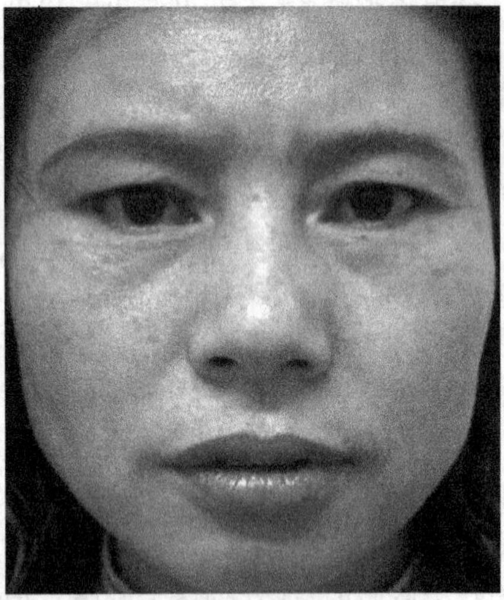

图4-22 光子嫩肤一次治疗后(见文末彩插)

## 第六节 激光脱毛术

多余的毛发是困扰人的一个普遍性的美容问题,长期以来人们一直致力于各种脱毛方法,但传统的治疗手段不仅脱毛效率低,而且还会产生多种不良后果而逐渐遭淘汰。现代激光基于选择性光热作用原理,设计出专门用于脱毛的激光治疗仪,不仅脱毛效率高,而且美容效果好,无明显的副作用。

### 一 毛的生理学基础

除手掌、足跖、指(趾)侧面及末节的背面、足踝以下足的侧面、口唇、乳头、脐部、龟头、包皮内板、阴蒂、小阴唇及大阴唇无毛外,人体大部分的表面均覆盖毛发。根据毛发的生长及质地把毛分为:胎毛(lanugo hair)、毳毛(vellus hair)和终毛(terminal hair)。

毛发(hair)由角化的角质形成细胞构成,分为毛干、毛根两个部分,毛根末端膨大部分称为毛球(hair bulb),毛球下端的凹陷部分称为毛乳头(hair papilla)。毛球下端靠近毛乳头区域称为毛基质(matrix),是毛发及毛囊生长区,并有黑素细胞,特别是处于生长期毛发的毛囊中含有大量的黑素细胞。

毛发的生长周期:毛发的生长呈一定的周期性,主要与毛囊本身生长的周期性有关。毛发生长周期分为3个阶段:生长期(anagen)、退行期(catagen)和静止期(telogen)。一般来说毛发的生长期约3年,退行期约3周,休止期约3个月。不同部分的毛发有各自的生长周期,呈不同步生长。

毛发的生长受内分泌的调节,有甲状腺素、雌激素和雄激素,特别是雄激素在毛发的生长过程中发挥重要作用。

## 二 毛发增多症和多毛症

毛发过多主要有毛发增多症(hypertrichosis)和多毛症(hirsutism)。毛发增多症是非雄激素依赖部位出现毛发过多,可以是先天性的或后天性的,泛发的或局限性的。但在正常情况下,种族不同毛发可有差异,不仅颜色不同,数目也不同。多毛症是指只发生在雄激素依赖部位,纤细毳毛变为粗重的短毛。女性毛过多,有男性化表现,影响美观。

毛发增多症和多毛症造成的毛发异常生长,除了针对病因治疗原发病外,如影响美观则需要脱毛治疗。临床上还有不少生理性多毛者,如络腮胡须、胸毛、腋毛过多、比基尼区毛过多、发际过低、眉头距离过近等,单纯为了美容而进行脱毛治疗。据统计有15% ~18%的女性受多毛的困扰,越来越多的男性也为多毛感到不便和尴尬,而通过各种途径寻求医治方法。

## 三 激光脱毛术原理

**1. 毛囊的选择性光热作用** 激光脱毛的原理仍然是基于选择性光热作用理论。毛囊和毛干中有丰富的黑素,黑素分布于毛球基质的细胞之间,并且也能向毛干的结构中转移(如髓质、皮质和毛小皮)。激光能以黑素为靶目标精确而选择性地进行脱毛治疗,黑素在吸收了激光的能量后,温度急剧升高,从而导致周围毛囊组织的破坏,将毛发去除。没有毛发的地方,由于缺少毛囊,因受热少而不受损伤。

根据选择性光热作用理论,只要选择合适的波长、脉宽和能量密度,激光就能精确地破坏毛囊而不引起邻近组织的损伤。为了达到疗效,很明显毛球和其上方的隆突部(位于皮脂腺开口与立毛肌毛囊附着处之间的毛囊外根鞘,该处是毛囊干细胞所在的部位)的黑素都必须受到光照治疗。①由于毛球部位较深,决定了要使用波长较长、穿透较深的光源进行治疗。另一方面,如果波长太短,表皮的黑素会与毛囊的黑素竞争性吸收较多能量,因而易引起表皮损伤。所以,在保证光波对黑素有较好吸收的同时,脱毛激光的波长以695 ~1064nm为佳。②要取得对毛囊破坏的较高效率的一个解决方法显然是增加激光的照射时间。理论上讲,通过加长激光脉宽,接近毛囊的热弛豫时间可提高疗效,脉宽越长,表皮中的微小结构如黑素小体损伤的可能性就越小,而相对大的结构如有色毛囊,其内黑素就越易受损伤。毛囊的直径为200 ~300μm,毛囊的热弛豫时间为40 ~100毫秒。因此,理想的激光脉宽应该在几十毫秒至100毫秒。最近的研究发现对于深色皮肤的患者采用脉宽超过100毫秒的激光器,不但有更好的疗效且副作用较少。

**2. 外源性色基及光敏剂的应用** 为增强毛囊选择性破坏,可利用一种外源性的色素颗粒来充当激光吸收的靶位。其方法是在激光治疗前先用含有微小碳颗粒(1~5/μm)的黑色的碳霜对所治疗的区域进行均匀涂抹,其目的是使大量的微小颗粒沿着毛孔渗到毛干和毛囊部位,由于碳粒对激光的光吸收强于黑素,即可达到较理想的脱毛效果,从而避免了对正常皮肤可能引起的色素减退的副作用。在渗入毛孔的碳颗粒的帮助下,这种方法所需要的激光能量密度较低。通常无需麻醉,或仅使用局部麻醉软膏即可。碳颗粒吸收光能后引起毛囊受损的确切机制尚未完全明了,碳颗粒吸收光能后能使光能量向热能和动力学能量转变,于是碳颗粒快速升温,使那些覆盖有碳素颗粒的毛囊细胞发生选择性的毁坏,而由动能引起的震动冲击波(休克波),在毛囊内将碳颗粒以高速推向各个方向,引起毛囊中各种成分的机械性损伤,导致毛囊破坏或毛发生长的迟缓。应用外源性色基不足之处是有些碳颗粒并不能到达毛球,汗腺和皮脂腺沾染上碳颗粒后,也易受损伤。

其他的光敏剂如外用氨基乙酰丙酸(aminolevulinic acid,ALA)在脱毛中的作用机制研究较多,尽管ALA本身并不是光敏剂,但是它能诱导毛囊产生强效的光敏剂原叶琳Ⅸ。外用ALA时毛囊比表皮更为有效地选择性吸收ALA。为增强这一过程的吸收作用,在外用ALA前可首先进行蜡脱,有助于增加ALA的渗透;在外用ALA数小时后再清洗,使之在皮肤表面保持数小时,有利于毛囊上皮充分地吸收ALA。然后再对治疗区进行激光照射来激活光敏剂,产生单态氧,从而引起细胞膜的损伤。该技术优点是可在短时间内对大面积部位进行治疗,治疗有效而且疗效与皮肤的颜色和毛色无关,但是就目前脱毛的光动力学疗法而言仍有待进一步成熟。

## 四 毛发的生长周期和脱毛治疗的关系

毛发的生长有生长期、退行期和静止期。生长期毛母质细胞快速分裂,此期黑素最多,因此对激光极其敏感;在退行期,毛母质退化,毛乳头萎缩;静止期毛囊与毛乳头分离,毛发脱落,静止期时间因部位而异。

毛发的生长周期和脱毛治疗的关系:①因激光对退行期、静止期的毛发无明显作用,只有等这些毛发转入生长期后激光才能起作用,所以激光脱毛需要多次治疗效果才能明显。②如某部位毛发处于生长期的比例小,则治疗次数要增多,反之治疗次数可减少。③基于不同部位的毛发有不同的生长周期,每次治疗间隔也有差异。如头部毛发有相对短的静止期,故间隔时间可短至1个月;躯干和四肢毛发静止期相对长,因此治疗间隔以2个月左右为宜。④毛囊的深度也因部位而异,如深度较深,须采用较长波长的激光治疗,反之如深度较浅,可采用较短波长的激光治疗。⑤如某一部位的毛囊密度过高,则治疗时应适当减少激光能量。

## 五 激光脱毛治疗方法

**1. 术前准备** 对于肤色较黑的Ⅲ~Ⅴ型皮肤患者,术前应尽可能避免日光照射,最好用防晒霜4~6周,有色素沉着倾向者同时可加用氢醌类药物预防。另外,治疗区术前必须备皮,彻底刮除毛发,其作用有:①可以减少治疗区毛发因吸收部分激光发生焦化引起感觉不适,甚至表皮损伤;②可以减少因毛发烧焦散发的难闻气体。

麻醉：治疗时是否需要麻醉应根据激光种类、治疗部位、面积大小、是否敏感区域及患者的疼痛阈决定。麻醉一般只需采用表面麻醉如涂 5% EMLA 霜，外覆食品保鲜膜 1 小时左右即可。

**2. 适应证和禁忌证** 激光脱毛适用于所有部位深色和浅色的毛发(图 4-23)，但对白色的毛发无效。

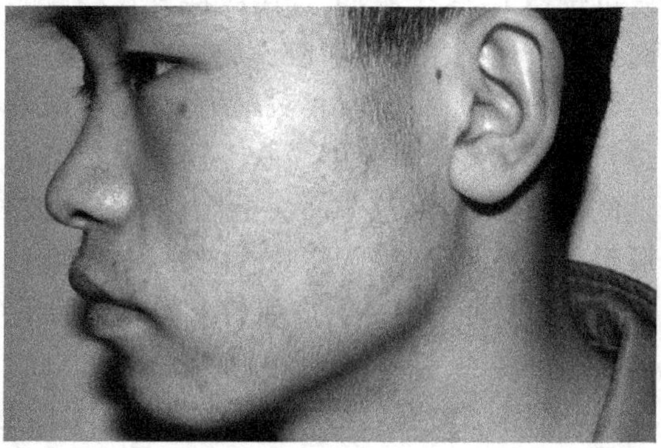

**图 4-23** 脱毛术前(见文末彩插)

相对禁忌证：①有瘢痕疙瘩病史；②在治疗区内有现症感染或有单纯疱疹感染病史；③在 6 周内，曾使用过其他方式脱毛的患者；④对氢醌类药物或其他漂白剂过敏；⑤在 6 个月内有使用 13-顺维 A 酸史。

**3. 各种激光及强光脱毛术**

(1) LightSheer 半导体激光：Light Sheer 半导体激光脱毛仪波长 800nm，光斑方形，面积为 9mm×9mm 或 12mm×12mm，脉宽有 30 毫秒、100 毫秒及自动设置 3 种，频率 1～2Hz，激光手具前端配有 Chilltip 接触式冷却系统，可使局部温度在 1 分钟内降至 4℃。LightSheer 激光参数设计合理，又有同步冷却系统，操作方便快捷，是目前临床应用最多的激光脱毛系统之一。

治疗前先将患处毛发刮除，治疗中激光手柄应紧贴皮肤，光斑重叠小于 10%，脉宽一般采用 30 毫秒或 100 毫秒，对肤色较黑的患者采用 100 毫秒。能量选择在 20～40J/$cm^2$，以治疗后患者有轻度烧灼感，治疗部位轻度发红，数分钟后部分毛囊周围出现水肿性小丘疹(0.5～1 小时消退)为度。术后局部涂抗生素软膏。根据毛发的部位，生长周期的不同，治疗次数和间隔时间也不同。经过 3～5 次，间隔 1～3 个月的治疗，所有患者都得到了永久性的毛发脱减，即使有少量再生，再生的毛发也较原先的细、短和色浅。术后约有 3%～5% 的患者局部出现色素沉着，色素沉着一般在 3～6 个月内消退。

(2) 翠绿宝石激光(alexandrite laser)：翠绿宝石激光波长为 755nm，也是目前临床上应用较多的激光脱毛仪之一。其临床效果较好，副作用也较少。国外有报道经过近 10 次的治疗，毛发平均清除率为 70%～80%，而白色、棕色、红色毛发仅为 10%，术后无色素改变，最常见的不良反应为散在的结痂和毛囊炎。

国内应用翠绿宝石长脉冲激光进行脱毛治疗的较多，一般下肢及腋窝部的一次脱毛率约为 30%，二次的脱毛率为 60%，并呈能量依赖性。所有病例均有毛发延迟生长现象，近一半的患者出现毛发变细，且发现治疗局部皮肤色素沉着的比例明显高于国外。

(3) 长脉宽掺钕钇铝石榴石激光(Nd:YAG)：治疗 Fitzpatrick Ⅱ～Ⅴ型的患者(毛色为黑、棕及红色)，脉宽一般采用 15～30 毫秒，能量 23～56J/$cm^2$。术前局部不用碳涂抹剂，每隔 1 个月治疗 1 次，每次治疗毛发减少 20%～40%，经 4～6 次治疗，毛发基本脱去，除红斑、水肿及腋部治疗时有疼痛外，未见色素改变等不良反应。Q 开关 Nd:YAG 激光脱毛疗效不佳，应用已越来越少。

(4) 红宝石激光：红宝石激光的脉宽较短，694nm 的波长对于较深的毛囊破坏作用有限，同时也容易引起表皮损伤，副作用相对多，因而近来应用红宝石激光脱毛的已较少见。

(5) 强脉冲光：强脉冲光属于普通非相干光，而不是激光(参阅本章第五节)。常用的强光仪输出强光的波段为570~1200nm,输出能量密度3~90J/cm$^2$,光斑尺寸8mm×35mm或8mm×15mm。临床上用于脱毛的滤光片主要有645nm、695nm、755nm等(如用695nm的滤光片则输出强光的波段为695~1200nm)。通过计算机控制,强光脉宽在0.5~50毫秒间可调;且每次击发可选择1~3个脉冲,选用脉冲方式释放能量可使靶组织持续升温,而让表皮充分散热,治疗时还配合使用冷却透明胶,以减少副作用。

强光的能量高、波段相对集中、脉宽可调等特点与激光极为相似,也可通过选择性光热作用进行脱毛治疗。并且强光脱毛仪的参数调整灵活,可根据肤色、毛囊大小及深浅不同而选择合适的治疗参数,在这方面甚至比只有单一波长的激光仪更有优势。新型的Quantum皇后光子脱毛仪脉宽可调范围更大,为15~100毫秒,并具有独特的内置光导冷却系统,是目前除Light Sheer以外的另一种应用最多的光学脱毛仪。术后一过性的副作用有红斑、水肿、水疱和色素沉着。

**4. 术后副作用及处理** 正常情况下术后可有轻度烧灼感,一般2~3小时即可消失,部分有局部轻微红肿,一般2~3天即可恢复。治疗区无须包扎,局部涂抗生素软膏即可。注意术后保持清洁,避免阳光照射。

激光脱毛术后副作用很少,最多见的是形成水疱、色素沉着和色素减退,瘢痕罕见。预防措施:①治疗剂量要合适,一般先从低能量开始测试,并逐渐将其增高,以治疗后患者有轻度烧灼感、治疗部位数分钟后部分毛囊周围出现水肿性小丘疹为度。避免出现皮肤快速变白、起水疱、表皮剥脱等。②治疗过程中持续使用冷却措施非常重要,并保持激光手具与皮肤接触面的清洁。③防止创面感染,必要时口服抗生素。

出现不良反应主要与皮肤中的黑素量、治疗部位、治疗所用仪器类型、能量密度、有无冷却措施等有关。此外,不良反应的发生还与季节变化和阳光照射有明显关系。对于肤色较黑的患者宜用脉宽较长的激光(如Light Sheer中的100毫秒以上的脉宽设置)进行治疗,可使副作用有所降低。

**5. 激光脱毛评价** 一般说来,较粗壮而较黑的毛发(如腋毛和男性的胡须、体毛等)激光治疗的效果好(图4-24);而对较细的(如部分女性的细唇毛)和浅色的毛发效果差,白发治疗无效,对于细而浅色的毛发如联合应用激光和强脉冲光以及采用光动力学治疗可提高疗效。

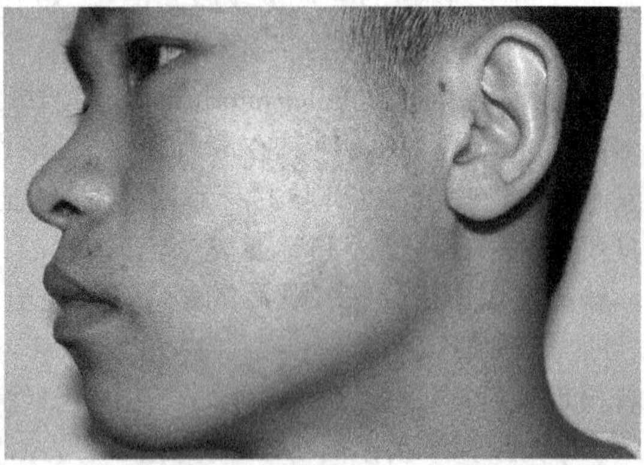

**图4-24** 脱毛术后(见文末彩插)

激光脱毛治疗基于其原理,并不能一次就将所有毛囊完全摧毁,而是一种缓慢、有限、有选择性的破坏。对于较粗较黑的毛发,激光治疗后会发生较大的损伤,导致部分毛囊细胞的变性、坏死,从而长期有效地阻止毛发再生;而对于较细、色浅的毛发,激光治疗后只能引起毛囊的部分破坏,导致毛囊变形缩小并加速其由生长期向退行期和静止期转变,结果使毛发变短、变细、颜色更浅以及毛发的生长速度明显减慢。组织病理学研究显示激光脱毛后汗腺的组织学结构并没有破坏,临床上观察患者的汗腺功能也基本不受影响(图4-13,图4-14)。

# 第七节　激光眼袋整形术

眼袋(baggy eyes,baggy blepharoptosis),也称为睑袋,是由下眼睑皮肤松弛、眶隔脂肪堆积较多所造成的下眼睑皮肤松弛下垂、臃肿的现象。常发生于中年以后,男女均可发生。激光眼袋整形术是随着激光医学的发展而产生的一种新型的手术方法,与传统的手术相比,手术效果好,并发症少、患者术后恢复快。

## 一　眼袋的成因与分型

眼袋的病因不明,主要有以下四个方面的原因:眶隔筋膜退行性变;眼轮匝肌肥厚松弛;下眼睑皮肤松弛,随年龄增长加重;引力作用。按照临床表现及手术方式选择不同,一般分为:

Ⅰ型(单纯眶脂膨出型):患者较年轻,仅表现为眶内脂肪膨出,皮肤、眼轮匝肌不松弛,眶周无明显皱纹。

Ⅱ型(皮肤眼轮匝肌松弛型):常见于中年以后,表现为皮肤松弛、有细密皱纹,眼轮匝肌松垂,有明显皱褶或眶下界呈弧形,无明显眶脂膨出。

Ⅲ型(皮肤肌层松弛合并眶脂膨出型):通常出现在40岁以后,皮肤松弛,眶周有较密集皱纹,肌层松垂,眶下界呈弧形,眶隔筋膜松弛,眶内脂肪膨出明显。膨出脂肪并非眶内脂肪增多,而是因为眶前壁支持力减弱,系眶内脂肪压力失去平衡所致。

Ⅳ型(混合型或严重型):该型除皮肤、眼轮匝肌、眶隔筋膜松弛,眶脂膨出明显外,尚存在眶周软组织筋膜松弛、外眦移位、眶骨或骨膜萎缩等各种表现,大部分眶区明显老化。

## 二　激光眼袋整形术

### (一) 术前准备

**1. 一般准备**　血常规、出凝血时间、心电图、胸透、肝肾功能等的检查,并于术前检查视力。

**2. 眼部检查**　目的是正确判断眼袋的形态特征和临床类型,以利术前设计、术式选择及术后效果的预测。

(1)坐位和仰卧位检查:先让受术者两眼平视,观察正、侧位眼袋的整体形态、隆起下垂情况、部位、范围、下睑皮肤皱纹、松弛程度及其他伴随征象(有否睑外翻、眼球分离、外眦角移位等)。轻提起下睑皮肤观察体会皮肤肌肉的弹性、抵抗力、松弛程度及移动范围,测出多余皮肤量,做标记,供手术设计参考。再令受术者仰卧,观察眼轮匝肌及眶脂回纳、膨隆退缩动态变化情况。

(2)睁闭眼和张闭口试验:令受术者做睁眼、闭眼动作,观察眼轮匝肌松弛及收缩减弱等情况,并观察皮肤沟纹和眼袋整体形态变化。再令受术者做张口、闭口动作,观察下睑皮肤张力变化,并在张口、双眼球上视,使下睑皮肤处于最大张力下,再次估测出多余皮肤量。

### （二）手术方法

**1. 经结膜路径法**

(1)适应证:①主要适用于Ⅰ型患者;②对于伴有皮肤轻度松弛,但皮肤弹性良好,本人主观要求不遗留切口瘢痕者,在充分做好术前咨询的情况下也可考虑实施此法。

(2)手术方法:先用抗菌眼药冲洗患者双眼3次。患者紧张适当使用镇静剂。患者平卧,术者坐于患者头部端,用2%丁卡因滴双眼2~3次,术区常规消毒、铺巾,用睑板拉钩拉开下睑,用四环素眼膏保护好眼球暴露下结膜囊,1%利多卡因结膜下局部浸润麻醉。将超脉冲$CO_2$调至连续波输出,功率7~9W、光斑0.2mm,用激光刀于睑缘下3mm处平行于睑缘平滑、快速地切开下睑结膜、下睑筋膜、下睑缩肌以及眶骨上壁,切口长约1.0cm,依次暴露内、中、外3处脂肪团,轻夹脂肪团稍用力向上牵拉,轻轻剥离周围筋膜和组织,将脂肪团置于湿棉签上,聚焦激光切除脂肪。对中、内、外3处脂肪逐一检查并切除之。注意止血。覆盖睑结膜切口并对齐,不必缝合。确保创面已彻底止血,并检查双侧是否对称。切除脂肪应适量,过多会形成双眼窝凹陷,过少影响效果。

术毕用抗生素眼液冲洗结膜囊,下睑加压冰敷30分钟,加压包扎24小时,术后常规用抗生素眼液、眼膏及口服抗生素。

(3)优点:①出血少;②损伤小;③手术时间短;④术后恢复快。

(4)手术注意事项:①暴露结膜囊要充分,激光手具应斜向足侧45°,以免损伤眼球或视网膜。②术者应有熟练的操作技巧,切口应形成连续、平滑的弧线,以利于创面愈合。调整好切割方向,注意勿损伤泪管和下斜肌等。③动作轻柔,不用力剥离或拉扯脂肪,以免造成出血及导致脂肪切除过多等。在脂肪囊近下睑缘侧常有粗大的静脉分支位于结膜囊表面或埋于脂肪内,注意不能直接用激光切断,可移开激光手具,增加物距至散焦,将脂肪缓慢液化,可保证血管缓慢凝固无出血。在缓慢凝固时要注意激光的作用时间应短暂、多次、断续发射,因激光连续作用可使脂肪连续液化后局部温度积聚,患者感觉眼球发烫不适等,致使被动移位,影响操作,易导致激光误伤。

**2. 经皮肤路径法**

(1)适应证:①适用于Ⅱ、Ⅲ、Ⅳ型,伴有明显皮肤松弛、眼轮匝肌肥厚松弛、眶隔膜肥厚松弛;②单纯眼轮匝肌肥厚(肌性眼袋),如本人要求迫切,也可考虑手术。

(2)手术方法:首先是皮肤切口线设计:分主线和辅线。

切口主线:受术者仰卧,下颏放平,双眼向额部注视,此时下睑皮肤处于紧张状态。距下睑缘最下排睫毛1.5mm处,由泪小点外下方开始,平行于最下一排睫毛自内向外,直达外眦角部,然后转向外眦角外下方,顺鱼尾纹方向延伸5~8mm,画出切口主线。

切口辅线:受术者紧闭双眼,以切口主线为基线,于下睑内、中、外3处向下轻夹起下睑松弛的皮肤,以局部皮肤平整又不造成下睑外翻和眼球分离为度,画出切口辅线,其两端与主线弧形相交。两线之间的皮肤宽度即为预计即将切除的皮肤量。

简要手术步骤:用含适量肾上腺素的2%利多卡因行眶下神经即下睑局部浸润麻醉。用手术刀沿皮肤切口主线切开下睑皮肤并分离至眼轮匝肌表面,在皮肤切口下2mm用激光平行于皮肤切口切开眼轮匝肌,暴露下睑眶隔膜,用激光切开眶隔膜,可见眶脂膨出,用激光切割、气化脂肪组织,注意以中央组为主,酌情去除内、外侧脂肪。脂肪切除量以切除轻压眼球时自动疝出的脂肪为度。用激光切除部分肥厚、松弛的眼轮匝肌,散焦凝固出血点,缝合眶隔膜及眼轮匝肌,外侧可向外眦韧带处悬吊,以增加眼轮匝肌张力。多余皮肤去除范围原则上应与术前设计的切口辅线相一致或不超出辅线范围。修剪外眦部三角区多余皮肤,间断缝合切口。局部加压包扎24小时,口服广谱抗生素(图4-25,26)。

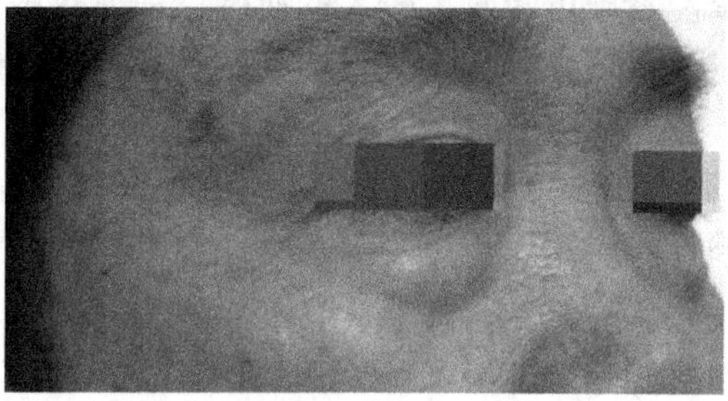

图4-25 激光眼袋整形术前(见文末彩插)

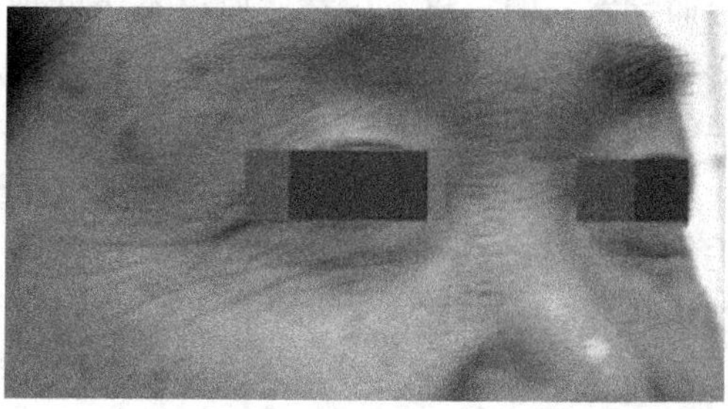

图4-26 激光眼袋整形术后(见文末彩插)

(3)手术优缺点:

1)优点:可同时处理皮肤、眼轮匝肌、眶隔膜和眶脂肪,适应证广,效果可靠。

2)缺点:手术技巧要求高,皮肤切除量要求掌握适度,术前设计要求准确,术后皮肤遗留瘢痕,操作不当易发生并发症。

**3. 经结膜路径联合皮肤激光磨削法**

(1)适应证:适用于眶内脂肪膨隆伴有皮肤轻、中度松弛以及有较多细密皱纹、网状皱纹及眼角鱼尾纹者。

(2)手术方法:①先用经结膜路径法处理眶内脂肪;②用2%利多卡因行眶周局部皮下浸润麻醉及眶下神经阻滞麻醉,用超脉冲 $CO_2$ 激光或铒激光行眶周皮肤磨削除皱术。

(3)本手术优缺点:本法除具有经结膜路径法的优点外,还可同时收紧眶周皮肤、去除眼周细小皱纹(包括鱼尾纹),解决了常规整形外科手术不易解决的细小皱纹的问题,眼袋手术和除皱手术一次完成,扩大了手术适应证,避免了经皮肤路径遗留瘢痕的缺点。但皮肤磨削后局部可遗留色素沉着,常需数月才能恢复。

### (三)手术禁忌证

1. 全身重要脏器疾患。
2. 出血性疾患。
3. 精神异常。
4. 患有眼病,尤其是眼部患有感染性疾病者。
5. 面瘫伴有睑裂闭合不全者。
6. 瘢痕体质、过敏体质。
7. 妊娠期、月经期。
8. 对手术期望值过高,抱有不切实际幻想者。
9. 患者家属不同意或本人对手术心理准备不充分者。

### (四)术后并发症及处理

经结膜路径法发生并发症较少,大多数并发症发生于经皮肤路径法。

**1. 术后血肿** 激光手术术后血肿非常少见。

(1)原因:血肿可发生于皮下、肌肉下或眶隔内。皮下血肿多见于经皮肤路径做皮下和眼轮匝肌锐性分离时;肌肉下血肿多见于分离下睑肌和眼轮匝肌松弛矫正术后;眶隔内血肿多因去除眶隔内脂肪时未彻底止血。

(2)处理：当患者术后有眼球胀痛，局部肿胀、淤血严重，下睑穹窿结膜有淤血、上抬，要警惕眶内出血，必须及时打开眶隔清除淤血块并止血，否则血液渗入球后，血肿可能会压迫视神经而导致失明。皮下少量淤血可不予处理，一般1周左右即可吸收。较大的血肿可采取热敷，必要时拆除缝线再次止血。晚期血肿已形成硬结或机化，可进行理疗、按摩。硬结较大者可在半年后手术取出。

(3)预防：为避免术后血肿的形成，麻醉时不应加入过多的肾上腺素，以免出现反跳性的毛细血管渗血；手术时应仔细操作、严密止血；术毕嘱受术者用手压迫10～30分钟。局部采取加压包扎24小时。

**2. 切口延迟愈合** 在经结膜入路手术发生较多，发生率约3%。术中切口创缘不整齐，以及局部激光滞留过久引起的热弥散作用是造成切口延迟愈合的原因。术中激光切开睑结膜时应沿同一方向顺序均匀推进，注意保护创缘，清洁无焦痂。

**3. 感染** 眼袋手术发生感染较少见。感染多因术前有睑缘炎、结膜炎等眼病没有治愈，或术中没有严格无菌操作，术后伤口进水或伤口被污染等引起。防治方法：严格掌握手术适应证，严格无菌操作，术后伤口应用外用抗生素药膏，保持伤口清洁，及时清除渗液等。一旦发生感染应及时拆除部分缝线进行引流，清除脓液，必要时应用抗生素治疗。

**4. 复视** 原因是分离寻找及去除内侧眶隔脂肪时损伤下斜肌所致。下斜肌位于鼻泪管入口的外侧，距眶隔下的内侧脂肪很近，分离或去除内侧脂肪团时务必小心。

**5. 睑外翻和睑球分离** 是常见而又较难处理的并发症。主要原因是皮肤去除过多，或切除眼轮匝肌过多使其收缩功能减弱所致；其次是分离皮肤面积过小，皮下有粘连带；眶隔脂肪去除过多也可导致下睑外翻和睑球分离。预防要点是在手术中掌握好去除皮肤及眼轮匝肌的尺度，应恰到好处；眶脂去除也应适量；分离皮肤应仔细、适度，缝合皮肤不能有张力。严重外翻需再次手术修复纠正。

**6. 溢泪**

(1)原因：①术后早期伤口水肿和收缩，阻塞泪液排流而溢泪，一般发生于术后数天，症状可随局部水肿消退而消失；②术后发生下睑外翻、睑球分离或瘢痕牵引使下泪小点失去正常附着位置而溢泪；③操作粗糙误伤下泪点或下泪小管。

(2)处理：一旦发生泪小点移位，应针对原因进行治疗，若须手术矫正应于术后3～6个月进行。下泪点或下泪小管应请眼科处理。

**7. 下睑退缩** 此症少见，一旦发生颇难处理，主要发生于经皮肤路径法。表现为下睑垂直下移但无外翻，巩膜露出增加，影响美观，重者伴睑裂闭合不全。

(1)原因：眶隔缩短过量；导致下睑垂直张力增大；牵拉下睑下移；处理眶脂时操作粗暴，软组织损伤较重，术后粘连、收缩、牵拉下睑。

(2)处理：术后1周内发现下睑退缩，应重新打开切口，松解眶隔膜缝线，解除张力后多可缓解。

**8. 矫正不足或过多，效果不理想**

(1)下睑凹陷：主要是由于去除眶隔脂肪过多所致，故应掌握好去脂的量。术中如发现脂肪去除过多，可将去除的脂肪部分植回，若术后发生凹陷，可行脂肪充填术以弥补。

(2)眼袋部分存留：主要是对多余皮肤和脂肪去除的量过于保守所致。

(3)两侧不对称是因术前两侧眼袋大小不一，而去除的皮肤及脂肪量却相同，或是因术前两侧眼袋大小相同，而去除的量不一致所造成，手术中要仔细观察，进行对照，如发现不对称则予调整纠正。

术后发生眼袋部分存留或两侧不对称较明显者，可在3~6个月后再进行1次手术，将多余的皮肤和脂肪去除，调整两侧一致。

**9. 下睑皱襞形成** 下睑缘出现像重睑样皱襞；多由于下睑板前部分眼轮匝肌被切除后，皮肤与睑板发生粘连之故。必要时可行手术松解。

**10. 皮肤切口瘢痕显露或明显**

(1)原因：睑缘下切口设计过低或切口超出外眦角过长；切口对位不佳，缝线太粗；皮肤切除过多，缝合时切口张力大；术后切口感染；瘢痕体质等。

(2)处理；拆线后切口处可酌情应用瘢痕软化膏类药物，女性患者可酌情用文刺法掩盖，若瘢痕明显难以用上述方法减轻或掩盖，患者又迫切要求去除，可待6个月后下睑皮肤松弛条件允许时，切除切口瘢痕，重新缝合。

(3)预防：切口线设计以距下睑最下一排睫毛1~1.5mm为宜，切口对合应平整无错位，皮肤切除量应适当，切口应预防感染，瘢痕体质者不予以手术。

**11. 睫毛脱落、排列不正**

(1)原因：切口靠近下睑睫毛，损伤睫毛根部；缝合时缝针损伤睫毛根部；切开时失误损伤睫毛。

(2)预防：只要正规操作，此并发症不难避免。

**12. 切口外端不平整、猫耳畸形**

(1)原因：外眦部松弛皮肤处理不当，缝合欠平整：术前设计画线失误；组织肿胀或预置画线模糊，掌握皮肤、肌肉切除量不当。

(2)处理：一旦发生，不应急于处理，待术后3~6个月局部恢复正常后，酌情手术处理。

(3)预防：术前设计画线应准确，术中注意不要将画线涂擦掉；术中当皮肤切除、缝合切口到外眦部时，如果皮肤臃肿不平，可将皮下组织部分切除，并将多余皮肤剪除，展平对位缝合，以防猫耳畸形发生。

13. 角膜损伤：多在经结膜路径法时发生。

(1)原因：术中操作不慎或保护不妥误伤角膜；术中滴用浓度高或次数太多丁卡因表面麻醉药，易造成角膜上皮脱落；术中眼睑拉开，角膜暴露时间过长、干燥也易引起角膜损伤。

(2)处理：术后患者有畏光、流泪、疼痛等刺激症状，应疑有角膜损伤，可用1%荧光素钠液滴入结膜囊内，染色阳性则诊断明确，应及时滴用抗生素眼液每天6次，晚间涂眼膏，一般均能治愈；若症状严重或角膜有明确误伤时应积极按角膜炎处理；无处理经验应及时请眼科医师会诊。

(3)预防：术中一定要注意保护角膜，防止误伤及干燥，在经结膜路径法操作时，最好用专用眼罩。

## 第八节 激光除皱术

如何安全有效地除皱嫩肤是美容外科一大难题，长期以来人们一直在不断探索，曾经尝试过多种方法，如采用机械磨削法和化学剥脱法，这些方法虽然能使新生的上皮在质地上有一定的改观，但存在操作烦琐、术后副作用多和风险大等多种缺点，实际应用受到限制。自20世纪60年代开始使用激光器以来，美容外科领域就一直在考虑激光器在本领域的应用问题。随着选择性光热作用理论的提出，激光技术得到极大发展，特别是超脉冲激光技术的成功运用，使该技术得以在皮肤磨削除皱中广泛应用。用于皮肤磨削除皱的激光主要有超脉冲 $CO_2$激光和铒激光。与以往的机械磨削法和化学剥脱法相比，激光磨削除皱术具有很高的精确性和安全性：①出血少；②损伤小；③手术时间短；④术后患者停工时间短；⑤疗效明确。激光除皱嫩肤术在治疗浅色皮肤的人群中有极大的优势，不仅疗效好，而且治疗安全性高，因而风靡西方世界，但由于色素沉着问题，该技术在有色人种中，如黄色人种中应用尚有一定的局限性。

## 一 治疗机制

激光磨削除皱术的治疗机制为：①气化消除不平整的表皮层，同时消除皮肤的浅色斑和闭塞浅层血管；②真皮胶原再生、重塑：激光产生的热对真皮的作用会产生一个可见的皮肤收缩，使松弛的皮肤皱褶被拉紧，这是由于热作用所引起的胶原收缩的结果，Ⅰ型胶原纤维在 55～62℃时能迅速收缩，长度可缩小 60%。这可使创面在愈合过程中，新生胶原以缩短的胶原纤维为支架，形成新的提紧的组织结构，得到紧致皮肤和减轻皱纹的目的。

当 $CO_2$激光和铒激光与组织作用时，有 3 个明显的与组织加热程度相关的组织变化层：①气化剥脱层（ablated zone）：激光直接作用的组织层，将使细胞间的水分发生气化并使组织去除。②凝固层（coagulation zone）：在激光直接作用的组织层下面是不可逆的凝固变性层，产生组织坏死。③加热层（heated zone）：最下面是可逆的非坏死的加热层。加热层使真皮的温度达到 55～62℃时即能引起胶原收缩、再生和重塑。

激光磨削除皱要达到有效而安全就必须符合选择性光热作用理论：即激光在局部的照射时间必须小于皮肤组织的热弛豫时间 1 毫秒。这样既能使激光气化剥脱精确地达到真皮浅层，又能保证使凝固层的范围很窄，同时又可产生一定范围的加热层。

根据激光作用特点，一般把激光磨削除皱治疗仪分为剥脱性和非剥脱性 2 大类。

## 二 剥脱性磨削除皱术的常用激光仪

**1．超脉冲 $CO_2$激光** 超脉冲 $CO_2$激光释放波长为 10 600nm 的红外线，能量主要被水吸收。组织吸收能量使细胞内的水分加热并气化，引起组织的破坏。

最初的 $CO_2$激光只能释放连续波，具有切割和气化功能。当激光束聚焦后，其焦点处可达到极高的能量密度，可以切割皮肤，如果将光束散焦，激光的能量密度减小，激光对组织的作用是气化。这种激光在外科切割时的主要优势是在手术中有止血作用，$CO_2$激光能使管径小于 0.5mm 的血管凝固并封闭。连续 $CO_2$激光也被用来治疗皮肤赘生物，但由于大量的热弥散，最终导致瘢痕的形成，因此限制了其临床应用。

超脉冲 $CO_2$激光的设计遵循选择性光热作用原理，严格地控制热损伤的深度。

目前能达到选择性光热作用要求的 $CO_2$激光仪有：

（1）UltraPulse：采用低压射频激励、乙形折叠腔的最新专利技术，使激光处于真正的脉冲方式工作。激光的脉宽为 0.6～1 毫秒，激光脉冲能量最高为 500mJ，可发射连续波及脉冲波两种激光，有 0.2、1.0、3.0mm 手具及特殊的电脑图形发生器（computerized pattern generator，CPG）等多种手具配套使用。可根据皱纹部位的形状调节发射出 7 类 56 种不同的电脑图形，最大扫描图形直径可达 19mm。

(2) SilkTouch：这种激光器在传统的连续波 $CO_2$ 激光的基础上附有由微处理器控制的、能够迅速使聚焦激光束在组织上进行扫描的扫描仪，以保证光线在任何特定部位的停留时间均在 1 毫秒之内。磨削除皱可使用 Silk Touch (ST) 或 Feather Touch (FT) 扫描器件，ST 和 FT 的脉宽均为 0.4 毫秒，ST 扫描的模式是每曝光一次重复两次扫描，临床治疗多采用 ST 模式，FT 模式的优点是更表浅的组织气化和较小的热损伤层，适用于细小的皱纹和浅表的色素异常。Silk Touch 可选用的手柄有 125mm(光斑直径 2.5 ~ 3.7mm)、200mm(光斑直径 4 ~ 11mm) 和 260mm(光斑直径 7 ~ 15mm)。

另外还有其他几种磨削除皱嫩肤 $CO_2$ 激光仪：如 Surgi Pulse XJ150 激光器产生成对持续时间为 600μs 的脉冲，两个配对的高能峰值结合成每个脉冲最大为 400mJ 的能量。Tru Pulse $CO_2$ 激光器的脉冲持续时间为 60 ~ 100μs，与其他磨削除皱的 $CO_2$ 激光器相比，它每次照射的热损伤区更窄而去除的组织层更薄。Nova Pulse 等其他几种超脉冲 $CO_2$ 激光器业已用于除皱嫩肤术，该类激光器把 $CO_2$ 激光束聚焦成 0.8mm 的更小直径，以便达到足够的激光能量，当与扫描仪共同使用时，该类激光器能够产生稳定的临床效果。

$CO_2$ 激光磨削除皱术(laser resurfacing)疗效确切，恢复快，对白种人来说，除了较长时间的红斑反应外，无其他副作用，因而近几年国外风行该项技术。然而，对于黄种人皮肤，大部分患者治疗后存在明显的色素沉着，往往持续 2 ~ 6 个月。

**2. 铒激光** 固体掺铒石榴石激光(Erbium：YAG)是用于磨削除皱术的第二代激光美容系统。能释放波长为 2940nm 的中红外线激光，基本上接近水的吸收峰波长，水分对铒激光的吸收比波长 10 600nm 的 $CO_2$ 激光的吸收高 10 多倍，铒激光的这一特点使其对皮肤组织的气化深度较 $CO_2$ 激光更加精确，对周围邻近组织的热损伤更微小。患者术后炎症反应和色素沉着更轻，恢复更快，因此较适合于黄种人的皮肤。

然而，由于铒激光穿透组织深度较浅，对周围组织的热损伤小，其止血效果较差，手术期间当 Er：YAG 激光器切除更深的组织时，创面会有些出血。另外，由于 Er：YAG 激光器磨削组织时对下方组织的加热层的厚度不及 $CO_2$ 激光，因此对于较深的皱纹铒激光的疗效可能不及 $CO_2$ 激光。

**3. DermaK 激光系统** Derma K 激光系统将铒激光和 $CO_2$ 激光技术合成在同一台装置中。这种装置可提供双激光同时输出方式，拥有 Derma Sean 计算机图形发生器，在输出高能量的 Er：YAG 激光时，向同一作用组织区域提供同步的低能量密度的 $CO_2$ 激光脉冲，创造出一个总量可控制的热效应(controlled thermal profile)，这在铒激光单独作用时是无法达到的。Derma K 又可提供单独的 $CO_2$ 或铒激光输出方式。

Derma K 具备以下优点：①既具有铒激光的优点，即精密可控的组织剥脱深度，最小的组织坏死，又具有 $CO_2$ 激光提供的一个显著可控制的低于剥脱和坏死的可逆性热损伤效应，这种效果类似于传统的超脉冲 $CO_2$ 激光可以带来的热变化区域。临床日益增多的应用证据表明，这种热变化层是获得优良去皱效果的重要因素，它带来显著的胶原收缩和重组，从而改善临床效果。②双波长激光的同时输出可以得到满意的止血效果。与铒激光相比，扩大了适应证。这是由于 Derma K 附加的 $CO_2$ 激光带来的热能量在整个手术中实现完全止血效果。③减少去皱扫描的次数，Er：YAG 和 $CO_2$ 激光的同步输出使扫描次数降至最小程度，Derma K 在输出具有高能量的铒激光脉冲的同时，带有同步的 $CO_2$ 激光输出。这样增加剥脱的深度和可控制的热效应，从而减少去皱扫描的次数。④减少超脉冲 $CO_2$ 激光去皱术后并发症，显著降低去皱患者的疼痛，缩短恢复时间。⑤单独的铒激光和 $CO_2$ 激光输出方式可作为外科手术工具。尽管 Derma K 具有上述优点，但市场上还没有大量应用。

**4. 点阵激光** 点阵激光治疗的理论基础是点阵式光热解（fractional photothermolysis），是激光技术和皮肤表面重建最重要的里程碑之一，为选择性光热解理论的一种扩展。该仪器可产生矩形阵列样排列的微小光束，作用于皮肤后形成多个三维立体柱状结构的微治疗区带（microscopic treatment zones，MTZs）。每个 MTZ 直径为 50 ~ 150μm，深度为 500 ~ 1000μm，由边缘整齐、狭窄的变性组织组成，周围被存活的组织包绕，这与传统的激光产生的大块热损伤区显著不同。MTZ 是微热凝固区带，特征是真皮胶原变性。这种独特的热损伤模式允许表皮细胞在 24 小时内再生，因此创伤愈合非常快速，显著减少并发症和缩短停工期。

点阵式光热解作用于皮肤后的生物学反应如下：在治疗 1 小时后 MTZ 充分形成；1 天后微表皮坏死碎片形成，表皮细胞再生。一般于治疗后的 3 天内表皮细胞再生完成，1 周后胶原合成开始，3 个月后 MTZ 完全被新合成胶原替代。点阵激光治疗引起临床改善的主要机制是点阵式光热解引起的组织损伤刺激胶原重塑和沉积，促进弹性组织的形成，并且以坏死的微表皮作为色素重新分布的载体，逐步精确地去除过多的色素。

根据激光波长不同，点阵激光大致分为三类：①1400 ~ 1600nm 之间波长的近红外激光；②2940nm 的铒激光；③10 600nm 的超脉冲 $CO_2$ 激光，其中第一类为非剥脱性激光，第二类和第三类均为剥脱性激光。剥脱性点阵激光不仅起效快，而且色素沉着发生率低，同时可以直接去除表皮的色素沉着斑。近红外点阵激光主要靶向血红蛋白，热损伤含有血管的真皮组织，理论上不影响不含血管的表皮，但是也可靶向黑素。Er：YAG 点阵激光通常吸收深度浅表，凝固效果不佳。超脉冲 $CO_2$ 点阵激光靶向水分子，通常用于皮肤表面重建和改善皮肤的紧度。超脉冲 $CO_2$ 点阵激光可以导致融合性阵列的气化和凝固，通过表皮的角质层延伸至表皮和真皮。由于引起的损伤程度增加，因此推测其诱导胶原合成和真皮胶原重塑的效应更强更持久。以上 3 种波长的点阵激光除皱的效果分别为超脉冲激光 > 铒激光 > 近红外激光。

点阵光热解代表着激光表面重建一种新的疗法，通常术后恢复较快，并发症少。治疗后短暂性红斑、水肿、皮肤干燥、脱屑、瘙痒和青铜色改变是点阵激光常见的不良反应。

## 三 非剥脱性激光除皱嫩肤术

剥脱性激光磨削除皱术由于较高的色素沉着发生率使其在黄种人中应用受限。目前已研制成功了几种无损激光除皱嫩肤系统，它们的治疗能量较小，为非侵袭性、非剥脱性作用方式，共同优点是术后副作用轻微，无色素沉着反应。缺点是疗效有限，且治疗次数较多、时间较长。

**1. Nlite** Nlite 为一种脉冲染料激光，波长 585nm，脉宽 350 毫秒，输出光斑直径 5mm，重复频率 2Hz，输出系统为柔性光纤及手柄。Nlite 发出的黄色染料激光能穿透表皮，作用于真皮层中的微毛细血管，使能量存储于这些血管中，激发成纤维细胞产生新的胶原层。新胶原细胞以正常速度生长，逐渐修复受损的胶原层，减少或改善皱纹。治疗中没有切割、烧灼或刺痛感觉，无需表面麻醉。术后基本无副作用，适合于所有类型皮肤的治疗。

**2. CoolTouch** Cool Touch Ⅱ 新一代激光无损伤除皱嫩肤系统为波长 1320nm 的固体 Nd：YAG，脉宽 50 毫秒，能量密度最高达 24J/cm²，传输系统为 S-10 光纤，治疗手柄为带热传感装置的 TQ10，带有 DCD（dynamic cooling device）动态冷却装置，光斑大小 10mm。系统采用

1320nm 激光波长加热真皮上半层的胶原蛋白组织中的水分，激光的热效应使胶原蛋白再生，新的胶原蛋白有序排列，数量增多，从而增加皮肤弹性。并通过 TQ10 冷却组件有效保护表皮不受损伤，从而达到无损伤除皱嫩肤的效果。系统独有的热传感装置可有效感应皮肤温度以进行安全治疗。Cool Touch Ⅱ需渐进式的治疗，每次治疗间隔约 4 ~6 周，患者平均治疗 3 次才会有细微改善，4 ~6 次以后才会有明显改善的效果，术后不结痂，有暂时性红肿，通常在 12 小时左右消退，可以马上保养化妆，术后不会引起色素沉着。表皮性的病灶可以配合果酸换肤、微晶磨皮等改善。

Cool Touch Ⅱ的缺点是疗程过长、单次疗效不明显，有些人治疗效果良好，有些人则需要更多次治疗。年轻、代谢率高的皮肤效果较好。

**3. SmoothBeam** Smooth Beam 为波长 1450nm 的半导体激光，脉宽 250 毫秒，能量 8 ~ 25J/cm$^2$，频率 1Hz，光斑 4mm，带有 DCD 自动动态冷却装置，其治疗原理、方法和效果类似于 Cool Touch。

## 四 激光磨削除皱术的适应证及禁忌证

**1. 适应证** 全身情况良好的中老年人，出现皮肤松弛和皱纹者均适合做激光磨削除皱术，眶周、口周和面颊的皱纹是最好的适应证，但眉间、额部及鼻唇沟等处的与肌肉活动有关的皱纹激光术后仅能有不同程度的改善，术后皱纹易再生。这些部位的皱纹如结合肉毒毒素注射等治疗，可防止肌肉兴奋，并可进一步促进胶原重建，以提高疗效。

**2. 禁忌证** ①患有糖尿病、难治的高血压、心血管疾病或肺部疾病等内科疾病；②局部皮肤有活动性单纯疱疹，活动性痤疮或其他急、慢性皮肤炎症等；③进展期银屑病、白癜风、严重的湿疹等易出现同形反应者；④瘢痕体质；⑤术前 1 ~2 年服用过异维 A 酸的患者；⑥治疗前有色素沉着异常史者；⑦黄褐斑；⑧期望值过高或不合作的患者。

# 第九节 皮肤肿瘤与其他皮肤病的激光治疗

本节概括了常见皮肤良性肿瘤和其他皮肤病如各种疣、睑黄瘤、酒渣鼻、汗管瘤和结节性硬化症等的激光治疗。这些疾病均是以局限性增生为主要表现的皮肤疾病，且对美容有显著影响。传统的治疗手段，如冷冻、化学剥脱、电离子、普通 $CO_2$ 激光等物理方法和手术等，对这些疾病也具有良好的治疗效果，可以根据病情酌情选用。新型激光器，如超脉冲 $CO_2$ 激光和铒激光，由于采用了选择性光热作用原理设计，在治疗中可以对病变组织进行逐层气化、逐层清除，且作用深度可以控制、创面出血少、视野清晰，因此术后反应小、瘢痕发生率低，美容效果好而逐渐受到青睐。

## 一 色素痣

色素痣（pigmented nevi），简称黑痣，或黑素细胞痣（melanocytic nevi），系良性黑素细胞肿瘤的俗称，分为先天性痣、后天性痣、巨痣、蓝痣和太田痣等，病理上可区分为皮内痣和交界痣。

【临床表现】

**1. 先天性色素痣** 出生时即有，发病率约1%。小者直径数毫米，大者覆盖躯体的大部分，一般将大于20cm者称为先天性巨痣。大小不等、形态各异，可为斑点、斑疹、丘疹、斑块、结节、乳头瘤样或带蒂的丘疹，有的可在斑块基底上出现大小不等的结节，色素分布可不均匀，其上可见粗壮的毛发。

**2. 后天性色素痣** 一般发生于儿童期，随年龄增长逐步发生，几乎每人均有。初起多为针尖至粟粒大小，逐渐增大至豆粒大小，为棕色、褐色或黑色斑疹，多数逐渐隆起，变为扁平或半球形的色素性丘疹。皮损颜色均匀，边缘整齐。发病后期皮损逐渐变软，体积变小，颜色变淡，甚至可以自行消失。

**3. 蓝痣** 普通蓝痣多发生于儿童期，呈青灰色或蓝色。早期为丘疹，可发展为小结节，大小为2～6mm、坚硬、圆形或椭圆形，高出皮面，生长缓慢，边界清晰，与表皮粘连。常发生于手背、足背、前臂伸侧和面部等，多单发，不易恶变。

【组织病理】 痣细胞巢可分布在表皮内（皮内痣），或基底膜以上（交界痣），或蔓延至真皮内（混合痣）。

色素痣有恶变的可能性，一般认为以下征兆应该注意有恶变的倾向：①青春期后皮损显著增大，或在斑疹上出现丘疹；②青春期后出现疼痛不适；③青春期后皮损色素加深，周围出现红晕；④原来的皮损发生不明原因的出血、溃疡等；⑤原皮损周围出现附近淋巴结肿大、卫星灶等则预示已经发生恶变。

应该警惕容易发生恶变的痣：①发育不良性痣；②先天性巨痣；③先天性小痣；④部分蓝痣。

【激光治疗】 痣的治疗遵循原则是：不治则已，治必彻底。色素痣最好是手术切除，特别是先天性巨痣、细胞蓝痣和先天性小痣。激光治疗的色素痣一般是后天性细胞痣、普通蓝痣等，出于美容需要或位于鼻翼、眼睑等手术确有困难的部位可考虑激光治疗（图4-27，28）。

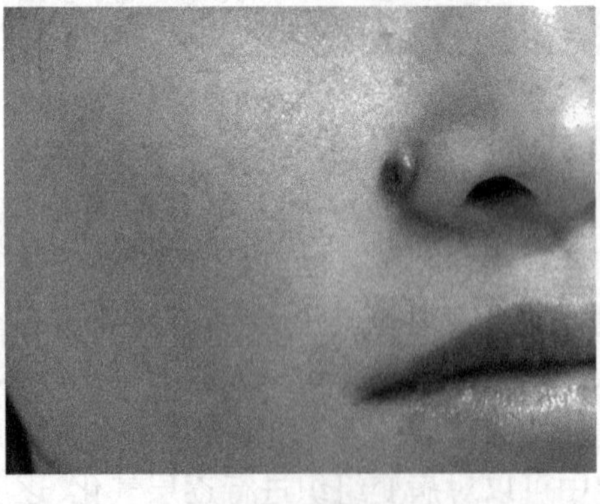

**图4-27** 色素痣激光治疗前（见文末彩插）

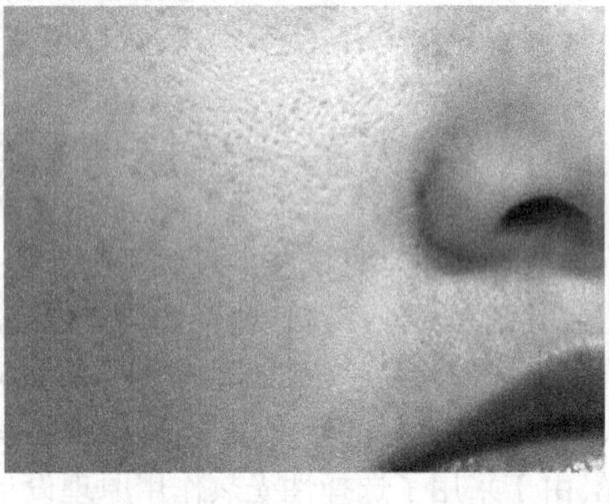

**图4-28** 色素痣激光治疗后（见文末彩插）

常用于色素痣治疗的激光器：①超脉冲$CO_2$激光：突起明显，较深的痣；②铒激光：较表浅的色素痣；③更表浅的色素痣也可以考虑采用Q开关激光。

超脉冲$CO_2$激光在气化组织时可以听到小的爆碎声，可见痣组织干燥的碎屑。每气化一遍后必须用生理盐水棉签或纱布擦去表面的碎屑物，以免再次扫射后产生不必要的热损伤。激光治疗结束的指征：面部色素痣在气化到见白色颗粒状皮肤附件；四肢或躯干的创面见到较致密的结缔组织，组织致密度由真皮乳头层向深层逐渐减少，继续气化时，真皮内附件消失，组织密度降低，见到粗的纤维束，像浸在水里的棉线。

术后处理：小的创面可外用红霉素或金霉素软膏，并暴露，注意创面清洁。创面较大，可考虑使用抗生素。

激光治疗可能出现的问题：

1. **色素残留或色素痣复发** 是由气化不均或气化过浅，未彻底清除痣细胞所致。一旦发现应再次治疗，以免色素痣在皮内蔓延扩大。

2. **产生瘢痕或色素减退** 主要与气化过深，创面感染及瘢痕体质有关。激光治疗时应注意掌握治疗深度，创面力求平整，术后局部保持干燥。

3. **疑有恶变** 应果断采取手术切除，送病理检查，不宜再次激光治疗。

## 二 脂溢性角化病

脂溢性角化病（seborrheic keratosis），又称老年疣（verruca senilis）、基底细胞乳头瘤（basal cell papilloma）。系中老年人常见的良性表皮增生性肿瘤，一般发生于中年以后。病因不明，可能与遗传、日晒、慢性炎症刺激等有关。

【临床表现】 好发于皮脂溢出及日晒部位，如颜面、手背、胸、背等处，也可见于除掌跖外的四肢等其他部位。大小在1cm左右，以后缓慢增大、变厚，数目增多，颜色变深，甚至可发展为黑色丘疹状或斑块状，表面常覆有油腻性鳞屑。初起为一个或多数淡黄色或浅褐色的扁平丘疹，圆形、卵圆形或不规则形，界限清楚，表面呈颗粒状。一般无自觉症状，或轻度瘙痒，呈良性经过，难以自行消退，恶变者极少。

【组织病理】 主要有棘层肥厚、角化过度和乳头瘤样增生。

【激光治疗】 传统的治疗手段有普通 $CO_2$ 激光、手术切除、冷冻、药物腐蚀等，但易遗留瘢痕和容易复发等（图4-29，30）。

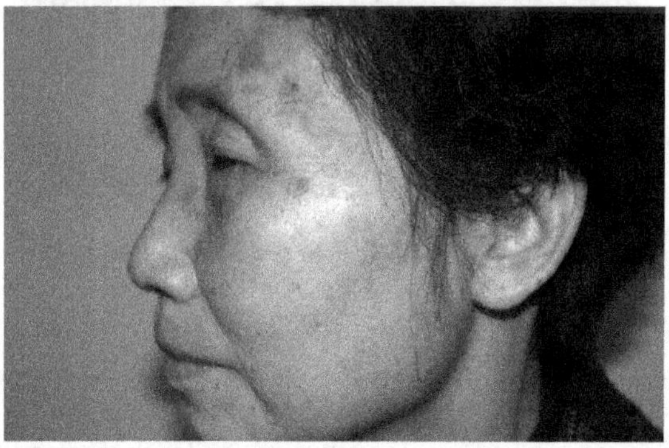

**图4-29** 脂溢性角化病激光治疗前（见文末彩插）

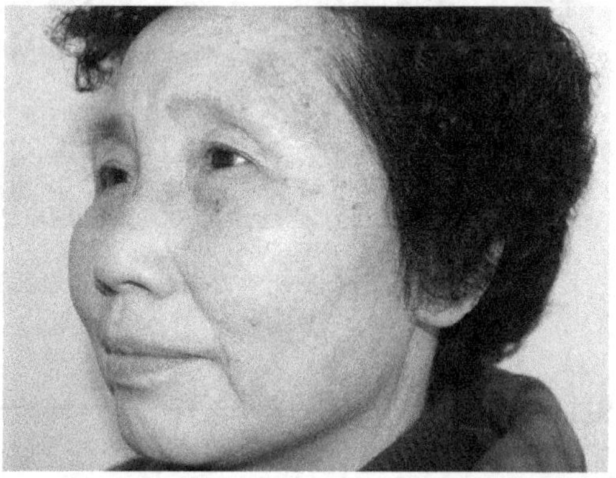

**图4-30** 脂溢性角化病激光治疗后（见文末彩插）

现代激光在治疗该病中可供选择的有：

1. **超脉冲 $CO_2$ 激光** 调整激光能量，气化至皮损脱落，创面呈粉红色。术后外搽抗生素软膏，暴露创面，一般术后1周愈合。类似与该激光的还有：SilkTouch 或 Er：YAG 激光。

2. **755nm 翠绿宝石激光** 治疗较薄的皮损疗效较好。

3. **强脉冲光** 对于外观扁平、无明显增生的脂溢性角化症，可用 PhotoDerm 570、590nm 波长激光治疗。

【预后】 脂溢性角化症用新型激光治疗疗效显著,仅少数皮损需再次治疗。部分病例可出现色素沉着,一般数月后可自行消退。出现色素减退和瘢痕少见,通常与激光能量过大或体质有关。

## 三 粟丘疹

粟丘疹(milium)为起源于表皮或附属器的良性肿物或潴留性囊肿。分为原发性和继发性两种。原发性常由新生儿期开始,系未发育的皮脂腺或毳毛漏斗部下端的上皮所形成。后者继发于长期光照后、某些皮肤病后以及烧伤或皮肤磨屑术后等。

【临床表现】 本病多见于女性。原发性以眼睑周围皮损为主,继发性者以原皮损部位的表面和周围为主。大小为1~2mm,皮损表现为坚实性、黄白色,表面光滑,顶部尖圆,无融合。其上覆以极薄表皮,似米粒埋于皮内。可挤出坚实的角质样球状颗粒。皮损发展缓慢,持续多年,少数可自性脱落。无自觉症状。

【组织病理】 囊肿位于真皮内,原发性损害源于毳毛漏斗部,继发性皮损可发生于皮脂腺导管、毛囊、小汗腺导管和表皮。囊壁为复层鳞状上皮,囊内为环状排列角质。

【激光治疗】 一般局部消毒后用针挑除即可。也可使用超脉冲$CO_2$激光或普通$CO_2$激光先将皮损表面气化出一小孔,再将皮损内的潴留物挤出可以。如囊壁较厚,可直接气化(图4-31,32)。

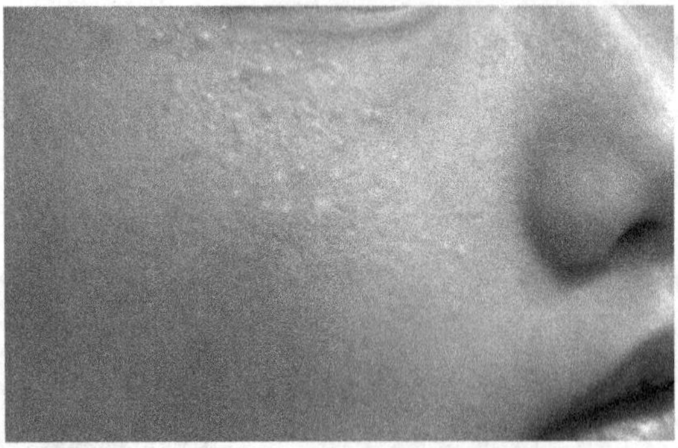

图4-31 粟丘疹激光治疗前(见文末彩插)

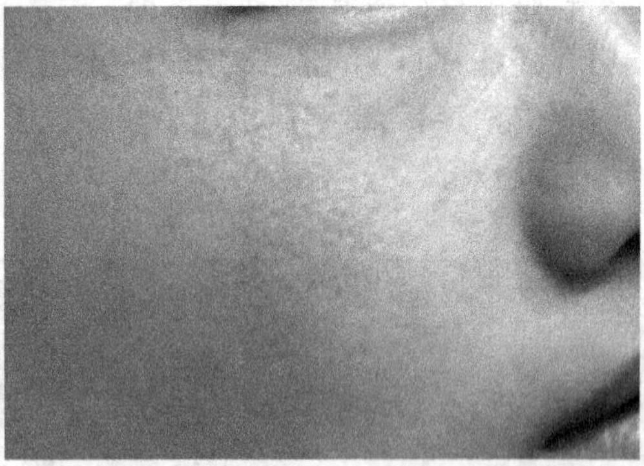

图4-32 粟丘疹激光治疗后(见文末彩插)

## 四 汗管瘤

汗管瘤(syringoma)是一种向末端分化的汗腺瘤。女性多见,青春期、妊娠期、月经期加重,部分患者有家族史。

【临床表现】 多数患者皮损对称分布于下眼睑,也可见于前额、两侧面颊、颈部,腹部和女阴少见。极少部分患者泛发全身。皮疹为粟粒至绿豆大小,稍高出皮面,正常肤色或淡褐色。不能自行消退,常无自觉症状,但发生于女阴部和在炎热、出汗时有轻度的烧灼感。

【组织病理】 真皮内见较多小导管,导管内见无定形物质,管壁由两层上皮细胞构成,大多扁平,内排细胞偶有空泡化。

【激光治疗】 较小的皮损可采用普通 $CO_2$激光，但不易掌握治疗深度。超脉冲 $CO_2$激光可以显著提高治疗的安全性，调整好适宜的能量后对病灶实行逐层气化。为减少热损伤，每气化一遍均用生理盐水纱布或棉签擦去创面干燥的组织碎屑。术毕外用抗生素软膏，创面暴露，或用无菌纱布覆盖。

## 五 毛发上皮瘤

毛发上皮瘤(trichoepithelioma)，又称囊性腺样上皮瘤(epithelioma adenoids cysticum)。分为单发和多发型。多发型与遗传有关，常有家族史。

【临床表现】 多发型常见于20岁以前发病，青春期明显，女性多见。对称部分于鼻翼两侧，偶见头皮、颈、躯干，为透明感的丘疹、结节，常并发圆柱瘤。在初起生长的数年后逐渐停止生长。单发型少见，皮损孤立、成人多发，皮损略大，面部多见，无自觉症状。

【组织病理】 多发型可见于基底细胞样瘤细胞团和特殊的角质，囊中系未成熟的毛发结构；单发型损害见多角质囊肿和锥形毛乳头，基底细胞样结构少。

【激光治疗】 单个皮损可采用手术治疗，多发性皮损可采用激光治疗，但治疗次数相对多，且易产生瘢痕和色素改变等(图4-33，34)。

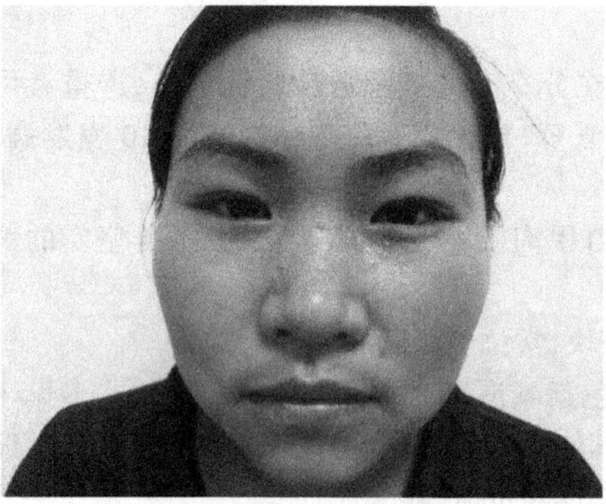

**图4-33** 毛发上皮瘤治疗前(见文末彩插)

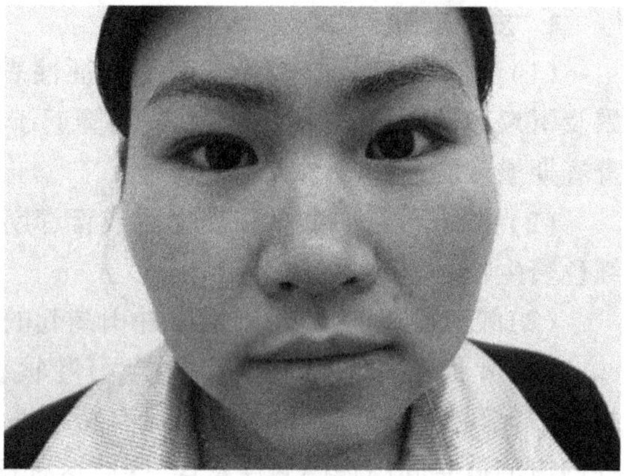

**图4-34** 毛发上皮瘤二次治疗后(见文末彩插)

## 六 睑黄瘤

睑黄瘤(xanthelasma)又称睑黄疣，是脂质代谢紊乱性皮肤病的一种。发生于皮肤和肌腱上黄色或橙色的斑疹或结节称黄瘤，黄瘤中最多见的是睑黄瘤。

【临床表现】 发生于上眼睑内眦部，皮疹为长约2～30mm的橘黄色圆形或椭圆形斑块，常对称分布，皮疹持久，呈进行性多发，可相互融合。无自觉症状。可伴高脂蛋白血症，好发于中年女性。

【组织病理】 表皮正常或因压迫变薄，真皮中见泡沫细胞或瘤细胞呈群集浸润，常见Touton多核巨细胞和胆固醇裂隙。

【激光治疗】 传统的治疗有冷冻、电凝、化学剥脱等，因易复发、易产生瘢痕等影响美容效果(图4-35，36)。

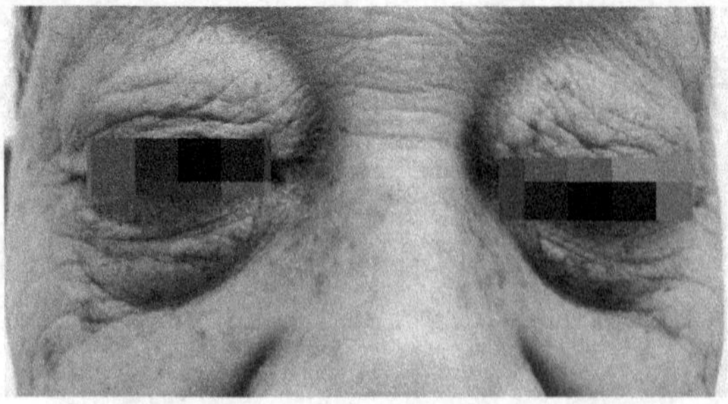

图4-35　睑黄疣治疗前(见文末彩插)

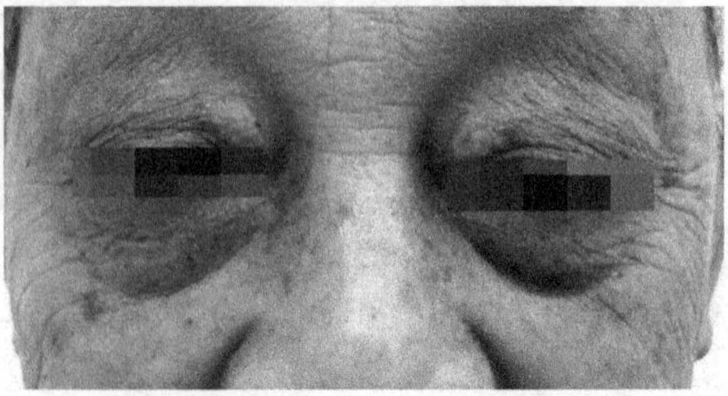

图4-36　睑黄疣治疗一次后(见文末彩插)

超脉冲$CO_2$激光和铒激光在治疗睑黄瘤方面有较大优势。

## 七　结节性硬化症

结节性硬化症(tuberous sclerosis)是常染色体显性遗传性疾病,主要表现为面部血管纤维瘤、智力障碍及并发癫痫。

【临床表现】

**1. 皮肤表现**

(1)面部血管纤维瘤:为本病的特征性表现,散在分布于面颊及近鼻唇沟部位,严重者可累及下颏和额部;呈红褐色或皮肤色,隆起于皮肤的丘疹、斑丘疹或斑块;常在3~10岁发病,青春期增多明显。

(2)甲周纤维瘤病:多在出生后或青春期发病,自甲沟或甲板下长出乳头状瘤样坚实的鲜红色赘生物,大小多在0.5~1.0cm。

(3)鲛鱼皮斑:为不规则增厚并稍高起的软质斑块,常位于腰骶部。

(4)叶状脱失斑:表现为卵圆形、分叶状或叶状色素减退斑,大小不等,约1~3cm;多见于腹部、背部和下肢外侧等;该皮损具有特征性,可在其他皮肤症状发生前出现;患儿常在出现这种白斑的数年间出现癫痫样发作,因此这种白斑极具诊断价值。

**2. 智力低下**　大约90%的患儿智力低下,随年龄的增长越来越明显。

**3. 癫痫**　智力低下的患儿几乎均伴有癫痫。

**4. 各器官肿瘤**　约半数患儿伴发视网膜晶状体瘤、视网膜透明性或囊性结节;皮肤、肺、肾、骨和心脏也可发生肿瘤;可发生横纹肌瘤以及内分泌异常。

【激光治疗】　面部血管纤维瘤可用超脉冲$CO_2$激光治疗。配合可调脉宽倍频Nd:YAG(532nm)激光可改善皮损中的红斑。

# 第十节　激光治疗安全防护措施

## 一　激光的安全防护

激光的安全防护主要包括:人员的安全防护,机器的安全使用及工作间的安全设置。

**1. 人员的安全防护** 激光对人体的伤害主要是对眼、皮肤的伤害。

(1)激光对眼的伤害:人眼是一个精密的光学系统,对光损害极为敏感,不同的波长及不同的发射方式对眼的屈光介质会造成不同部位及不同程度的损伤,如紫外和中、近红外激光主要损害角膜,激光损伤角膜主要表现为角膜炎,轻者有眼部不适、异物感;重者角膜上皮脱落,出现角膜刺激、疼痛和流泪。近紫外激光可损伤晶状体,主要表现为白内障;可见光及近红外激光伤害视网膜,主要表现为眼底白色凝固斑、菊花形出血、水肿,重者可使视网膜脱离、出血流入玻璃体。

为防止眼睛受激光辐射损伤,操作人员需佩戴相应波长的激光防护眼镜,患者需用黑色眼罩或浸湿的纱布覆盖眼睛。

(2)激光对皮肤的损害:轻者使皮肤原有的色素含量增加,使皮肤变暗变黑;重者血管扩张、充血,皮肤出现炎性改变;更严重者可出现皮肤烧伤、组织发生凝固、炭化坏死甚至组织飞溅形成溃疡。操作人员应着长袖工作服,操作时激光头除对准治疗区外不可随便转动方向。

**2. 激光治疗机的安全使用** 只允许经过训练的人员操作;激光治疗机必须有钥匙开关,关机后取出钥匙,由专人保管;治疗室内禁用激光可点燃的挥发性试剂或消毒剂;激光束不能照射在金属面上。

**3. 工作间的安全设置** 室内必须有排气设备;有条件设置外门联锁开关;激光治疗室的门上应有激光安全的警告标志;激光治疗室内尽可能减少有反光的界面,如金属、玻璃等,以防止激光在室内反射造成对人体的伤害。

## 二 激光治疗的注意事项

1. 激光治疗前准备:

(1)治疗前要签署知情同意书。

(2)患部不要有各种炎症。

(3)妊娠期禁止激光治疗。

(4)清洁患部,用清水外洗干净即可,不能残留化妆品。

(5)患者激光治疗前须照相,以便激光治疗后效果对比。

2. 激光治疗后护理:

(1)治疗时可能出现短暂的红肿等反应,会自行消失。

(2)愈合期间,可涂抗菌软膏或口服消炎药避免继发感染,避免阳光、紫外线直接照射。

(3)1 周左右脱痂,极少患者术后可出现暂时性色素沉着,一般数月内逐渐吸收,口服维生素 C 可减轻色素回流。

(4)痂皮脱落以前治疗区不接触水,不搓擦,忌辣、烟和酒,短期内禁食颜色深的食物,如咖啡等,不得强行剥落。

(5)痂皮脱落以前不参加激烈运动,以免出汗后引起感染。色素性皮肤病治疗后,一定要注意防晒,色素消退是一个缓慢的过程,一般为 3 个月左右,为获得最佳效果,必须重复治疗者,应间隔 3 ~6 个月左右。

(6)根据病变的性质、色素的深浅和部位,某些病种治疗可能要进行多次。治疗后如无特殊情况可隔 2 个月左右复诊一次,如有发生感染或其他情况,及时复诊。

## 三 激光治疗的禁忌证

1. 皮肤癌患者。
2. 与黑色素瘤有关的皮肤病变(发育异常的黑痣、恶性小痣等)。
3. 瘢痕体质。
4. 皮肤急性炎症。
5. 光敏性皮肤或正在服用光敏性药物。
6. 凝血功能障碍或正在服用抗凝剂。
7. 免疫缺陷者。
8. 心理障碍和妊娠期。
9. 不愿意冒轻微瘢痕形成风险的患者不宜治疗。
10. 炎症和药物(包括化妆品)引起的色素沉着不宜治疗。

**(杨春俊,张信江)**

# 第五章 塑形美体术

## 第一节 概 述

### 一 皮下脂肪的生理解剖

#### （一）皮下脂肪的生理

皮下脂肪组织（subcutaneous adipose tissue）是以脂肪细胞为主的结缔组织，是机体营养和能量的储藏库，并且对外环境有绝缘作用。脂肪细胞来源于胚胎的间质细胞，数量是恒定不变的，但大小是不断变化的。出生后9个月，脂肪细胞数量持续增长，自第9个月始则停止生长。直到6～8岁时又开始增长。但男孩到青春期时肢体脂肪减少，而女孩肢体脂肪则缓慢增长而不减少。20岁时男孩躯体脂肪停止增长，而女孩躯体脂肪稳定增长，并沉积于性别相关部位，如乳房、上臂、下腹部及大腿等处。青春期女孩其臀部的脂肪细胞增大，这可能是性激素变化引起的。

脂肪细胞可分泌多种生物活性物质，主要有：瘦素、脂素、抵抗素及C3因子、B因子和纤维蛋白溶酶原激酶的抑制物、雌激素、游离脂肪酸等，故又被视为具有高度活性的内分泌组织，在能量代谢中起重要作用。有报告腹部脂肪细胞较多地参与体内代谢，该区域脂肪细胞释放更多的脂肪酸，对激素的影响有更大反应。由于脂肪酸的增加，引起血甘油三酯升高，胰岛素的活性降低。因此，腹部、腰部、胯部脂肪多的人易患糖尿病、心肌梗死、脑卒中等。

#### （二）皮下脂肪的解剖

现已证实人类皮下脂肪由两种类型的脂肪构成：浅层脂肪和深层脂肪，在两者之间由浅筋膜分开。浅层脂肪又称晕层，为代谢脂肪组织，容易合成、储存和分解。其被包裹在由结缔组织形成的纤维隔内，直径0.5～1.0cm。这些纤维牢固地附在皮肤的下面和浅筋膜的表面。并且纤维是有弹性的，可伸长或缩短来适应脂肪的增生或减少。依个体差异或部位的不同浅层脂肪厚约1cm，肥胖者可增至几厘米。目前认为浅层脂肪的抽吸可以使皮肤更好的回缩，并可矫正橘皮样外观。深层脂肪组织又称板层，为静止性脂肪组织，容易合成但不易分解，仅存在于某些特定部位。厚度因人而异，中间厚外周逐渐变薄，在其最外端浅筋膜与深筋膜融为一体。局部脂肪沉积具有性别差异，女性常位于骨盆周围，如下腹部、腰部、臀部等处，男性则以上腹部多见（图5-1，图5-2）。正常情况下，人体脂肪细胞的数目是一定的，但过度肥胖的人脂肪细胞可产生增殖现象，脂肪细胞数目可以增加。

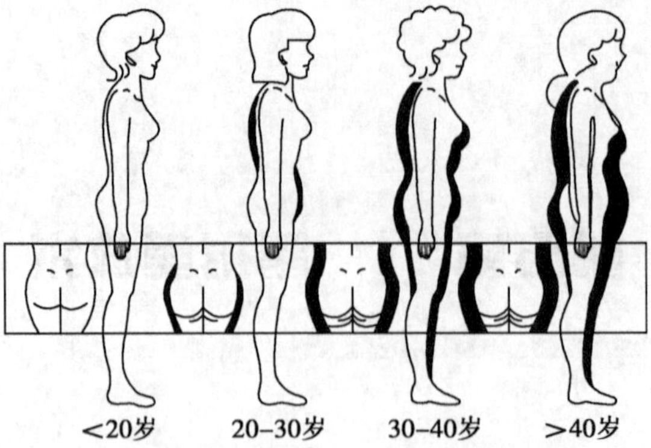


**图5-1　女性皮下脂肪分布示意图**

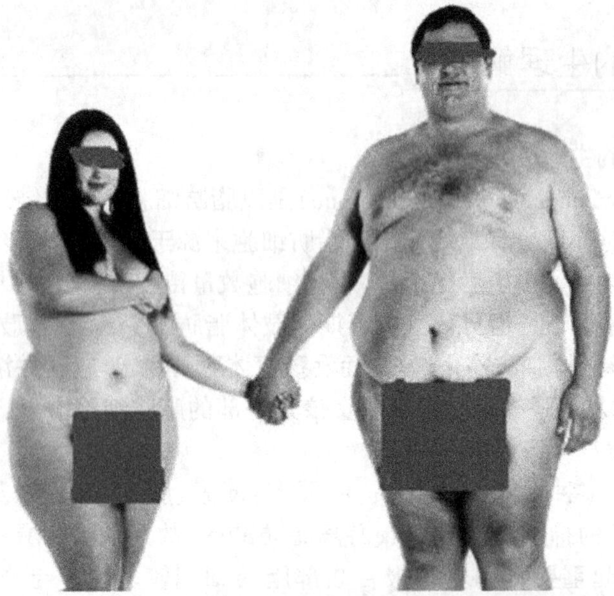

**图5-2　男女肥胖者皮下脂肪分布示意图(见文末彩插)**

## 二　肥胖的诊断及评价

### (一) 肥胖的诊断标准

理想的体重可以通过公式来计算。最常用的公式为:标准体重(kg) = 身高(cm) - 105 或 100(女性);超重百分比 = (实测体重 - 标准体重)/标准体重 × 100%。超过标准体重 20% ~ 30% 为轻度肥胖;超过标准体重 30% ~50% 为中度肥胖;超过 50% 以上为重度肥胖。体重指数计算公式:体重指数(BMI) = 体重(kg)/身高(m)$^2$。判断标准:BMI = 22 为标准体型;小于 20 为偏瘦型;20 ~24 为正常体型;24 ~26. 5 为稍胖体型;大于 26. 5 为肥胖体型。此外,由于年龄、性别和我国南方和北方体型差异等因素,尚有多种体重计算方式,运用时还需注意每个人具体的情况来判断。

### (二) 肥胖的种类

临床上将肥胖分为单纯性肥胖与病态性肥胖两大类:

**1. 单纯性肥胖** 或称营养性肥胖。即患者无内分泌疾病等任何其他因素，身体健康状况良好，唯体重增加，体型肥胖。然而遗传、激素和饮食规律性被认为是引起肥胖的主要因素，肥胖的父母其子女50%是超重的。营养丰富、营养过剩、不爱运动的生活习惯也是肥胖的主要原因。

**2. 病态性肥胖** 主要由内分泌性疾病引起的脂肪代谢异常，可导致肥胖症或称症状性肥胖，为神经内分泌性肥胖。现代医学证明，肥胖症可与多达20余种疾病相关，特别是糖尿病患者，肥胖需增加胰腺分泌胰岛素的量。通过饮食治疗、外科手术或脂肪抽吸减少脂肪，对于病态性肥胖患者的生理和化学改变有重要意义。

## 三 塑形美体常用技术和方法

由于肥胖者显著影响人的体型美并可能导致多种疾病，因此塑造理想的体型对大多数肥胖者来讲是梦寐以求的目的。而近年来针对肥胖者所采取的手段和措施更是层出不穷。

### （一）吸脂减肥术

是目前最常应用而效果可靠的减肥方法，以负压吸脂为主，目前已发展有超声吸脂、电子吸脂、共振吸脂、激光溶脂等多种方法，使得吸脂的效果亦不断提高。但由于手术需一定的条件和技术，并对人体有一定创伤，使部分患者应用受限。

### （二）整形手术

包括部分胃肠切除术和腹壁整形等，因为手术创伤大，应用较少。

### （三）药物减肥

是利用口服药物来进行调节脂肪代谢、抑制脂肪吸收、抑制食欲减少热量摄入等起到减少脂肪的目的。

### （四）其他疗法

包括中医中药、针灸、按摩、减肥仪器以及美塑疗法中注射溶脂等，尽管其显效慢而且易出现反复，但因较安全、痛苦小及简便易行故依然受到爱美人士的青睐。

# 第二节 吸 脂 术

早在20世纪20年代始即有法国医师利用小切口进行皮下脂肪的刮除，但因感染和血管损伤而失败造成截肢的恶果，因此直到20世纪40年代美国医师才又进行了此项操作，使得此项技术发展缓慢。20世纪80年代湿性抽吸技术和肿胀局麻技术相继被应用，脂肪抽吸获得了抽吸量大、出血少、组织损伤轻和麻醉时间长等良好的效果。近几年除负压吸脂外又相继发明了超声吸脂、电子吸脂和共振吸脂等，使脂肪抽吸朝着更安全有效的方向发展。

## 一 肿胀技术与吸脂术麻醉的选择

### （一）肿胀麻醉技术

肿胀麻醉技术是目前最常用的麻醉方法。实践证明是较安全、简便、有效的麻醉技术，为吸脂术所首选。

**1. 肿胀麻醉液的配制** 2%利多卡因25ml、1:1000的肾上腺素1ml、5%碳酸氢钠20ml、0.9%生理盐水1000ml;利多卡因最终浓度0.047%,肾上腺素最终浓度为1:1 000 000。上述肿胀液最大用量可达8000ml。

**2. 利多卡因的用量** 常规用于浸润麻醉时极量为400mg/h,而肿胀麻醉时最大量达35mg/kg(浓度必须在0.05%~0.1%),甚至最高可达50mg/kg,大大超过规定剂量。肾上腺素用量为0.035mg/kg,浓度在1:200万~1:100万,很少出现心率增快和血压升高的表现。超大剂量利多卡因用量而血浆峰值在中毒峰值以下,其原因是:①肾上腺素的使用使局部血管收缩药物吸收缓慢;②脂肪与利多卡因有高亲和性可延缓吸收12小时;③药物注射后短期内则随脂肪一起抽出。因此,肿胀麻醉为效果好、损伤轻、出血量少及操作简便安全的麻醉技术。

**3. 注射方法** 可应用注水机或注射器缓慢注射麻醉液至皮下脂肪层使术区产生均匀一致的中重度肿胀,注射量是吸出量的1~1.5倍。

### (二)其他麻醉

包括全身麻醉和神经阻滞麻醉,后者包括硬膜外、腰麻或臂丛及其他周围皮神经阻滞麻醉。但无论采用全身麻醉还是任何阻滞麻醉均应局部注射0.05%利多卡因肿胀液以达到肿胀技术的其他效果。

## 二 脂肪抽吸的操作方法

### (一)术前标注

用甲紫在手术区以数个同心圆来标注,位于中心部位的同心圆表示脂肪堆积较多,靠外侧的同心圆表示脂肪较少。重要血管神经走行部位或无脂肪抽吸区则用叉表示。每次手术应控制在1~2个区域,不宜一次性广泛多个部位吸脂。

### (二)手术切口的选择

手术切口的长度与吸脂管的直径相当,一般0.5~1cm左右。切口位置应尽量位于隐蔽处,并能使吸脂管达到所需手术区。切口不选择在骨性凸出或张力部位,以免影响伤口愈合和不必要的疼痛。如切口在术中由于吸脂管的摩擦而受损撕裂,应修整或去除少量皮肤再行缝合。

### (三)预置抽吸隧道

手术前在没有负压的情况下,用吸脂管在所要抽吸的平面下建立一个操作面,如此可使脂肪组织变得疏松并破坏纤维组织隔,可使抽吸层次保持在正确的位置。

### (四)抽吸操作

将吸脂管插入皮下脂肪层,深度在1~2cm处,按照事先标记区域内作拉锯式刮吸,同时开动电动吸引器。操作时吸头侧孔应向不同方向,尤其朝皮肤表面方向。左手抚摸抽吸部位的皮肤表面,以掌握抽吸的深度。术中随时观察吸出物的颜色,如吸出为血液时要及时改变抽吸方向。吸管在进出切口时不要有负压,以免加重切口缘的损伤。抽吸结束后应将皮下存留的液体及脂肪颗粒挤出,放置引流管或做负压抽吸24~48小时。抽吸区加压包扎。

## 三 注射器吸脂法

注射器吸脂是利用注射器所产生的真空负压,结合肿胀技术抽吸皮下脂肪,属于负压吸脂。

**(一) 注射器**

可使用普通一次性医用塑料注射器,也可用专用金属吸脂注射器。使用普通注射器时在吸脂针扎入皮肤后,拉开针芯形成负压用血管钳夹持针芯防止回缩,即可进行拉锯式抽吸。而专用注射器为旋卡式,较普通注射器使用方便,可反复清洗消毒后再用。

**(二) 抽吸针**

注射器吸脂目的有二:一是抽吸局部聚积的脂肪,起到减肥塑形目的,因吸脂量较大,此时可选用较长吸脂针,内径为 1.5 ~3.5mm(16、18、20 号),长 10 ~20cm。前端有 2 ~3 个侧孔,针尖圆钝但有马蹄形斜面。使用时可直接穿透皮肤无需切开皮肤。另一个即是脂肪颗粒注射移植填充时,因吸脂量较少,则选用普通注射针头,如 9 号、12 号、16 号。注射器也多选择一次性塑料注射器。

**(三) 吸脂方法**

用普通针头吸脂时可采用横吸法,即右手拇指、示指和中指持针筒,环指尖抵住抽吸针尾部,以免针尾触及皮肤而受伤。左手捏起脂肪抽吸部位以前臂动作为主轴方向进行抽吸。若抽吸脂肪量较大选用专用吸脂针时采用纵吸法。右手握针筒,以示指抵住抽吸针尾部,左手平放于皮肤,进行前后往复抽吸。当抽吸区逐渐变软后,左手可捏持皮肤和皮下组织,依次抽吸深浅脂肪组织层。抽吸浅层脂肪时动作应轻柔,避免损伤表浅血管。因为浅层脂肪具有遮盖深层脂肪凹凸不平的功能,而且对女性皮肤的质感有重要作用,原则上要保留大约 0.4 ~0.5cm 厚度的浅层脂肪。

## 四 电动负压吸脂术

电动负压吸脂是利用电动吸引器或专用的负压吸脂机,连接吸脂导管和不同型号的金属吸管,在密闭的瓶内达到真空,一般真空负压相当于一个大气压(100kPa)即可将脂肪吸出。在肿胀麻醉液注射完成后,在抽吸区域外围较隐蔽处做 1 ~2 处皮肤切口。自切口处将吸脂管插入深层皮下脂肪启动吸脂机,由深至浅逐层抽吸,吸脂管在隧道内行拉锯式往复运动,脂肪混合液即可被吸入导管内。观察抽吸液为淡黄色脂肪混合液时说明抽吸正确。导管内出现血液时应停止抽吸,改变抽吸管方向重新抽吸。在同一隧道内往复运动不要过于频繁,以免形成皮下腔隙过大。同一隧道排列要规则,间隔角度相同呈扇形或放射状排列,以使术后愈合后形成较平坦的皮肤表面。抽吸时不但注意观察抽吸液而且应随时判断皮下剩余脂肪的状况。如脂肪的厚度、对称性,皮肤表面是否平整等。并应随时纠正缺陷和不足。抽吸结束后切口缝合 1 ~2 针,覆盖无菌敷料,加压包扎并穿弹力服装。

## 五 超声吸脂术

**(一) 超声吸脂的原理**

超声吸脂术是利用高能低频超声波的物理化学效应选择性地破坏皮下脂肪组织,生成脂肪乳化液后再用负压吸引将其抽出体外的一种吸脂方法。超声波的生物效应有热效应和机械效应两种，而后者又可分为空化效应和微机械效应。超声吸脂主要是利用机械效应将脂肪组织乳化，热效应则会烧伤皮肤，临床上要尽量减少超声波的热效应。空化效应所产生的局部瞬时高压、高温可导致人体组织的声化学效应，促进某些化学反应的发生，产生声光现象、自由基、氧化反应性代谢产物等。可能对人体产生长期影响，如 DNA 的损伤，甚至癌变等。因此，超声吸脂虽然有其疗效较好、操作强度低，但是存在损伤、手术时间长，不能抽吸浅层脂肪等诸多缺点，尚需进一步发展和完善。

### （二）操作过程

**1. 注射肿胀液** 液体温度应与室温相同（约 21℃），以缓冲冷却超声波所产生的热量。大量液体减低了脂肪组织的密度，并为超声提供了液态环境，有利于空化效应的产生。此外低温液体减轻了超声波产生的热效应。

**2. 乳化与抽吸** 一般采用 23kHz 超声波及直径 5mm 的空心钛金属探头，连接负压吸引装置。切口尽量隐蔽，也不要采用对称切口。切口内置入皮肤保护器，切口周围覆盖湿性敷料，以免损伤皮肤。探头经皮肤保护器插入皮下，距皮肤内面应超过 1cm，缓慢持续轻柔往复移动探头。探头必须处于动态，不能在某一区域停滞，以免造成热损伤。应注意观察抽吸导管内的乳化液并及时调整超声波的频率及探头运行的速率或位置。正常时如“牛奶冰激凌样”混合液。出现较多血性液体时，应改变探头运行方向。左手应触摸皮肤感知探头的方向及位置，保证探头在正确层次，远离皮肤、筋膜、肌肉等，以免发生热损伤。抽吸时采用低负压小直径导管进行。将乳化液抽吸干净后如残留脂肪组织过多、凹凸不平等，则采用常规负压吸引进行最终塑形。目前主张减少超声乳化的时间，而增加常规脂肪抽吸，以减少超声波的不良反应。最后缝合皮肤切口，穿紧身服。

## 六 电子吸脂术

### （一）作用原理

电子吸脂术是利用正负电极所产生的高频电场将体内皮下脂肪破坏、裂解、液化呈乳糜状，同时采用负压将破碎的脂肪混合液抽出体外，以达到躯体塑形目的的一种吸脂方法。

### （二）操作方法

1. 正确连接电极针、手柄、主机、压力注射泵及真空泵等。将针式电极从相对隐蔽处刺入皮下脂肪组织深层，距皮肤 1cm。启动输液泵注入肿胀液或采用手工注射麻醉液。因电子吸脂疼痛轻，利多卡因浓度要低，但液量不能过少。

**2. 选择程序** 较松软组织部位选 1～6 程序，纤维组织较多部位选 7～8 程序，关闭脉冲。在抽吸区边缘用穿刺针头穿透皮肤，双极电极针一般为三处使之形成一等腰三角形，以利于电极针改变抽吸方向，单极电极针一处即可。由穿刺孔插入单极针，置入深层脂肪组织，释放脉冲，轻柔地移动电极，阻力较大时应减慢移动速度，以增加高频电场对局部的作用时间，但电极针不能长时间停于一处，以免组织损伤。由于脂肪的液化，较低负压即可吸出。由深至浅逐层抽吸，应保留 0.5～1.0cm 浅层脂肪组织。电极针过于接近皮肤时可致烧灼疼痛，应注意避免。同样抽吸中注意导管中脂肪混合液的颜色、数量等。若出血较多应改变抽吸方向。最后判断吸脂区皮下脂肪厚度、平整度，用常规负压吸引进行纠正，边缘部位最好采用单纯负压吸引。术后穿刺孔无需缝合，无菌敷料覆盖，加压包扎，并穿弹力服 3 个月以上。口服或静滴抗生素 3 ~5 天。

## 七 吸脂术的常见并发症及防治

吸脂术已是国内外常用的减肥手术,并发症发生率很低,尤其严重并发症极少发生。但文献统计仍有死亡病例发生。故即使是再安全的手术也不应掉以轻心。死亡原因:脂肪栓塞综合征占首位,其次为腹壁或内脏穿孔。药源性(麻醉、镇静及其他药物)为第三位。有学者总结导致死亡的因素为:①过度大量抽吸(抽吸脂肪混合液 5000ml 以上,脂肪大约为 80%);②注射大容量的湿性液体;③操作者未经严格培训并掉以轻心;④肿胀液中高剂量的利多卡因和肾上腺素的心脏毒性作用。因此,正确的操作技术及选择适宜的患者是避免并发症的关键。

**(一) 常见并发症**

**1. 皮肤凹凸不平或不对称** 因抽吸不匀所致。暂时性凹凸不平较常见。经加压塑形半年后会改善。若半年后仍凹凸不平,可在一年后二次抽吸。使用低负压小直径吸脂管抽吸浅层脂肪则可避免。

**2. 血清肿** 超声吸脂术多见。在皮下较大的腔隙内充满了不凝的血清样液体,易形成慢性血清肿。包扎不实造成。小的血清肿可自行吸收,大的血清肿要用注射器抽吸或切开放出再加压包扎。

**3. 皮肤瘀斑** 因吸脂头过浅损伤真皮下血管网所致,术后 24 小时内出现,1 ~2 周可消退,一般不需处理。

**4. 皮肤坏死** 较少见,超声吸脂或电子吸脂损伤浅层脂肪,破坏真皮下血管网或感染所致。吸脂不可过浅,严格无菌操作,出现感染时尽快处理创口,全身使用抗生素。

**5. 其他常见并发症** 如皮肤麻木或疼痛、色素沉着、皮下硬结。下肢吸脂还可致小腿水肿等。多在 3 个月至半年内自行消失。

**(二) 少见并发症**

**1. 脂肪栓塞及脂肪栓塞综合征** 是吸脂术导致死亡的主要原因。正常吸脂后血液和尿液中会出现少量的游离脂肪酸,可很快被血浆脂肪酶分解吸收,不会造成严重并发症。但在组织损伤较重时,大量脂肪进入血液,导致脂肪栓塞和脂肪栓塞综合征。脂肪抽吸合并腹壁整形、脂肪组织过度损伤者发生率增加。其主要症状为缺氧、意识模糊和皮下瘀斑三联症。出现上述症状应迅速检查动脉血气分析、胸部 X 线、冷凝集试验、血清脂肪酶等,以明确诊断。治疗应进行大剂量皮质激素以及球蛋白的输入、吸氧等。

**2. 腹壁和内脏穿孔** 主要因操作不当引起。术前应检查有无疝气、腹部手术史、肠粘连及腹部吸脂史。术中要正确掌握层次,动作要轻柔,不能过于粗暴。

**3. 药物的毒副反应** 肿胀液中的利多卡因和肾上腺素如超出一定剂量或浓度及与其他药物的相互作用,均可发生毒副作用。而全麻及镇静剂可掩盖患者的中毒症状。术中患者出现头痛、口舌麻木、耳鸣、谵妄、躁动、嗜睡、心动过缓,低血压等症状时,必须及时处理。术后 24 小时内严密监视患者,随时与术者保持联系。

# 第三节 药物减肥

在我国市场上有关减肥产品品种繁多,但许多不乏夸大其效果,广告宣传言过其实。由于利益的驱动,许多减肥方法也并非科学有效,反而对人体可能造成伤害。中药减肥也有一定效果,大多是在严格控制饮食、配合运动等情况下进行。目前只有两种产品属于处方减肥药物,即西布曲明和奥利司他。

## 一 常用减肥药物

### (一) 奥利司他

由瑞士罗氏公司研制的一种新型处方减肥药,是一种可以阻止对饮食中脂肪吸收的处方药,可使食物中约30%的脂肪不被吸收,可减轻体重并有助于维持体重。本品不作用于中枢神经系统,因此不会影响食欲。该药主要通过抑制脂肪酶,减少脂肪在胃肠道的吸收而产生作用。由于人体对奥利司他的吸收率低于1%,因此不会引起全身性不良反应。因奥利司他抑制食物中的脂肪吸收会导致油样便,此时可帮助患者调整饮食结构。但因奥利司他使脂肪吸收减少,同时也会影响脂溶性维生素的吸收,所以建议服此药时应同时补充脂溶性维生素。

用法用量:口服120mg/次,3次/日。

### (二) 芬氟拉明

芬氟拉明20世纪60年代被美国FDA认可其安全性和有效性,其后即被广泛用于治疗肥胖等疾病。20世纪80年代该药在国内批准生产,之后二十多年是最常用的减肥药之一,主要用于治疗单纯性肥胖及患有糖尿病、高血压、心血管疾病和焦虑症的肥胖者,是一种作用于中枢神经系统的药物。但由于该药不断出现的严重不良反应,2009年1月芬氟拉明被国家药监局停售。

## 二 常用减肥药的不良反应

### (一) 芬氟拉明

国家药品不良反应监测中心的监测数据也表明,使用盐酸芬氟拉明可引起心脏瓣膜损害、肺动脉高压、心力衰竭、心动过速、心慌、胸闷、血尿、皮疹、恶心、头晕等严重不良反应。为保障公众用药安全,根据《药品管理法》和《药品管理法实施条例》,国家药监局已经在2009年1月7日停止了盐酸芬氟拉明原料药和制剂在我国的生产、销售和使用。

### (二) 西布曲明

西布曲明的常见副作用是口干、便秘、畏食、失眠,其中以口干和便秘情况出现最多,其他不良反应还包括心跳加快、血压升高等。

另外,根据《食品卫生法》和《保健食品管理办法》规定,禁止在食品和保健品中添加西布曲明,也就是说,在"食"字号、"健"字号的产品上,是不能添加西布曲明的。因为作为中枢神经抑制剂,是会产生一些副作用的,因此服用含西布曲明的减肥药应在医师指导下进行,并且需要医师的处方。

### (三) 奥利司他

根据国内唯一奥利司他药物——赛尼可的说明书,奥利司他常见的不良反应为:油性斑点,胃肠排气增多,大便紧急感,脂肪(油)性大便,脂肪泻,大便次数增多和大便失禁。另有较多出现的胃肠道急性反应，包括腹痛/腹部不适、胃肠胀气、水样便、软便、直肠痛/直肠部不适、牙齿不适、牙龈不适。观察到的其他少见不良事件有：呼吸道感染、流行性感冒、头痛、月经失调、焦虑、疲劳、泌尿道感染。偶有瘙痒、皮疹、荨麻疹、血管神经性水肿和过敏反应。此外，尚有该药出现严重肝脏损伤的报告，用药过程须注意。

（周存才）

# 第六章　注射美容技术

注射美容技术(cosmetic injection techniques)是指将可注射材料或药物注入人体局部或特定部位,以矫正人体外形缺陷及畸形或起到美化容貌和形体为目的的美容方法。注射美容主要包括注射填充美容技术、肉毒毒素注射除皱及注射疗法治疗损容性疾病等。它具有操作简单、方便、微创、手术时间短及患者痛苦小、恢复快等优点。自20世纪50年代以来,以液体硅胶注射填充矫正组织缺损性凹陷、隆鼻、隆额、隆乳等,曾在欧美十分盛行,但由于液体硅胶中固化不全的硅油可向周围组织渗透扩散引起不同程度的炎症、肉芽肿、组织坏死等并发症,目前已经禁止使用。近年来,由于新型注射填充材料和药物不断出现,注射美容得到了快速发展,临床应用越来越广泛。随着新材料、新药物和新技术不断出现,注射美容及注射填充技术必将得到更快发展。理想的注射填充材料应具备以下条件:组织相容性好;不致敏、不致癌、不致畸;非微生物生存基质;与人体组织具有一定的结合能力;不引起炎症及异物反应;不导致免疫及组织相关性疾病;具有适当的流动性。材料置入人体后易于成形、塑形及固定,不易被吸收,效果持久,易于消毒、储藏。目前常用的填充材料有胶原蛋白、透明质酸、羟基磷灰石、自体成纤维细胞、自体脂肪等。

## 第一节　注射填充美容技术

### 一、透明质酸钠

透明质酸钠(sodium hyaluronate)是由N-乙酰葡萄糖胺(N-acetyl glucosamine)和葡萄糖醛酸(glucuronide)反复交替连接而形成的一种高分子聚合物,它具有高度的黏弹性、可塑性、渗透性及良好的生物相容性,是当前临床上常用的一种生物材料。它广泛分布于哺乳动物和人体内的皮肤、玻璃体、房水、滑膜液、胎盘等结缔组织的细胞外基质中,没有种族特异性。健康成人血液中的透明质酸钠含量为10～100mg/L,血清中的含量平均30～44mg/L。透明质酸的生理学特性是由透明质酸的大分子量和亲水性决定的。透明质酸分子中的双糖单位具有非常强的亲水性,能够结合大量的水分子,它有很强的保持水分的作用,所以能保持细胞间合适的湿润环境,作为经典的保湿因子,又广泛应用于化妆品当中。人体中的透明质酸主要存在于皮肤中,真皮的组成成分包括由富含透明质酸的细胞外液中的胶原和弹力蛋白所构成的基质。皮肤中的透明质酸可以帮助皮肤耐受压力,保护皮下组织免受损伤。透明质酸也具有润滑的作用,使得皮肤在骨骼和关节活动时适时地改变形状和体积。皮肤和体内的内源性透明质酸的分布情况是不停地变化的。随着年龄的增长,透明质酸的减少,以及相应的透明质酸结合水分子能力降低都会导致皮肤容积减少，皱纹产生以及皮肤干裂。因此，透明质酸目前被广泛应用于美容治疗中，用于面部美容整形的治疗包括嫩肤、丰唇、纠正皱纹、补充皮肤容积和面部塑形。目前使用的用于美容除皱的透明质酸钠产品在分子结构上进行了部分稳定性修饰，从而形成透明质酸分子网，具有高度的生物相容性和最小的组织排斥性，故引发炎症反应的可能性非常低。而未经修饰的透明质酸用于美容填充则在人体中快速降解，最多能维持几周时间，而经修饰后的产品可以维持9个月或更长时间。另外，根据皮肤组织的结构特点，生产商已生产出不同大小的凝胶颗粒以适用于不同层次的组织结构，使其达到最佳的填充效果。目前国内临床应用的用于美容整形的透明质酸钠主要是进口产品。

## 二 聚甲基丙烯酸甲脂

聚甲基丙烯酸甲脂(polymethylmethacrylate，PMMA)俗称有机玻璃，为一种热塑性丙烯酸树脂类塑料。聚甲基丙烯酸甲脂具有良好的组织相容性。1991年芬兰籍Lemperle教授将直径为20～40μm的PMMA微球与山梨酸酯混合注入老鼠的皮内及皮下作为软组织填充剂，其表面光滑，20～40μm的直径既不被吞噬又适合皮内注射。同时发现微球周围第2周即有明显的纤维化，7周形成完整的纤维囊，未发现降解及吞噬。之后Lemperle教授将这一材料应用于面部皱纹，且为了提高疗效将牛胶原蛋白与PMMA微球进行混合注射取得了更好的效果。PMMA被制成表面光滑的圆形微球，直径32～40μm，以3.5%的胶原溶液为载体，将圆形光滑微球悬浮在胶原溶液中，经注射进入需填充部位，在溶液中会有体积75%的牛胶原蛋白和25%PMMA微球。被注入体内1～3个月后，注入的胶原逐渐降解并被人体自身的胶原所代替，而PMMA微球因不被吞噬，不易导致组织反应，能够较长时间刺激组织产生成纤维细胞，纤维细胞、胶原纤维在微球体形成结缔组织包囊，替代了逐渐被吸收的牛胶原蛋白，达到充填作用。而且PMMA微球能刺激纤维细胞合成和分泌胶原蛋白起到持久效果，并保证局部组织柔软，没有硬结和硬物质，达到了明显的美容目的。临床可用于面部皱纹或塌陷、丰唇、鼻唇沟皱褶等美容治疗。

## 三 自体成纤维细胞

人的皮肤之所以富有弹性和光泽，主要靠皮肤内的成纤维细胞(或称纤维母细胞)分泌产生的胶原纤维来形成皮肤的支架。通常情况下随着人的年龄的增长，成纤维细胞的数量会因皮肤干细胞的衰减而减少，分泌的胶原蛋白也会减少，这样皮肤的弹性就变差，就会出现皱纹和皮肤松弛等衰老变化。因此，胶原纤维产生的根本是皮肤干细胞，干细胞是形成人体器官和组织的基础细胞，医学上根据干细胞的作用时间分为胚胎干细胞和成体干细胞。皮肤的成体干细胞可分化为成纤维前体细胞，成纤维前体细胞生长为成纤维细胞，成纤维细胞产生胶原纤维，维持皮肤的弹性和光泽。

此项技术是运用组织细胞培养工程来完成。首先取材于自身皮肤(耳后或上臂内侧)细胞，然后经细胞培养、增殖、纯化为单一的成纤维细胞，再将这些活体细胞注射于面部皮肤皱纹基底部，来达到美容去皱纹及年轻化的美容目的。因其细胞来源于自身，所以不存在排斥反应，并且细胞可继续生长并持续产生自己的胶原蛋白和大分子黏多糖，进而改变局部代谢微环境，促进水分和离子平衡，使皮肤功能、弹性恢复，即自身蛋白的修复作用。所以分泌的蛋白和黏多糖不易被分解，因而效果可维持较长久，临床试验证实其疗效可长达22个月。该方法缺点是制作时间长、费用高，细胞提取后必须及时注射。

## 四 伊维兰和欧特莱

伊维兰（evolution）和欧特莱（outline）均是来自法国Procych生物化学实验室生产的皮肤组织工程注射填充材料，欧特莱原称伊凡露和奥特兰。该材料属非动物源性，故无过敏反应性危险。此种材料性质稳定，与人体组织细胞相容性极好，无排斥反应，无瘢痕形成，并可诱导自身组织向其中生长，达到皮肤组织结构的再生修复，可永久和半永久填充深浅皱纹、皱褶、凹陷性瘢痕和软组织填充及面部整形和丰唇等。安全、持久和优良的组织相容性与诱导组织再生性使它被誉为“细胞外基质的替代物”。

伊维兰和欧特莱在国外应用已有8年时间，超过30万次注射的临床数据，安全度高，已在世界范围内广泛应用，通过了欧盟CE认证0499号，并通过了符合EN|ISO10993标准的各种临床试验。在生产过程中保持严格的无菌操作并经射线杀菌，常温保存打开包装后可直接使用。

伊维兰是一种在显微镜下看得见的化合物，一种长效的合成的皮肤填充物，在其中加入含聚偏二乙烯聚合物的软质微球后即成为聚丙烯长效阳离子共聚物。聚丙烯的阳离子共聚物稳固在皮肤中，一旦进入组织中2～3年便逐渐降解，而微球则永久留在注射部位。质地又软又圆，直径约40μm的微球不会阻塞血管，又不被吞噬细胞吞噬，由于微球的多孔性质使其极具渗透力，可以将入侵的组织分子固定住，还可以有效地阻止其组织的内部范围的转移。伊维兰一旦被注射后，柔和的正电子便会吸引带负电子的细胞外基质，其中一个最重要的分子结合成为透明质酸，而其他形成的还有葡萄糖氨基及与之同样重要的胶原蛋白的初始物。

在注射后的两个月左右，电荷呈现正负均衡，透明质酸和其他葡萄糖氨基被吸引到伊维兰内部结合成了柔软似海绵的大分子团，这种结构改善了皮肤的肤质。

伊维兰的适应证：填补相关的深层皱纹、皱褶、额头纹、眼角鱼尾纹、鼻唇沟纹、额部条纹、唇部皱褶、眉头纹。另外还可以用来修复因组织缺失而引起的面部瘢痕。特别注意，在注射填补物完成后24小时内要避免阳光曝晒，不要服用任何药物，禁烟、禁酒。不同于其他永久性填充物，伊维兰可适当用于瘢痕体质者，但妊娠妇女禁止使用。

作为伊维兰的姊妹产品欧特莱同样带正电子，欧特莱吸引透明质酸分子和弹性蛋白，葡萄糖氨基多糖向注射区域转移，提高皮肤质量并使自身胶原结合成为凝胶分子团。与伊维兰所不同的是不含有微球，所以它不是永久的。欧特莱可用于填充深皱纹，也可以填充浅皱纹。

欧特莱是一种长效填充物，根据型号不同，它的作用时间可以达到5年、8年和10年。

# 第二节　胶原蛋白注射美容术

## 一 概述

胶原蛋白（collagen）是一种天然蛋白质，广泛存在于动物的皮肤、肌腱和其他结缔组织中，约占哺乳动物总蛋白的1/3。胶原具有螺旋结构，其氨基酸组成的主要特征是：甘氨酸、脯氨酸、羟脯氨酸的含量较高，而芳香氨基酸、含硫氨基酸较少。按结构可分为十几个类型，各型间的结构差异主要是多肽链的初级结构即氨基酸的排列顺序不同所致。胶原因其弱的抗原性和良好的生物相容性，在烧伤、创伤、眼角膜疾病、美容、矫形、硬组织修复、创面止血等医药卫生领域用途广泛。

早在1977年Knapp首先报道提纯了牛和人胶原，并将它们用于临床治疗，结果显示30%的病例在10～12个月获得了康复。其后胶原填充获得飞速发展，美国胶原公司研制出的注射性牛胶原，1981年FDA正式批准该材料用于临床。然而有学者认为牛胶原免疫原性虽低，仍为异体蛋白，在某些受术者中可能引起免疫反应。国内中国预防医学科学院刘秉慈研究员研制的整形美容用胶原为注射用人胶原，基本克服了这一缺点，经动物实验发现大鼠皮下注射可存留一年以上，存留率高，生物活性好，优于注射牛胶原。

## 二 作用原理

医用胶原为白色膏状胶原蛋白匀浆，于大鼠皮下注射两天后取出进行HE染色，镜下观察为淡染无定形基质，无细胞和血管存在。注射1个月后，胶原注射物与周围组织相容性好，未见注射物外周有纤维化包膜。医用胶原注射物HE淡染，可见某些细胞出现于注射物中，边缘较多，细胞类型以成纤维细胞为主，也有一些巨噬细胞、单核细胞和嗜酸性粒细胞。在个别注射物中可见轻度炎症反应。此外，在注射物中还发现脂肪细胞和毛细血管，毛细血管中含有红细胞。注射后6和12个月，注射物形态与1个月时相似，成纤维细胞和脂肪细胞增加，成纤维细胞周围的基质染色较深，注射物毛细血管的数量也比1个月时增多，但无炎症反应。

软组织填充的直接手段是用材料对缺损部位进行机械性填充。医用胶原进入人体内，不仅可起到占位性填充作用，还能诱导宿主细胞和毛细血管向注射胶原内迁移。这是因为胶原是细胞外间质的主要部分，亦是细胞生长的良好培养基，宿主的成纤维细胞在毛细血管输送氧气和营养的情况下进行正常的细胞活动，合成宿主自身的胶原及其他细胞外间质成分。

人体皮肤蛋白的1/3是胶原蛋白，当美容胶原注射入凹陷的皮肤缺损后，脱水收缩重新排列，至近似于体内自然胶原纤维。数周后体内成纤维细胞、毛细血管、脂肪细胞向胶原移植物内移行生长，并合成使用者自身的胶原蛋白，最终形成自身正常结缔组织，填充皮肤缺损，达到去皱填平凹陷性瘢痕的目的。

## 三 适应证

美容胶原主要适用于面部细小皱纹的除皱上，可用于额部皱纹、鱼尾纹、眉间皱纹、鼻唇间皱纹。另外，痤疮、水痘及天花后遗留的凹陷性瘢痕，疾病或外伤引起的小面积轻度皮肤萎缩也适用。皱纹过深、凹陷性瘢痕过深不宜选择，效果不佳。

## 四 禁忌证

1. 胶原过敏试验阳性者。

2. 过敏体质者及使用免疫抑制剂者。

3. 有自身免疫性疾病或结缔组织疾病者。

4. 对利多卡因过敏者。

5. 妊娠期、月经期及婴幼儿患者。

6. 风湿病性疾病患者及其他严重疾病患者。

## 五 注射方法

### （一）术前准备

**1. 注射胶原的成分及保存方法** 医用美容胶原注射剂是由高度纯化的人胶原蛋白制成，但国内市场也有高度纯化的牛胶原蛋白产品，两者均含有0.3%利多卡因和磷酸盐生理盐水缓冲液，在严格无菌条件下将胶原抽吸到特别的1ml一次性注射器内。它为骨状胶原，呈半透明乳白色膏状，平时需放在4～10℃冰箱内存放备用。运输也应在4～10℃条件下，严禁冷冻，有效期一年。国内产品由中国预防医学科学院中预医用胶原公司研制生产。临用前须将医用美容胶原注射剂从冰箱中取出，先放置在室温下1小时复温后方可注射。

**2. 皮肤试验** 接受胶原注射前可以先做皮肤试验，用0.2ml胶原在前臂曲侧做真皮注射。过敏反应常发生在几天内，一般在72小时开始观察，持续观察4周。阳性表现为：注射区红斑、硬结、压痛及肿胀，可伴有瘙痒，持续6小时以上。全身症状有恶心、乏力，可伴有皮疹、关节痛及肌肉痛。阴性表现为3～4天后注射区变平、红斑瘙痒消失，但仍需追问有无短暂的症状及体征，如有疑问或仅有不典型的局部反应，一个月后在对侧前臂再做一次试验，以确定是否过敏，即使无过敏症状和体征但皮试局部有硬结者，表明在面部使用小剂量也会出现同样的情况，故此类患者不宜接受治疗。皮试出现阳性症状后不需任何治疗，8～10周后会自行消失，也可服用类固醇激素以免留下试敏区的瘢痕。

患者应取平卧位或头部有依靠的半卧位。常规碘酊、乙醇消毒，面部有化妆时应先清洗。

### （二）注射技巧

**1. 进针** 操作者右手持胶原注射器，左手绷紧皮肤，进针方向应顺皱纹方向，注射角度应与皮肤表面呈15°，针头斜面向上缓缓进入皱纹末端或缺损的真皮乳头层内，不可将胶原注射到皮下小血管内。但进针过浅亦可使皮肤穿透，注射时使胶原溢出体外。

**2. 注射** 针头完全进入皮肤真皮层后，则开始注射，一面注射一面缓慢退针，边退边注，注射得越均匀越好。注入胶原后的部位以皮肤变白、隆起为宜，若皮肤颜色未变白，说明进针过深，应抽回针头，重新进针。

**3. 注射量** 注射量要“矫枉过正”一般比原凹陷多出1.5～2倍体积，过量注射的体积将于24小时左右消失。一般注射一次后，间隔2～4周后再注射一次，根据皱纹及凹陷的深浅，平均注射2～3次可达到预期的效果。一般情况下，根据缺陷大小每次可注射0.2～1.0ml，个别情况下每次可注射1～2ml。成人每年接受注射最大剂量不宜超过30ml。

**4. 按摩** 注射后轻轻按摩局部，使进入皮内的胶原均匀分布到皱纹及凹陷下。

### （三）注意事项

1. 患有严重疾病及自身免疫性疾病者禁用；对利多卡因、青霉素过敏和正在使用免疫抑制剂者、有过敏性疾病者禁用;妊娠妇女及16岁以下未成年人不用。

2. 注射区内有炎症者,待炎症治愈后方可注射。

3. 未用完的胶原材料,不得保存再用,应扔掉。

4. 术后应向患者交待术后一周内洗脸洗澡时回避注射区,不做面膜皮肤护理,不食刺激性食物。

## 六 并发症及处理

医用美容胶原是人胶原蛋白(human collagen),并具有与人体相同的酸碱度和渗透压,因此不易引起人体免疫反应或移植排斥反应。但是外源性生物材料进入张力较大的皮肤内,机体需要一个相容过程,一过性的非炎症过程是正常的,这些反应包括暂时肿胀,轻度发红,略感不适,这些症状一般在24~48小时内基本消失。极个别使用者在饮酒、日晒等情况下,注射区周围有轻度水肿或阵发瘙痒是由于外周血管扩张所致,有自限性,随着诱因的撤除而消退,不会影响美容效果。极个别的患者若局部痒、红肿,可外搽皮质激素软膏,症状减轻后即应停药。皱纹仍存在或矫正不满意者是由于胶原蛋白部分被吸收的缘故,必要时可在半年后再补充注射一次。

作为一种除皱方法,临床可以选用,尤其对去除静态性皱纹有一定效果,但对于口周皱纹,鼻唇沟及过深的皱纹效果不佳。已有因急性过敏反应及注射后逆行运动导致视网膜血管闭塞致一侧眼部分视力丧失的报道。所以注射层次一定不可过深,一定不可注入血管内。

# 第三节 肉毒毒素注射美容技术

## 一 概述

肉毒毒素(botulinum toxin,BTX)是肉毒杆菌在生长繁殖过程中产生的一种细菌外毒素。人与动物食用肉毒杆菌污染的食物后病死率极高。BTX是当今已知最剧烈的毒素,其毒性较氰化钾强一万倍,属于一种神经毒素。根据BTX抗原性的不同,可将其分为A、B、C、D、E、F、G 7个型。目前已开发应用于临床的主要是肉毒毒素A(BTXA)和肉毒毒素B(BTXB)。

A型肉毒毒素的临床应用已有20余年历史,在整形美容外科中的应用兴起于20世纪90年代初。1946年,Schantz首次提纯结晶状的肉毒杆菌毒素。1973年Scott等发表了动物实验研究结果,它们用A型肉毒毒素注射到猴子眼轮匝肌外侧肌肉,结果该肌肉完全麻痹。后来开始在志愿者体内注射BTX,治疗痉挛性斜视,并获成功。美国FDA于1989年12月正式批准A型肉毒毒素治疗眼睑痉挛、面肌痉挛、斜视等眼科、神经科和耳鼻喉科肌肉痉挛疾病。1986年,加拿大眼科教授Jean Carruthers在使用BTXA治疗眼睑痉挛时,意外发现它的皮肤除皱作用。1987年便与她的丈夫皮肤科教授Alastair Carruthers一起将其引入美容领域,应用肉毒毒素治疗面部的皱纹,收到了较佳的效果。20世纪90年代初A型肉毒毒素传入我国,并在国内迅速推广应用。1993年,我国同类产品BTX-A问世。10余年来,A型肉毒毒素在整形美容外科领域得到了广泛的运用。但由于其剧毒作用,应用不当将会产生严重不良反应,临床应用须慎重。

## 二 A 型肉毒毒素的作用机制

A 型肉毒毒素是通过对乙酰胆碱释放所必需的蛋白质的裂解而阻断神经肌肉传导，并引起松弛性麻痹。在正常情况下肌肉收缩过程是：神经冲动→乙酰胆碱（ACh）→终板电位→肌肉动作电位→肌肉收缩，注射后的毒素迅速结合在胆碱能神经末梢的受体部位，毒素肽链的重链结合在神经末梢的无髓鞘区域，毒素本身进入神经膜，乙酰胆碱被轻链阻断在胞浆内，不能通过神经肌肉接点（NMJ），神经不再传递介质，肌肉就发生麻痹，从而降低肌张力，缓解肌痉挛。A 型肉毒毒素不阻断神经兴奋的传播，神经和肌肉都没有兴奋性和传导性的损伤，这种作用叫做化学去神经作用。

机体对抗化学去神经作用的主要方式为神经轴突芽生。在乙酰胆碱酶（ACh nase）的作用下，运动神经轴突的末端旁生、芽出、分支，形成洋葱头形膨大，最后形成神经肌肉连接新的终板，在该处释放 ACh，令肌肉重新收缩。这种再生行为可以解释毒素作用时间的有限性，临床作用一般维持 3 ~6 个月。

## 三 A 型肉毒毒素临床适应证和禁忌证

### （一）适应证

A 型肉毒毒素被广泛应用于眼科、神经科、骨科以及整形美容外科等多个领域。初步总结有如下主要适应证：

1. 眼睑痉挛。
2. 痉挛性斜颈。
3. 面部皱纹。
4. 颈阔肌束带。
5. 眉毛下垂、上抬或不对称。
6. 下眼睑肥厚。
7. 单纯性咬肌肥大。
8. 耳颞神经综合征（腮腺切除术后）。
9. 面神经异常再生（Bell 麻痹之后）导致的面部畸形。
10. 辅助治疗，即用于激光除皱术、软组织填充术的辅助治疗。

### （二）禁忌证

1. 重症肌无力、多发性硬化症、先天性上睑下垂等神经肌肉病变。
2. 对 BTX 制品中任何成分或人血白蛋白过敏者或过敏体质者。
3. 患有心、肝、肺、肾等脏器疾病，体质非常瘦弱者、活动性肺结核、血液病、结缔组织病、妊娠妇女和儿童应慎用。
4. 2 周内有使用与 BTX 相互作用的药物，如氨基糖苷类抗生素及青霉胺、奎宁、环孢素、吗啡、钙离子传导阻滞剂等，因这些药物可增加 BTX 的毒性。

## 四 A型肉毒毒素除皱的操作方法

### （一）药物的准备和稀释

平时应将肉毒毒素保存在 -5 ~ -20℃冰箱内，只有应用前将其取出，使用和操作过程尽可能保持低温环境以减少其生物学活性的损失。注射时用 1ml 注射器，4 号半针头，0.9% 生理盐水稀释。每瓶 BOTOX 含 A 型肉毒毒素 100U，生理盐水注入小瓶内应尽量缓慢，防止起泡。若用 1ml 稀释 100U，则每 0.1ml 含 10U，0.05ml 含 5U。这样小的容量既可使受术者肌肉麻痹，又可防止注射液弥散到其他肌肉中去，以防不良反应的发生。一旦稀释应尽快在 4 小时内用完，以免因药物保存不当引起药效失活、污染等。

### （二）肉毒毒素在不同部位的注射方法

稀释后的溶液抽入 1ml 的注射器中，无须局麻，75% 乙醇消毒注射部位皮肤，待乙醇挥发后再行注射。国外的一些文献描述须将药液精确的注射于皱纹线中，而国内学者认为将药液注射于局部表情肌的肌块中（即肌肉的隆起处），而不是最明显的凹陷处，产生的效果更佳。为了注射部位准确无误可应用甲紫标注。

**1. 额头纹的注射法** A 型肉毒毒素注射面部上 1/3 处最容易除去前额部横行的额头纹，额肌是纵行的，它经常收缩，频繁的表情动作容易发生额头纹。治疗额头纹时，患者应取坐位或卧位，额头纹轻一些的注射 10 个点，额头纹重一些的注射 12 ~ 15 个点（图 6-1，图 6-2）。

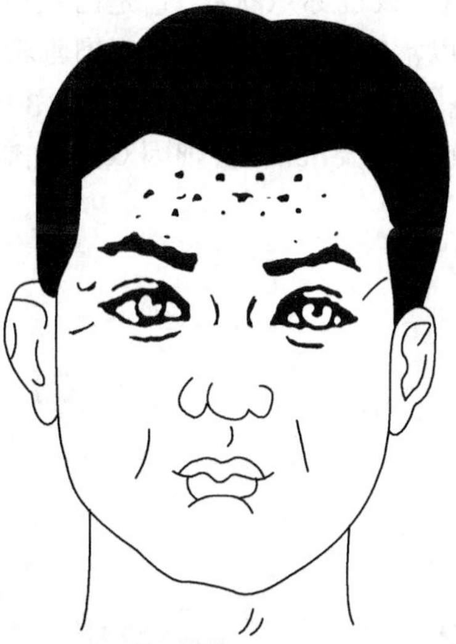

**图 6-1** 额头纹部位注射示意图

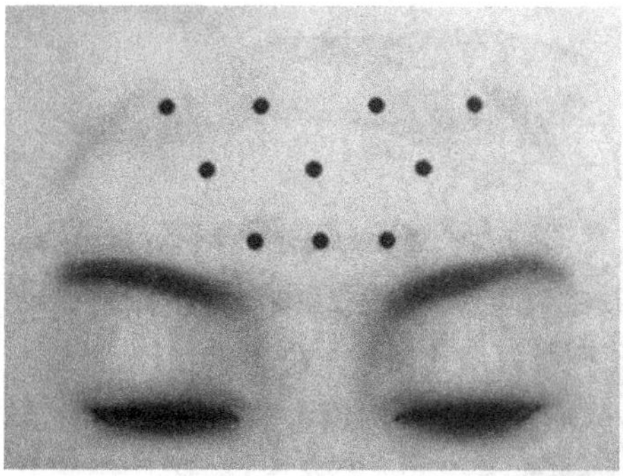

**图 6-2** 重度额头纹注射 12 个点共 30-60U

根据患者肌肉丰满情况，每点注射 2.5 ~ 5U，总量最少 25U，最多 60U。在额头纹注射点设计上要特别注意，注射点应在眉毛上 1 ~ 2cm 以上，这样可以防止发生睑下垂。

**2. 眉间纹的注射法** 肉毒毒素在面部上 1/3 处注射最常用于消除眉间纹，眉间纹是纵行纹，由 4 块肌肉共同作用而产生，它们是皱眉肌，降眉肌，眼轮匝肌内侧和额肌的下侧缘。一般女性肌肉纤细注射 4 个点（图 6-3），男性肌肉发达注射 5 个点（图 6-4），每个点注射 2.5 ~ 5U，4 ~ 5 个点共注射 10 ~ 22.5U。眉间纹注射尽量离眉头稍远些，以免发生睑下垂。

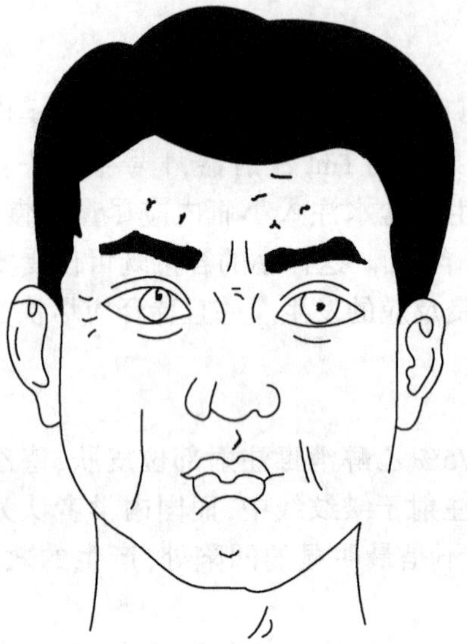

图6-3　眉间纹部位注射示意图

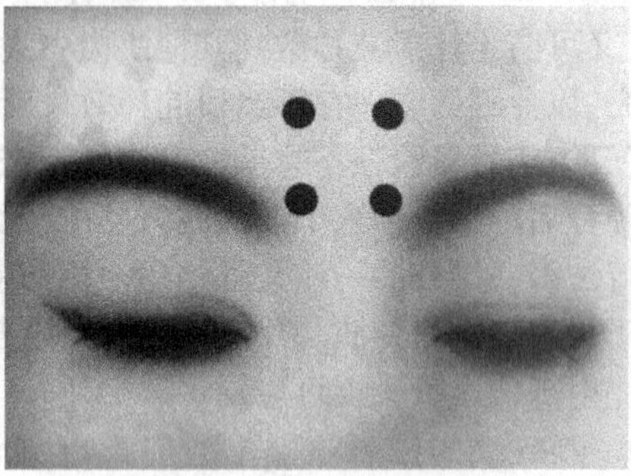

图6-4　患者眉间纹注射4个点共10-20U

3. **鱼尾纹的注射法**　眼眶外侧的皱纹形似鱼尾，又似爪状，故也称爪状纹，它是由眼轮匝肌外侧缘肌肉收缩而形成，它属于表情纹，也属于光化纹，所以治疗难度稍大。采用肉毒毒素注射仍有较好疗效，一般在眼眶外侧注射3个点(图6-5)，每点2.5～5U，6个点共15～30U。注射鱼尾纹点特别要注意双侧注射点的对称、等距。所注入的剂量要准确，否则因双侧肌肉松弛程度不一而发生复视(图6-6)。

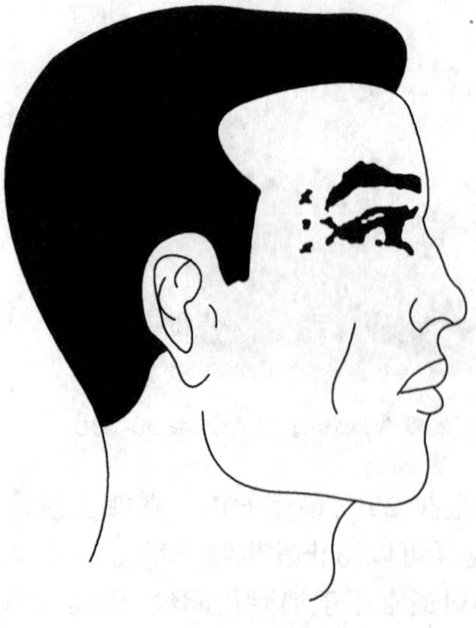

图6-5　鱼尾纹部位注射示意图

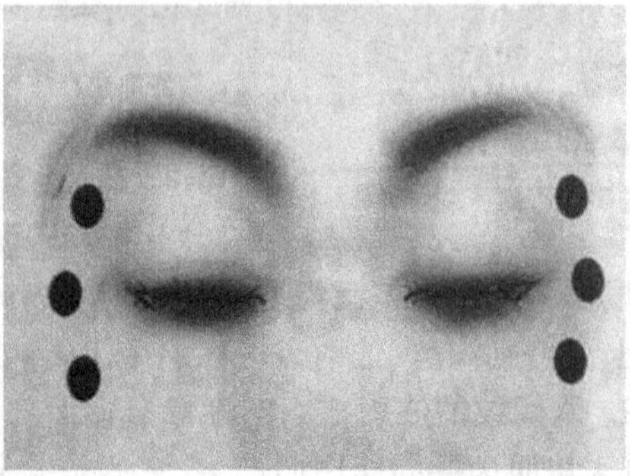

图6-6　患者鱼尾纹注射4个点共10-20U

## 五 A 型肉毒毒素除皱的效果及辅助治疗

由于个体差异,人们面部皱纹的多少、深浅,常随个人的年龄、体质、遗传因素、生存环境、心理情绪、日常习惯动作、工作性质、营养状况和疾病等因素的影响,所以肉毒毒素的作用效果维持时间因人而异,一般为 3 ~6 个月不等,这种差异可能与药物的剂量、浓度、所选择的病例以及临床操作的准确性有关。肉毒毒素的麻痹效果在注射后 1 ~7 天出现,7 ~14 天达到高峰,持续 12 ~14 周不等,便逐渐减弱消失。

肉毒毒素治疗上半面部皱纹的患者中,有效率为 99%,满意率为 70%,这是由于患者对于皱纹减轻的主观感觉非常不同,很难客观的评价其效果。国内经验认为每 0.1ml 中含 3 ~4U 为安全、适合的浓度。一次总剂量不超过 55U,一个月总剂量小于 200U,避免在短期内大量应用产生抗体,肉毒毒素对被注射肌肉的麻痹效果和皱纹的减轻程度与注射剂量有一定程度的关联。剂量越大,麻痹效果越强,作用时间越长,但是剂量和浓度达到一定程度,即每 0.1ml 中大于 5U,麻痹效果并不增加,反而因较多的邻近肌肉受累,引起不良反应。

## 六 A 型肉毒毒素面部除皱的不良反应

A 型肉毒毒素在面部除皱方面的副作用为暂时性的,较常见的有表情不自然、畏光、流泪、局部肿胀、瘀斑、注射部位麻木、头痛、额部紧绷感、邻近部位皱纹加深等。另外,还可出现眉型改变、上睑下垂、眉下垂、轻度下睑外翻、暴露性角膜炎、视力模糊、过敏反应等。这些反应常发生在治疗后 3 ~5 天,一般在 2 ~4 周逐渐消退。暂时应用含肾上腺素的滴眼剂,有助于因过敏、流血等因素造成的明显的暂时性眼睑下垂的预防。

## 七 A 型肉毒毒素治疗单纯性咬肌肥大

治疗前须做如下检查:①B 型超声测量咬肌厚度,与正常参考值作对比分析以确定诊断;②拍摄头颅正侧位 X 线片观察下颌角形态,并作测量分析,如果下颌角肥大突出明显,单纯治疗肥大咬肌可能对面型改善不明显,建议行手术截除下颌角部分骨组织。此外目前尚流行颊脂垫摘除术,可在注射肉毒毒素的同时摘除颊脂肪垫,以提高其改善面型的效果。

肉毒毒素注射采用 50U/ml 的浓度,每例使用总剂量为 100U/2ml,分两侧注射。每例咬肌分两点注射,第一点位于咬肌膨隆最明显处(分别在咬牙和放松两种状态下观察和标示),注射量为 0.7ml。第二点选择在第一点的斜上方,距第一点 1cm 以上,注射量为 0.3cm。单侧咬肌肥大患者注射量可适当加大,浓度 60U/ml,注射点同前。注射后不作局部按摩,正常的咀嚼活动会使药液在肌肉内扩散。注射后第二周显效,咬肌收缩力减弱,注射后 1 个月观察到咬肌萎缩和面型的改变,治疗 3 个月后,每例咬肌厚度较治疗前减小 3 ~6mm,肌容积减少作用持久(>6 个月)。

肉毒毒素治疗咬肌肥大时,要注意力求定位准确,反复触摸确保将药液注射在肌肉内,避免注射过浅或注入腮腺内,造成面神经的麻痹。此外注射后不作局部按摩,并嘱患者近期内进软食。

# 第四节 自体脂肪颗粒注射移植美容技术

## 一 概述

自体脂肪组织移植已有上百年的历史，由于移植脂肪无法预料的高吸收率及低成活率，自体脂肪移植半个多世纪以来没有取得突破性进展。Ellenbogen 于 1986 年采用颗粒状脂肪组织移植治疗颜面部凹陷及外伤后组织缺损均获得满意效果。1987 年 Biroll 首先报道了用脂肪注入方法来增大乳房。近年来，经过技术改进和器械的更新，颗粒状脂肪组织已成为一种较理想的自体填充材料。由于其来源丰富、取材容易、操作简单、充盈外形好、无排斥反应等优点，备受整形美容外科医师的重视，被广泛用于充填颜面部的凹陷畸形，如颜面萎缩、凹陷性瘢痕、眼睑下垂、隆乳、隆颞、隆鼻和鼻唇沟过深等美容手术。

20 世纪 80 年代以来，许多学者都进行了脂肪移植的组织形态学变化的研究。但是，脂肪移植的高吸收率仍是脂肪移植最大的障碍，也一直是脂肪移植研究的重点。近年来随着分子生物学的进展，许多学者将生物活性物质应用于促进脂肪移植存活的研究。碱性成纤维细胞生长因子(bFGF)有促进血管内皮细胞分裂和血管生成的作用，不少学者将其应用于脂肪移植的研究，并取得了很好的效果。一般认为脂肪注射临床应用时必须矫枉过正，过度矫正 50% 是必要的。有学者提出，为了获得预期的整复效果，必要时可重复注射，再次注射时，间隔以 4 ~6周为宜。

自体脂肪移植作为整形外科一种常用的治疗方法，因移植体吸收率高，结果难以预测，严重地影响其广泛应用。随着前脂肪细胞理论研究的不断深入，分子生物学，生物工程等学科突飞猛进的发展，自体脂肪移植的成活率不断提高，并展示了良好的前景。

## 二 自体脂肪颗粒注射移植技术的适应证

1. **面部皮下凹陷性缺损或畸形** 如单侧或双侧颜面萎缩，面部软组织发育不良，颧、颞、额、眶区的凹陷、面部手术或外伤所致的凹陷，上唇过薄或人中过短，鼻唇沟过深，耳垂较小等。
2. 先天性乳房发育不良，哺乳后乳房萎缩，双侧乳房大小不对称，乳头凹陷畸形。
3. 吸脂过度造成的凹陷及植皮区的凹陷等。
4. 身体其他部位软组织凹陷，如臀、大腿、小腿弯曲等。
5. 可用于面部皱纹、重睑术后多余的皱纹、重睑线过宽等。

## 三 脂肪抽吸的操作技术

范围较小的吸脂均采用局部浸润麻醉，切开一约 3mm 切口后，用小剪刀稍加分离切口周围组织，用 20 号钝圆头带侧孔长针插入所标志的皮下脂肪层，将混合液均匀注入深浅两层脂肪层内，至皮肤稍发硬为止。所需脂肪颗粒很少的也可不做皮肤切口，用 7 ~9 号针头将混合液直接注入皮下脂肪层即可。麻醉混合液配方为：2% 利多卡因 25ml、1∶1000 肾上腺素 1ml、生理盐水 1000ml。

由于所需脂肪量较少,一般可选注射器吸脂法,也可选用电动负压机械吸脂法。针管式吸脂法可用 8 ~16 号注射针头安装 10 ~30ml 一次性注射器,将针头刺入皮肤后,向后拉出针芯,用针栓套于针管及针芯之间顶住,或用血管钳夹住针芯,此时,针芯前针管内形成负压。右手握住针管,左手压紧或抓紧吸脂区,使吸脂针头在脂肪层内来回拉锯式的抽吸,整个抽吸呈均匀放射状隧道式抽吸,吸出淡红色血脂混合液,其中脂肪量并不多,而大部分为麻醉膨胀液,吸满针管后,将针头取下,侧置垂直注射器,可见淡黄脂肪颗粒悬浮于上部,此时可将淡红色麻醉液轻轻推挤掉,再抽吸生理盐水反复冲洗至纯净脂肪颗粒,必要时使用多个注射器或两人同时进行抽吸。用于注射面部皱纹时要用 7 ~8 号注射器抽吸,因针头细,抽吸速度慢,一定要耐心细致。选用电动负压机械吸引法,一般用直径 3mm 的吸脂管连接好手柄,用硅胶管接好无菌负压瓶,将吸脂管插入皮下脂肪层,来回拉锯式抽吸,也就是呈放射状隧道式抽吸,吸出的脂肪直接进入负压瓶内。

## 四 脂肪颗粒的纯化

将抽满脂肪混合液的注射器侧置,静止数分钟,将带有血色的液体排出,然后再吸入生理盐水反复冲洗 4 ~5 次,即可获得纯净的脂肪颗粒。也可用几层无菌纱布做滤布,用 500ml 生理盐水或复方氯化钠注射液 32 万 U 庆大霉素反复冲洗。还可用漂浮捞取法,将抽取的脂肪混合液倒入白瓷碗内,加入少量生理盐水,将漂浮的脂肪颗粒捞起。上述方法可根据所需脂肪颗粒量的大小来决定获取脂肪颗粒的方法。如用纱布过滤的冲洗法,操作简单,速度较快适用大量脂肪颗粒的纯化。用注射器静止分层去除法,则方便,污染轻,但获取的颗粒脂肪较少,适用面部填充需脂肪颗粒较少时采用。然而国外学者对脂肪的处理则是无需进行冲洗,所抽吸的脂肪用离心机离心浓缩后,直接进行注射。

## 五 脂肪注射的操作技术

脂肪注射操作时,脂肪应被注射成扇形"线"状小柱,避免注射成较大团块状,以免血运不佳脂肪被液化吸收或形成囊肿。注射层次大多为皮下脂肪层,或为接近真皮深面的皮下脂肪层、肌肉内及骨膜表面,在面部应注射在 SMAS 深面或骨膜浅面。过度矫正约 30%,以抵消脂肪移植后的吸收。

注射脂肪 24 小时内可进行按摩塑形。24 小时后禁忌持续暴力按摩或热敷,以免脂肪液化。若脂肪液化后出现红、肿、热、痛等症状,可给予抗生素,必要时可用注射器抽出液化的脂肪,一般无需切开引流。手术后反复持续按摩揉搓,可造成脂肪细胞破裂,脂肪酸刺激皮肤软组织,引起无菌性炎症表现。颗粒脂肪注射移植必须严格遵循无菌原则,从脂肪抽吸时即应注意。

## 六 颜面部脂肪颗粒注射移植技术

一般双侧颜面萎缩,大面积软组织发育不良,所需纯脂肪量约 10 ~40ml;颧、颞、额的凹陷一般需脂肪 10 ~40ml;眶区需脂肪 2 ~10ml;上唇过薄,人中过短需脂肪颗粒 1 ~6ml,鼻唇沟过深所需脂肪量约2~8ml。瘢痕或外伤所致软组织缺损则需根据凹陷的范围、深度来确定需要的脂肪量。

1. 用甲紫标出颜面萎缩部位，颧、额、眶区、鼻唇沟或唇部凹陷部位，缺陷最明显处要突出标记，以便重点注射。

2. 局部浸润麻醉，面颊部注射脂肪切口可选择在耳垂下端隐蔽处或选在口角唇线处，颧、颞、额的注射切口可选在接近注射区的头发内或发际处。眶区注射口可选在眉际或双眼皮皱褶线内，唇部可选在口角或人中下红白唇线交界处，鼻唇沟注射口可选在沟的下端或与鼻翼的交界处。耳垂注射口选在耳垂上外侧部或下颌后缘交界处。瘢痕区注射口可选在附近隐蔽部位或瘢痕边缘等。

**3. 重睑手术后多余皱纹** 重睑手术后，部分患者在预定重睑线上又多出1~2条皱纹，在眶隔脂肪去除过多的患者或重睑切口上缘轮匝肌去除量多时常会出现这种现象，手术矫正较为困难。治疗时，在多余皱纹处的皮下注射适量的脂肪颗粒使其充盈丰满，注射后选用透明胶布黏附固定，使该部位皮肤不易皱缩，手术1~2周多余的皱纹可望消失。

**4. 重睑线过宽** 切开法重睑术，部分患者因上睑皮肤去除过多，导致重睑线过宽，可用5ml注射器8号针头抽取脂肪3ml，由眉毛下缘进针，将脂肪注入上睑眶窝，脂肪注入后重睑线即恢复至原手术设计的位置，为保证双上睑注入量相等，注入后双上睑对称，应分次吸取单纯脂肪颗粒，或用8号针头抽吸脂肪，注射时换用12号针头，这样推注时较容易掌握。

**5. 颜面萎缩** 将直径2mm的带侧孔注射长针连接已装有脂肪颗粒的10ml注射器，将针头先插入凹陷处的浅筋膜深层的最远端，边推针边推出脂肪颗粒，一定要均匀铺开，注射完浅筋膜深层，可再入浅筋膜浅层，依据面颊部的凹陷萎缩程度来定注入的脂肪量多少，一般注入后，面颊部要比正常面颊胖约20%~50%，这样水肿吸收后，整形效果才能恰到好处。颧、颞、额的脂肪注射，也是将脂肪先注入浅筋膜深层，然后再注入浅筋膜浅层，注射方法同上。

因为颊部皮肤及口腔黏膜均具有弹性，进行脂肪注射时不可过深，否则，虽然已注射相当数量的脂肪颗粒，皮肤凹陷也无显著改善，而注射物则会突向口腔形成一个团块，所以注射针头刚进入皮下即开始注射为佳。

**6. 植皮区或萎缩性瘢痕凹陷** 由于组织粘连较为严重，这两种情况直接注射相当困难，常发生注射量不均，表面不平整等现象。注射前必须先用较粗针头（例如硬膜穿刺导针）在皮下均匀地穿出多个并行的小隧道，松解粘连后，再进行注射。

7. 注射完毕后，行切口者用5-0丝线缝合一针，轻轻按压，对注入区进行塑形，使注入的脂肪分布的更均匀，术后适当加压包扎，口服适当抗生素预防感染，5天拆线。

## 七 自体脂肪颗粒隆乳技术

从安全性来讲，自体脂肪隆乳是最佳选择，但是自体脂肪移植困扰人们最大问题就是吸收问题，同时由于脂肪注射隆乳需脂肪量大，很难用注射器抽吸法满足需要。另外在要求手术丰乳的人中，并非都需要吸脂塑形，使得病例选择也受到一定限制。由于所需的脂肪量较多，所以一般选用电动负压吸引吸脂法，不要应用电子、超声等物理方法吸脂，因为脂肪要回收，故而所用的吸管、吸引瓶都必须严格的清洗，高压消毒后使用。目前自体脂肪隆乳虽已广泛应用，但仍存在许多问题，如吸收率、注射剂量、层次、并发症等，需要有经验的术者进行操作。

另外，身体各部位软组织凹陷，包括臀部平坦凹陷、大腿、小腿弯曲、吸脂术后的凹陷等。

所需抽吸的量根据凹陷区实际需要来定。

## 八 脂肪颗粒移植注射注意事项

脂肪注射移植的成功与否，主要有三个关键环节：①脂肪的吸引技术；②脂肪清洗和筛选技术；③脂肪的注射技术。需注意以下几方面：

1. 移植的脂肪应尽量比所需填充量大 1/3～1/2（约 130%～150%）。

2. 移植的脂肪颗粒要尽量分层次均匀注射，使注入的脂肪能够充分接受移植部位所供给的营养，特别是血流很丰富的部位，如肌肉周围就可多注入一些。

3. 加入碱性成纤维细胞生长因子（bFGF）于移植物，可促进血管长入移植物，从而有利于游离移植脂肪的生存，减少移植物的坏死吸收。

4. 3～6 个月后可重复注射移植脂肪颗粒，其成活率明显较首次注射为高。

5. 口服维生素 E，因其在脂肪细胞新陈代谢中必不可少而有提高脂肪组织成活的作用。

6. 必须注意严格无菌无创操作技术。

## 九 脂肪颗粒注射常见并发症及处理

手术后并发症的发生率大约为 0.29%，9.38% 手术后效果不显著，而改用其他手术。主要并发症包括：

1. **感染** 术中消毒不严格，或注射部位本身原有慢性炎症疾病。感染一般于 5～7 天出现，感染局部红肿热痛，严重者局部皮肤潮红青紫或针孔不愈合流脓。处理：术中应严格无菌操作，一旦感染，应积极使用抗生素治疗，一般 3～5 天后可明显消退。严重者应切开患处，抗生素冲洗，去除坏死组织，留置负压引流，有空腔者需加压包扎，一般经处理后可获痊愈。

2. **血肿** 吸脂时动作粗暴，吸头粗损伤大，出血不能及时引流出去。术后加压包扎不当。处理：注射或吸脂动作要轻柔，掌握好层次，尽量避开较大的血管部位，术后适当加压包扎，必要时可予负压引流。若血肿较大，可用无菌注射器抽吸后局部加压包扎。一般情况下不会致严重的血肿，如凝血机制不好可给予肌注或口服止血药。

3. **局部皮肤凹凸不平** 抽吸未呈游走放射状，某一隧道抽吸过度。注射区凹凸不平是由于脂肪注入不同层次，每层的注射量也有差异，术后脂肪在每一层次吸收率的不同以及同一层次注射的不均匀，术后一段时间内可出现凹凸不平。处理：抽吸时尽量放射状游走抽吸，不要反复在一个隧道内抽吸过多。注入脂肪时也要尽量保持层次明确，注射均匀。一般术后 3～6 个月，其自身可自行调节，大多可恢复平整，如仍有不平整，可再次将高的部位吸平，或将低凹处注射脂肪加以矫正。

4. **术后局部硬结** 注射不均匀或同一层同一部位注射过多，造成脂肪颗粒聚积成块，使疏松的脂肪组织体积缩小，硬结明显呈球状。术后没有适当按摩、塑形使聚集的脂肪散开。处理：注射时将脂肪颗粒均匀散开，广泛与移植体接触，尽可能多层次注射，术后一定要按摩、揉压，使聚集脂肪散开。

5. **脂肪液化及钙化** 主要发生于自体脂肪颗粒隆乳，由于大量的脂肪细胞缺乏血运及大量脂肪碎片使脂肪细胞不能成活所致。因此，目前有学者主张注射层次不宜选择单一的乳腺后间隙，而应是包括肌肉内、皮下组织等多层次、交叉、散播的注射方法。

## 第五节　自血疗法注射技术

自血疗法注射技术可分为全血和溶血疗法以及加抗凝剂与不加抗凝剂几种，自血注射为肘静脉血，用注射器抽取后注射至臀部肌肉。另外根据临床观察，将自血注射至穴位效果更好，如同穴位注射一种其他药物，既发挥了药物的作用，又通过对中医穴位的机械刺激起到了药理作用与经络调节的双重作用。

### 一　作用机制

自血疗法作用机制尚不十分明确，一般认为自身血进行肌内注射可产生非特异性抗过敏作用，人体血液中含有丰富的蛋白质、活性抗体、各种酶类、微量元素、激素、电解质和细胞等成分，自血中的活性成分再次注射到肌肉组织后，可通过刺激机体的免疫系统使患者的免疫功能、内分泌功能得以增强和提高，促使产生更多的免疫球蛋白抗体和活化的 T 淋巴细胞，从而起到消炎、消肿、促进皮损消退，达到治病和健身的作用。近年来自血疗法又改进为自血穴位注射疗法，如此，除自血疗法本身的作用外，同时通过中医针灸的作用，以疏通经气、恢复调节人体脏腑气血功能，从而达到调和气血、养颜润肤和治疗各种疾病的作用。有学者对肿瘤患者进行了对照研究，抽取患者肘静脉血分别注入足三里穴，每周 1 次，5 次一疗程，3 个疗程后进行治疗前后血中 CD3、CD4、CD4/CD8 及 E-玫瑰花环试验的检验；结果治疗组血中上述活性产物明显上升，而对照组则下降或无明显变化；结论是自血疗法有明显提高患者 T 淋巴细胞免疫功能的作用。本疗法简便易行，对某些损容性及过敏性疾病有时可收到良好的效果。

### 二　适应证

自血疗法对多种慢性、难治性疾病可取得良好的效果，通过中医针灸的整体调节和免疫功能的提高，患者治疗后会感觉到精神、睡眠、食欲等方面均有改善，临床常应用于以下疾病：痤疮、复发性疖和慢性毛囊炎、慢性荨麻疹、皮肤划痕症、全身性皮肤瘙痒症、泛发性湿疹和皮炎、过敏性紫癜、白癜风、银屑病、某些大疱性疾病等。

### 三　操作方法

1. 从患者的肘静脉抽取静脉血 5ml，立即在臀部作深部肌内注射，两侧交替进行，不必加抗凝剂。每周 1 ~2 次，若无反应，一次的注射血量可增至 10ml，15ml，甚至 20ml，10 次为 1 疗程。

2. 用 10ml 注射器抽吸 5ml 注射用水，再将针头刺入肘静脉抽 5ml 血后，轻轻的振动，使血液与注射用水混合并使其溶血，约 2 ~3 分钟后其混合液变为透明，换肌内注射针头，将其混合液作臀部肌内注射，两侧交替，每周 2 ~3 次，10 次为一疗程。

3. 同上述第一种方法抽静脉血 10ml，不加抗凝剂，直接注射于双下肢足三里穴位，压迫针孔防止出血，注射时患者可有针刺得气感，酸、麻、胀、痛。每周1～2次，10次为一疗程。

4. 取抗凝剂4%枸橼酸钠0.5ml，然后抽取静脉血3～5ml，加曲安西龙2ml（20mg），维生素$B_1$注射液100mg、维生素$B_{12}$注射液0.5mg、2%利多卡因1ml，混合后于皮损内作浅层注射治疗白癜风、斑秃，疗效好。维生素$B_1$、$B_{12}$注射液也可改用山莨菪碱注射液10mg/支，每周1次，7次为一疗程。

## 四 注意事项

1. 肺结核、严重肾病、发热患者忌用。
2. 治疗过程中发现有明显的局部或全身反应者应停止治疗。
3. 严格无菌操作，防止发生感染。

# 第六节　注射美容新技术——美塑疗法

## 一 概述

美塑疗法（mesotherapy），国内翻译为中胚层疗法、美塑疗法或间皮疗法，是法国医师Pistor于1952年首创，是欧美流行多年的一种微创注射美容技术，为原始的皮下注射治疗技术。最先主要用于治疗血管性和淋巴性疾病。近年来国内外被推广应用于患者的体型塑造，继而在美容医学领域开始了更多的应用。主要采用注射方法把美容材料或生物活性物质注入真皮或更深部位，起到组织填充、除皱抗皱、体型雕塑以及改善皮肤外观的美容效果。目前国内学者对中胚层疗法这一名称和概念尚有争议。

## 二 美塑疗法的基本原理

在正常情况下，人体皮肤对药物或营养成分的吸收是有限度的，而美塑疗法即是利用多点微针注射技术或超微渗透技术，定层、定量、定位，将药物点对点地注射到指定部位，快速地、准确地、均匀地传递到欲需改善的部位，从而达到治疗、保养护肤和塑身的目的。所用设备即美塑枪，是一种自动压力调节注射器。它可以随意设置注射深度、药物剂量，范围可精确到1～10mm，注射针头快速、独立来回伸缩，疼痛感轻微。在皮肤美容方面美塑疗法所使用的药剂多为皮肤所需的各种营养成分，如透明质酸、胶原蛋白、维生素E、维生素C、表皮生长因子等，即将极少量的皮肤所需的营养成分注入真皮层，经过对皮肤无痛而有效的物理或化学刺激，由真皮组织直接吸收后起到皮肤组织抗衰老及再生的作用。

## 三 美塑疗法适用范围

原始的美塑疗法主要用于皮下脂肪的溶解，起到体型雕塑的作用，目前应用范围不断扩大，主要用于以下几方面：

**1. 面部美容** 抗衰嫩肤美白，祛额纹、鱼尾纹、颈部纹，瘦脸提升，祛双下巴等；治疗黄褐斑、痤疮等损容性皮肤病。

**2. 躯体美容** 全身减肥、祛橘皮组织、祛妊娠纹、手部祛皱等。

**3. 毛发美容** 生发、固发，治疗脱发、斑秃等。

## 四 美塑疗法常用药物及配方

根据国外资料美塑疗法常用的药物有以下几类：

**1. 溶解脂肪治疗橘皮症的药物** ①朝鲜蓟；②咖啡因和氨茶碱；③育亨宾；④间质聚糖；⑤替拉曲考；⑥磷酸卵磷脂。

**2. 扩张血管增加微循环的药物** ①丁咯地尔；②纯豆素；③白果；④己酮可可碱；⑤卢丁；⑥米诺地尔，又称长压啶。

**3. 面部年轻化药物** ①17-β-雌二醇；②普鲁卡因；③亚洲积雪草；④羟基醋酸；⑤葡萄糖胺聚糖，又称氨基葡聚糖；⑥透明质酸；⑦维生素 C。

在美塑疗法的治疗药物中，有国家批准的常规用药，如维生素、氨茶碱、普鲁卡因等，还有国家未批准的合成药及植物提取的新药。药物品种多且配方亦不规范统一。该疗法在国内应用时间较短，还需在临床实践中不断探索。

## 五 美塑疗法的并发症及存在的问题

目前主要报告是皮肤和皮下组织的感染，感染的病原菌多为分枝杆菌，给予抗生素对症处理后能够痊愈，但亦有迁延不愈需要外科手术的报道。因此应用于面部治疗时需特别注意。其他的并发症有局部瘀斑、皮下血肿、皮下硬结、皮下脂肪坏死、药物过敏等。

对于中胚层疗法溶脂的机制、溶脂后脂肪代谢产物的转归、局部注射药物是否进入血液循环、对肝脏等代谢器官的影响、是否复发等问题，尚待进一步研究。而治疗中的规范操作、药物的剂量、疗程、适应证和禁忌证等还缺乏统一的标准。因此在缺乏足够的临床经验时，医患双方对这种疗法仍需持谨慎态度。

（周存才）

# 第七章 其他美容医学技术

## 第一节 酒渣鼻美容技术

酒渣鼻(rosacea)是中年人多见的发生于鼻、面中部,以红斑、丘疹、脓疱及毛细血管扩张为特点的一种损容性疾病。病因尚不完全清楚,可能与精神因素、颜面血管运动神经功能失调、胃肠功能紊乱、内分泌失调等有关。毛囊皮脂腺内蠕形螨感染与酒渣鼻发病有一定关系。

### 一 临床表现

本病好发于中年人,无明显自觉症状。临床上分为三期。

**1. 红斑期** 初为鼻部潮红,以后累及两颊、前额、颏部等部位,对称发生。初为暂时性红斑,继而持久不退,伴有浅表毛细血管扩张,呈细丝状,分布如树枝,常以鼻尖、两侧鼻翼处明显,伴毛孔扩大、皮脂溢出。

**2. 丘疹脓疱期** 红斑期基础上成批发生针头至绿豆大红色丘疹、脓疱及小结节,毛细血管扩张明显,呈纵横交错。

**3. 鼻赘期** 鼻部皮脂腺及结缔组织增生肥大,形成紫红色结节状突起,皮肤凹凸不平,毛细血管显著扩张,鼻尖、鼻翼肥大,形成鼻赘。

### 二 治疗

#### (一) 日常护理

去除诱因,禁酒,禁食刺激性食物,纠正胃肠功能,调整内分泌,保持大便通畅。避免患部过冷过热刺激及精神紧张。避免长期日光照射。

#### (二) 局部治疗

外用复方硫黄洗剂,2.5% ~10% 过氧化苯甲酰制剂,2% 氯霉素水杨酸酊,1% 林可霉素制剂。毛囊蠕形螨阳性者外用 1% ~3% 甲硝唑的硫黄洗剂或 1% 甲硝唑霜。禁用糖皮质激素制剂。

#### (三) 外科治疗

毛细血管扩张明显者可用 KTP532 激光,Vasculite 强光等治疗,亦可用外科划切法治疗。

#### (四) 鼻赘切割术

是用一种特制的三刃或五刃切割刀破坏鼻部增生的毛细血管及结缔组织,以达到鼻部红肿消退，鼻部变小，恢复正常形态，改善容貌目的的一种美容技术。由于酒渣鼻的主要病理改变是毛细血管扩张，毛囊、皮脂腺及真皮内有大量淋巴细胞、巨细胞、上皮样细胞的浸润；伴有皮脂腺及结缔组织增生。这些病理改变主要累及真皮浅层。切割法可破坏扩张的毛细血管与扩大或增生的皮脂腺及结缔组织，且由于切割的深度仅及真皮浅层，故在创面上留有无数的毛囊上皮细胞，通过这些毛囊上皮细胞的再生，不仅使创面得以愈合，并且能形成正常或接近正常的表皮，从而达到治疗的目的。

**1. 手术适应证及禁忌证**

(1)适应证：酒渣鼻Ⅱ、Ⅲ期。

(2)禁忌证：①有凝血功能异常者；②患有严重心、肝、肾疾病者；③高血压患者、妊娠妇女及免疫功能低下者；④鼻部脓疱、囊肿感染未能控制者暂不进行此术。

**2. 术前准备**

(1)普鲁卡因皮肤试验，阳性者改用利多卡因。

(2)进行血常规及出凝血时间的测定，有血液病者不宜手术。

(3)为减少手术时出血过多，常在局部麻醉时加用肾上腺素，故患者有高血压者应先行控制血压至正常范围，有心脏疾病者应在康复期并由内科医师同意后方可进行手术。

(4)鼻部有脓疱或感染者，应先给予适当抗生素，待脓疱及感染消退后方可进行手术，否则效果不佳。

(5)手术前应清洁鼻腔、剪除鼻毛及修面。

(6)手术器械及准备：切割刀1把，镊子1～2把，消毒干纱布、棉球、乙醇棉球若干，10ml针筒1副，6号或7号针头1～2只。

**3. 手术方法**

(1)常规消毒皮肤。

(2)以1%普鲁卡因30ml左右加适量肾上腺素，自鼻根部开始向鼻尖及两侧鼻翼沟作皮下注射，再在鼻唇沟间注射使成三角形浸润麻醉。

(3)根据患者损伤的大小、形态及鼻赘结缔组织增生的厚度，调节好刀刃划入皮肤的深度，结缔组织增生愈厚，鼻赘愈大，刀刃露出越长，则划痕越深，反之则浅。然后施术者右手持刀，使刀锋与皮肤接触面呈直角，以适当的力量与速率，约每秒钟3～4次的速度，在患处以"十"字形的方式交叉地作切割操作，纵横两方面的切割次数与力量力求均等。刀刃的深度及切割的力量应当依据皮损的严重程度而定。皮损严重者则力量可用得稍重一些。如有肥大倾向者则可达1.2～1.5mm。

(4)在做切割手术的同时，不断用消毒纱布按压手术野，以止血并使手术野清晰可见，便于观察皮损切割的程度。

(5)一般切割手术约15～20分钟，待创面外观似绒毯样(或似杨梅样)即可终止切割，然后按压止血后，清洗创面，敷上凡士林纱布，再用消毒纱布覆盖。

**4. 术后处理及注意事项**

(1)术中止血要彻底，否则出凝血块易引起细菌感染，愈后可产生瘢痕。

(2)手术时要纵横切割，排列整齐，切勿作环形切割，以免造成表皮缺损，形成瘢痕。

(3)术后每日或隔日换药一次。一般7～10天创面结痂愈合，痂脱落后即可去除纱布。

(4)术后3个月内创面局部先呈淡红色，后呈褐色，此为新生的表皮所致，此色泽一般3个月后逐渐变淡，乃至恢复正常肤色。

(5)术后3个月内不宜应用外用药。

**5. 并发症及预防**

(1)酒渣鼻复发:其复发可能是由于切割时深度不够,未能彻底破坏增生的结缔组织和扩张的血管。故切割时要充分,以达到真皮浅层为止(临床上见到杨梅状或绒毯样,有点状出血)。对于复发的血管扩张可采用脉冲式激光进行治疗。

(2)瘢痕形成:主要是切割过深或创面处理不当而感染所致。故在切割前调整好刀锋长度,一般控制在0.8~1.2mm,切割时观察创面呈杨梅状或绒毯样,有点状出血为止。术后给予适当的抗生素及保持创面清洁、干燥,防止感染的发生而减少瘢痕的形成。

## 第二节 腋臭治疗术

腋臭(bromhidrosis)俗称狐臭,为顶泌汗腺臭汗症,是腋窝部发出的一种特殊臭味,夏季更甚。顶泌汗腺的发育受性激素的影响,故常在青春期发病,青壮年时分泌最活跃,臭味也最浓烈,到老年期减轻或消失。天热多汗或运动后更为明显,常有遗传性,同时伴色汗症,以黄色多见。对患者心理健康造成不良影响。腋臭治疗有药物注射、激光、高频电针、手术等治疗。

### 一 药物注射治疗

腋毛区皮下,范围超过0.5cm、深度在真皮深层及真皮下浅层局部浸润注射95%乙醇10~15ml、0.5%普鲁卡因10~15ml、阿托品0.5~1mg混合液,机制是利用乙醇破坏顶泌汗腺及其导管组织。注射时过浅可导致皮肤坏死、过深影响疗效。

### 二 激光治疗

将激光光束对准毛囊口,利用激光热能使组织蛋白凝固,破坏毛囊、顶泌汗腺及导管等组织。有治疗不彻底,毛囊口常留有点状瘢痕的缺点。

### 三 高频电针治疗

将细的针状电极沿毛干方向插入约3mm、通电1~2秒,利用点在组织中产生的热能使组织蛋白凝固,破坏毛囊、顶泌汗腺及导管等组织。缺点同激光疗法。

### 四 手术治疗

**(一)适应证**

1. 18岁以上的腋臭有治疗需求者。
2. 无活动性肺结核、乙肝病史,无腋下淋巴结肿大。
3. 腋部无手术史,无局部注射硬化剂史,无瘢痕及湿疹或局部化脓性感染。
4. 血常规、出凝血时间在正常范围。

### （二）手术方法

**1. 局部皮肤切除术** 在局麻下将腋毛区皮肤、皮下组织及汗腺作梭形切除，止血后，逐层缝合皮下组织和皮肤，在缝合过程中创面涂以0.5%～1.0%新霉素溶液。术后覆以消毒纱布、棉垫、加压包扎。此方法因缝合时皮肤张力大，瘢痕明显，部分患者有瘢痕挛缩现象，影响美观及功能，不符合美容要求。

**2. 毛区梭形切除、修剪Z形皮瓣成形术** 沿梭形弧线作切口，将毛区中央皮肤、皮下组织及汗腺部分作梭形切除，其深度以带少量脂肪为宜，同时修剪周边未切除腋毛分布区的皮下组织及毛囊，再将切口两侧斜线作切口，使之形成两个三角皮瓣，止血后，将皮瓣移位，逐层缝合皮下组织和皮肤Z形缝合。在缝合过程中创面涂以0.5%～1.0%新霉素溶液。术后覆以消毒纱布、棉垫、加压包扎。此方法皮肤张力较小，但瘢痕仍较明显。少部分患者有瘢痕挛缩现象，影响美观及功能。

**3. S形皮瓣真皮层切除术** 在腋毛区自上而下划一S线，上端弯转在腋毛外侧缘，下端弯转在毛区内侧缘。于腋窝部有毛区做S形切口。翻转S形上半部皮瓣，用锐利的组织剪刀或尖刃刀切除大部分真皮层，将全部汗腺及毛囊切除或刮净脂肪球，只留下薄中厚皮片，用同样方法处理S形下半部皮瓣，彻底止血后缝合皮肤。术后覆以凡士林纱布，垫以消毒棉垫，再以绷带加压包扎。

**4. 小切口剥离刮除术** 于腋窝部有毛区中间或毛区边缘作2.5～3cm纵形切口，深浅适中，以深达真皮和脂肪层交界处为宜。以双刃柳叶刀（即腋臭手术分离刀）或铲刀分离真皮与脂肪层至有毛区边缘，范围为腋毛区外缘0.5cm。用大头刮匙刮去皮瓣内面脂肪组织，以求彻底刮除附着于真皮的脂肪球，破坏毛囊，直至皮瓣表面出现淡紫色为止。然后以纱布填塞皮瓣腔，压迫止血3分钟左右，取出纱布。置橡皮引流条，缝合皮肤加压包扎，次日抽出橡皮引流条。此法术后瘢痕小，符合美容要求。但不能直视下手术，少部分患者有复发现象。

**5. 微创腋臭切除术** 在腋毛区画好标记线，常规腋窝消毒。用20ml注射器吸取麻醉肿胀液注入到腋毛区的皮下，直至皮肤呈“橘皮样”变，皮肤变白。在腋窝的正中线沿皮纹方向切开一2～3cm的切口，切至浅筋膜，彻底分离皮下和浅筋膜，使整个腋毛区皮瓣游离，范围为腋毛区外缘0.5cm。用锐利的组织剪刀切除顶泌汗腺及部分脂肪组织，创面用电凝刀严格止血，后同腋臭小切口剥离刮除术。此法技术要求高，操作复杂，直视下手术，效果肯定，术后瘢痕小，符合美容要求。

### （三）注意事项及术后处理

1. 腋臭手术虽是小手术，但应注意无菌操作，止血要彻底，以防感染造成瘢痕挛缩。

2. 腋窝三角区内有腋动脉、静脉、臂丛神经等重要组织，故切口不宜过深，以免造成损伤。

3. 术后腋窝部敷料用肩关节8字绷带包扎，使上肢轻度外展，以利于固定和伤口的愈合，同时避免术后2周内双臂做大幅度活动。

4. 术后常规使用抗生素3～5天。

5. 术后7～10天拆线。

### （四）腋臭手术常见并发症

**1. 皮下血肿** 主要是术中未彻底止血或加压包扎不紧而造成的。如发现血肿应立即排出积血，彻底止血后加压包扎处理。

**2. 切口感染** 腋部易出汗，细菌易繁殖，若手术消毒不彻底容易出现感染。

**3. 瘢痕挛缩** 切口感染或血肿形成后延迟愈合而形成的。

**4. 异味残留** 未彻底清除顶泌汗腺腺体而造成的。

**5. 皮瓣坏死** 微创手术最严重的并发症之一，多与腋部压迫不好，活动过多，皮瓣浮游有关。妥善包扎是防止血肿、皮瓣坏死的必要措施。

# 第三节 皮肤磨削术

皮肤磨削术（skin dermabrasion）又称擦皮术，是医学美容换肤技术在临床上最为常用的一种方法，磨削术常使用砂纸、磨削机、激光机等器械，对表皮和真皮浅层进行可控制的机械性磨削，修复主要靠表皮内基底层细胞和靠近基底层的棘细胞，以及残存的皮肤附属器如毛囊壁、小汗腺导管壁、皮脂腺导管壁等组织，当创面愈合时，可使皮肤表面的组织变化，并使真皮的胶原纤维和弹性纤维重新排布，残存的皮肤附属器（毛囊、皮脂腺、汗腺）会迅速形成新的表皮，创面几乎不留有瘢痕，以完成治疗及美容的一种手术。常用磨削方法有砂纸磨削、金属刷磨削术、磨头磨削术、微晶磨削术、激光磨削术等。

磨削根据损害的部位、形态大小、范围及要求，选用不同的磨削方法，目前主要选择是磨头磨削、微晶磨削和激光磨削。砂纸磨削和金属刷磨削，只偶尔在某种特定的情况下选择，如眼睑、口唇缘等，必要时可采用砂纸磨削，既准确又避免了磨头磨皮对周边器官的损伤，对于磨头的选择是先选用磨削较强的钢齿轮将皮肤表皮磨削，削平高起的组织，再以砂齿轮细磨。以后根据前期治疗效果情况，可于半年后进行第 2 次磨削。对于只需要细磨的可采用微晶磨削或激光磨削。

## 一 适应证

**1. 表浅性皮肤病** 瘢痕及缺陷疾病，如手术或外伤留下的线状、浅表性、凹凸不平的瘢痕；天花、水痘的后遗瘢痕；痤疮凹陷性瘢痕；面部粗大的毛孔或细小的皱纹；毛细血管扩张、酒渣鼻。

**2. 色素性皮肤病** 雀斑、雀斑样痣、文身、咖啡斑、色素失禁症、太田痣等。

**3. 其他皮肤病类** 汗管瘤、皮脂腺瘤、粟丘疹、胶样粟丘疹、毛发上皮瘤、疣状痣、老年疣，皮肤淀粉样变、脂溢性角化病、汗管角化症等。

## 二 禁忌证

1. 血友病或出血异常者。
2. 传染性肝炎活动期患者。
3. 情绪不稳定，要求过高者。
4. 患有糖尿病、难治性高血压、心脑血管疾病或肺部疾病等内科疾病者。
5. 治疗前有色素沉着异常者及有黄褐斑者。
6. 瘢痕疙瘩体质、瘢痕较大较深者、增生性瘢痕者。
7. 患有活动性银屑病、白癜风，严重湿疹等易出现同形反应者。
8. 皮肤损害疑有恶变的或已确诊为皮肤恶性肿瘤的患者。

9. 皮肤局部有明显感染者。

10. 半年内有放射治疗史，或有放射性皮炎者。

## 三 术前准备

1. **主要器械的准备** 根据损害部位、形态、大小、范围及要求，选用不同器械并调试和消毒准备。

2. **皮肤准备** 术前清洁剃毛，有化脓性感染者应先行治疗，术前皮损区要照相，以便术后效果对比，并作为病案资料保存备查。

3. **消毒** 面部用苯扎溴铵溶液、乙醇消毒，铺手术巾，暴露手术野。

4. **麻醉** 多采用局部麻醉，全身麻醉主要用于针对全颜面磨削患者，在行局麻注射时可在麻醉药中添加少许肾上腺素。也可采用皮肤表面麻醉制剂局部麻醉。

## 四 手术方法

1. **砂纸磨削** 采用各种规格的（如40号、60号）碳化硅砂纸，经消毒灭菌后，裹以直径为3cm的纱布呈卷，外周成硬质圆筒，进行皮肤磨擦，其优点是：操作技术简单，使用安全，与动力靶驱动磨削相比更易于控制，特别是磨到困难的眼周部位，甚至到睑板缘和口唇的结合部，磨削边缘易于处理使其柔和。

2. **金属刷磨削术** 使用电动设备，金属刷通过固定的手柄而快速旋转，以1000～5000r/分钟的速度，进行皮肤磨削。每分钟转数越高，破坏性越大，越容易穿透人的皮肤。金属刷除去组织的破坏性小于锯齿轮，但比砂石钻的破坏性强，电动机金属刷磨皮，手术者毫不费力，这个设备产生的转力距需要医师牢固地控制。操作时提高设备末端使之与皮肤呈一个角度，很像电动表面抛光机。该法目前临床上使用也不多。

3. **磨头磨削术** 磨头可制成多种形态，可以是“梨形”或“子弹头形”，不同的磨头，更适合于不同状态的瘢痕损害，一般选用磨削力较高的钢齿轮将表皮剥削、削平高起的组织，再以砂齿轮细磨。操作时将皮肤绷紧，自术野边缘开始向内移行磨削，力量均匀。

磨削的具体方式有平磨、斜磨、点磨、圈磨，磨削时从边缘开始向内移动，往返磨削，力度均匀，磨削深度以达到真皮乳头层为止，若达到网状层深度，术后多留有瘢痕，在眼、口周围磨削时，轮轴应与眼裂、口裂垂直，同时必须轻磨。

对于一些瘢痕处缺乏真皮或未经修补的深瘢痕，有两种处理办法：①术前6～8周打孔植皮后再行磨削；②磨削时同时进行瘢痕切除和修复。

4. **微晶磨削术** 因磨削轻柔一般无需麻醉，必要时可外涂皮肤表面麻醉药，麻醉效果良好，由于此法磨削的深度较浅，常需要更多次磨削，但术中无明显出血，不影响正常工作，故目前临床上也较广泛使用，常与磨头磨皮相结合使用，作为磨头磨皮后期的精细磨削。使用时，开启机器，手持磨头下1/3处，轻按磨头并紧绷皮肤贴紧以防漏气，调节砂流量及负压吸力的大小，结合患者的感觉，利用手柄在皮肤上的滑动，使微晶体撞击皮面，磨削时见皮肤微红或有少量点状出血即达到磨削效果。

5. **激光磨削术** 一般用高能超脉冲 $CO_2$ 激光，行皮肤表面激光扫描一遍，细胞间的水气化后形成由表皮组织蛋白组成的白色、干燥的碎屑。这些白色碎屑可用湿生理盐水纱布擦除。再用上述方法扫描第2遍,可见到真皮层。一般来讲,对较明显的瘢痕和皱纹可以再扫描第3遍,通过气化将较高的创面整平。在做磨削过程中应注意:创面边缘与正常皮肤必须有较明显的过渡区。

扫描式$CO_2$激光(SilkTouch激光)和铒激光(Er:YAG激光)的治疗基本与高能超脉冲$CO_2$激光相似。Er:YAG激光可产生更为均匀、精密的剥脱效果。但需要多次的扫描才能达到$CO_2$激光的效果,通常用$CO_2$激光3次扫描相当于铒激光的7次扫描。

## 五 磨削的深度

Burks将磨削的深度分为4级:①Ⅰ级磨除表皮和真皮乳头层,术中表现为弥漫性渗血;②Ⅱ级为磨除表皮和真皮上1/3,术中表现为针尖样出血;③Ⅲ级磨除表皮和真皮中上1/2,表现为颗粒状的出血;④Ⅳ级为磨除表皮及真皮2/3厚度,表现为有广泛的较大出血点。一般磨削只限于Ⅰ~Ⅱ级,Ⅲ~Ⅳ级仅适合于局限性点磨,否则有可能出现瘢痕。

## 六 术后处理

1. 术后创面以庆大霉素生理盐水冲洗,涂以表皮生长因子液或直接敷以消毒的凡士林油纱布,外层采用7~8层的无菌细纱布加压包扎。微晶磨削创面处理,仅涂以抗生素凝胶或软膏即可。

2. 术后1~3日外层纱布被浸湿,因创面血清渗出引起,可更换外层纱布,但内层凡士林纱布不需处理。

3. 术后可使用抗生素3~5天,预防感染。

4. 术后5天左右去除外层敷料,内层凡士林纱布一般于10~14天自行脱落。

5. 3~6个月后可行第2次手术。

6. 若留有瘢痕,应及早按瘢痕治疗原则处理。

7. 术后创面愈合后,皮面平滑、潮红,2周后逐渐出现褐色色素沉着,一般在2~6个月后可恢复正常色泽,为了预防面部出现色素沉着,术后可服用大剂量维生素C,每日1.5~2.0g,同时外用氢醌霜,避免日晒,外出时可使用防晒霜。

## 七 并发症

1. **色素沉着** 是磨削术后最常见的并发症,创面初期为淡红色,后逐渐变成淡褐色或暗褐色,4~5周时达高峰,此后逐渐变淡,持续时间较久,达3~6个月,甚至持续数年。为减少色素沉着术后早期应服用维生素C,避免阳光照射。

2. **色素减退** 主要是磨削深度太深,导致色素细胞受到损失的缘故。

3. **疼痛** 多数患者术后无疼痛或仅有轻微疼痛,可给予一般的镇痛剂。

4. **水肿** 磨削后,有时会发生轻度水肿现象,一般3~6周可消失。

5. **皮肤发红** 这是磨削后最先出现的并发症,其存在时间的长短因人而异,通常可在1~

3个月内消失。

**6. 粟丘疹** 常在术后2～6周发生,是磨削术引起腺体导管受损阻塞所致,可用消毒的注射针头将其刺破,挤出内容物即可。

**7. 切割伤** 术中若不慎,磨头将皮肤切割损伤,应立即缝合,一般不留瘢痕。

**8. 瘢痕化** 磨削较深达真皮深层,局部结缔组织增生所致,术中应严格掌握磨削深度。

**9. 感染** 发生率较低,主要是创面污染过重及术后处理不当引起。

## 第四节 白癜风表皮细胞移植技术

迄今对于白癜风尚无有效的治疗方法。虽然治疗白癜风有多种多样的外用药,但效果均不理想。即使采用目前最有效的PUVA疗法,长期治疗一年以上,也只有少数患者治愈。近年来由于皮肤外科的发展,对白癜风采用外科治疗获得较理想的效果。

### 一 适应证

主要适用于稳定期或节段型白癜风,皮损数目不多较局限,建议在3～6个月以上无新皮疹出现及皮疹停止发展3～6个月以上患者,注重美容者。此疗法治疗静止期节段型白癜风患者疗效较好,其次是局限型。

### 二 禁忌证

进展期白癜风,特别是新发生皮损,或近期皮损在明显发生发展过程中的患者及有同形反应者应视为绝对禁忌证。此期如实行手术,不但原白斑生长色素的能力较低或原白斑扩大,而且供皮区创面可能发生新的白斑(同形反应),瘢痕体质者禁忌。

### 三 治疗方法

#### (一) 供受区处理

**1. 负压吸疱获取表皮** 即应用白癜风治疗仪,它配有不同形状的吸盘吸附于皮肤表面,使吸盘内控制在一定的负压(-65～-50kPa)持续30～60分钟,适用于身体的不同部位。所取疱顶表皮每个约1cm$^2$,临床表现为薄壁水泡。操作时应辨清所取皮正反面,并将所取表皮置凡士林纱布上待用。该方法操作简便,技术要求低。

**2. 受区(白斑区)处理** 可以采用吸疱的方法去除白斑区表皮,并剪下弃之,将正常表皮移植其上。也可采用皮肤磨削的方法去除白斑,再将表皮移植其上。此方法实施方便,准确可靠,能根据白斑大小、形态而实施均匀去表皮处理。

#### (二) 表皮移植

用眼科小剪刀沿疱底水平离断水疱,用无齿小镊子将水疱翻转贴于外包凡士林纱布的压舌板上,凡士林纱布事先可修剪成受区白斑形状,随即清除纤维蛋白渗液并展平表皮,受区用生理盐水轻轻清除并吸干血液、渗液,将备好的表皮置于受区创面上合适的位置。用无齿小镊将表皮平整贴于创面上。术后创面凡士林油纱包扎 10～12 天或更长，其间原则上不更换敷料，至油纱自行脱落后，可配合白癜风内用药物治疗。

## 四 注意事项

**（一）预防感染**

严格无菌操作，术后常规应用抗生素 5～7 天，保持创面清洁干燥。

**（二）术后固定**

手术后受皮区固定敷料松紧应适当，固定约 10～12 天或更长。期间不更换内层凡士林纱布敷料，术后复诊时，应避免因油纱布尚未完全脱落而强行撕下。受皮区部位应尽量避免活动，尤其口周、颈部、腰部、关节附近等活动范围较大部位，避免出汗过多不利于移植皮片的成活，手术部位切勿沾水，保持患处干燥清洁。

**（三）后期处理**

揭去包扎敷料后皮肤十分娇嫩，不能擦洗、阳光曝晒、过冷过热、不宜使用刺激药物及化妆品。

# 第五节 美容穿耳孔技术

佩戴耳饰是一种传统的装饰方法之一，它不但可以对女性的风采起到整体点缀作用，而且可以掩盖耳部的缺陷，所以一直深受广大女性的喜爱。在一些少数民族地区，受民族习惯的影响，有的男性也行穿耳术。随着医疗美容技术的发展，穿耳孔（pierced ears）技术也在不断地进步和完善。穿耳孔术由于手术很小，且都是在瞬间或很短的时间内完成手术操作，加之耳垂部位对疼痛不十分敏感，所以该手术一般无需专施麻醉。但是，由于穿耳孔术仍然是手术，有组织的损伤并穿透耳垂全层，所以仍需在物品、器械和术区消毒无菌状态下进行手术，以防止引起耳郭感染，发生不应发生的并发症。

## 一 耳孔定点设计

耳垂（lobe）为耳之最下部分，内含脂肪和结缔组织，无软骨成分，因而易于穿透。由于耳垂形态个体差异较大，所以耳垂穿孔点的定位也因人而异。原则上是不可太靠近耳垂的下边缘和后边缘，以免以后无意中牵拉耳饰时引起耳垂裂开伤。

**1. 穿一个耳孔的定位方法** ①方法一：自耳屏间切迹做一条水平线，并将此线分成三等份，在这条线的内 1/3 与中 1/3 交点做一条垂线，再将此垂线分成三等份，垂线上 1/3 与中 1/3 交点即为穿孔的位置；②方法二：自耳屏间切迹做一条水平线，并将此线分成三等份，在这条线内 1/3 与中 1/3 交点做一条垂线，再将此垂线分成二等份，等分点即为穿孔的位置（设为 A 点）。

**2. 穿二、三个耳孔的定位方法** ①方法一：将 A 点作为第一穿孔点，过 A 点和水平线外 1/3 点画一条直线，这条直线的中点为第二穿孔点，水平线外 1/3 点为第三穿孔点；②方法二：

耳垂中点为第一穿孔点；过耳屏间切迹做一条水平线，并将此线分成三等份，这条线的外1/3与中1/3的交点为第二穿孔点；在第二点偏向外上0.5～0.7cm处为第三穿孔点。

由于每个人耳垂的形状、大小不同，职业、爱好不同，有时可根据美容者要求来选择穿孔点，总之应以美容者满意为准。

## 二 适应证

1. 心理健康，并自愿要求穿耳者。
2. 非瘢痕体质者。
3. 耳垂部无病变者。

## 三 操作方法

### （一）丝线穿孔法

1. 确定穿孔点，并用甲紫标记。
2. 术者用75%的乙醇棉球消毒双手及美容者的双侧耳垂。
3. 取经消毒处理过的穿有4-10号丝线的粗三角针备用。
4. 术者用左手拇指和示指捻揉耳垂片刻，然后向下、向外拉紧耳垂，右手持针，对着穿孔点垂直、迅速地穿过耳垂。
5. 把丝线保留在耳孔内，并将两端合在一起，打结成线环。
6. 耳垂涂抗生素药膏。
7. 丝线保留1周后即可拆去，佩戴耳环。

### （二）耳钉枪穿孔法

1. 确定穿孔点，并用甲紫标记。
2. 术者用75%的乙醇棉球消毒双手及美容者的双侧耳垂。
3. 拉开枪栓，用镊子将消毒好的耳钉安装在枪口处。
4. 右手持枪，将耳钉垂直对准穿孔点，扣动开关，耳钉杆即穿过耳垂。
5. 耳垂涂抗生素眼药膏。
6. 耳钉保留1周后，可换戴其他耳环。

### （三）电针穿孔法

1. 确定穿孔点，并用甲紫标记。
2. 术者用75%的乙醇棉球消毒双手及美容者的双侧耳垂。
3. 将电针头消毒后对准穿孔点，然后启动高频多功能电子治疗仪，选择短火，15V电压，针头快速穿透耳垂，再快速拔出。
4. 佩戴消毒好的耳环。

### （四）激光穿孔法

局部消毒后，用激光枪对准耳垂上的穿孔点，启动开关，从前向后穿孔，随后戴上消毒过的耳钉即可。

## 四 注意事项

1. 穿耳孔术必须严格无菌操作，以防感染。

2. 术后 7～10 天，避免挤压、碰击耳。保持耳孔周围清洁干燥，避免出汗、沾水，以防感染。

3. 术后每日用75%乙醇擦拭消毒，如有渗出物，用生理盐水冲洗后涂抗生素软膏。

## 五 常见并发症及其处理

**1. 局部感染** 是穿耳术后最常见的并发症，多是由于未严格执行无菌操作或术后护理不当引起。一旦发生感染，应立即拆除耳饰，局部每日用聚维酮碘或75%乙醇消毒后涂抗生素软膏，若有脓肿，需切开引流，并给予口服或肌内注射抗生素。

**2. 瘢痕疙瘩** 耳垂为瘢痕疙瘩好发部位，所以瘢痕体质、过敏体质的人不宜穿耳孔。瘢痕形成早期可用曲安奈德混悬液局部注射封闭治疗，直至瘢痕萎缩。若瘢痕疙瘩较大，可实行手术切除，术后切口处贴软化贴膏，可起软化瘢痕和止痒的作用。

**3. 耳垂撕裂** 在行穿耳术时若穿孔位置过低或耳垂遭到意外用力牵拉，易出现耳垂撕裂，因此在行穿耳术时一定要避免穿孔位置太靠近耳垂边缘，并应选择光滑、钩刺少的耳环佩戴。若已造成耳垂撕裂，可在局部麻醉下进行手术矫正。

**4. 耳孔闭塞** 行穿耳孔术后，耳孔内应保留耳钉，2 周后可更换其他耳饰，半年内不可将耳饰取下，否则会造成耳孔闭塞。

穿耳术是一种深受广大女性喜爱的美容方法，在操作中要严格执行无菌操作，术后创面要进行护理，避免感染。

# 第六节 蒸汽美容技术

蒸汽美容是利用电热装置或超声波产生蒸汽，通过离子化后，再经金属管道喷出，对面部皮肤进行滋养而达到美容和皮肤保健的一种方法。它是保养皮肤的又一个重要手段，在现代美容领域内应用十分广泛。

## 一 蒸汽美容技术的种类

根据蒸汽产生的方式、原理及外用不同等因素，蒸汽美容技术可分为以下几类：

**1. 毛巾焗面法** 最原始、最简单的一种蒸汽美容方法。它是用毛巾在热水中浸湿，取出拧干，然后平铺在面部，保留几分钟，反复多次即可。

**2. 自然蒸汽焗面** 打一壶水置于炉上，利用水沸腾时，自然升起的蒸汽，让面部置于蒸汽上方，这时可用一块大毛巾将自己的头与冒着蒸汽的水壶或盆围住，形成一个筒状，让蒸汽不断上升到面部，从而达到洁面的目的，可保持十分钟左右。

**3. 药熏美容法** 使用方法同自然蒸汽焗面法，不同之处在于将某些药物加入到产生蒸汽的水中，使部分药物的药性随着蒸汽接触面部皮肤，从而发挥美容、保健或治疗作用。常用药物为中草药，如菊花、甘草等，有时也可用柠檬汁等水果汁。

**4. 蒸汽喷雾美容** 采用电热蒸汽装置，如蒸脸器，由专用杯子和电器元件组成，当电热元件经电流产生热能时，杯子内水温逐渐升高，直至沸腾，即可产生蒸汽。当蒸脸器内的水完全干后会自动断电。这是较为先进的蒸汽美容方法，而且使用方便。但是，这种方法提供的仅为单纯的水蒸气。

**5. 离子蒸汽喷雾美容** 离子蒸汽喷雾美容是在普通蒸汽美容基础上运用现代化科学技术手段，将普通蒸汽进行离子化处理，转变为离子蒸汽。离子蒸汽又名奥桑蒸汽，即含有三氧离子的蒸汽，离子蒸汽的颗粒更细小，雾化更完全，且有较强的杀菌消炎效果，从而提高离子蒸汽的美容治疗效果。如现在美容院应用十分广泛的奥桑喷雾机，就是由蒸汽发生器和臭氧灯构成。蒸汽发生器可产生雾状气体，即普通喷雾。在喷口处装有臭氧灯，普通蒸汽在臭氧灯作用下会产生离子蒸汽，即奥桑蒸汽。

**6. 药物离子蒸汽喷雾美容** 是较为先进和较为完善的蒸汽美容。它是离子喷雾美容机经过技术改造，能够在蒸汽发生装置部分加入部分药物（如中药提取液，但不能直接加中药），在蒸汽产生的同时，药物有效成分即可随蒸汽喷雾而出，而发挥药物的美容作用。还可在仪器中加入一个过滤装置，把中药的药渣过滤掉，以免堵塞喷口。

**7. 负氧离子冷喷美容** 是应用现代化超声雾化技术，使凉水在超声雾化作用下，产生大量负氧离子和超细微粒的水雾。冷雾可改善油性皮肤、镇静消炎、治疗痤疮、收缩毛孔以及滋润细嫩肌肤效果明显，是雾化治疗和现代家居生活环境改善的首选仪器。

## 二 蒸汽美容的作用

**1. 皮肤深层清洁作用** 蒸汽美容时，产生的雾状蒸汽，可使皮肤受到湿润的作用，毛孔及汗孔扩大，皮肤分泌与排泄增加，皮肤内的毒素和废物得以进一步清除。产生的蒸汽还可使皮肤表层得到充足有效的水分，含水量增加，使得皮肤表面老化角质层松软、脱落，易于被清除。在清洁、按摩时，也能较彻底地清除皮肤的污物及化妆品，从而使皮肤清爽、光滑、细腻。

**2. 补充皮肤表层水分，使皮肤保持湿润状态** 蒸汽美容所产生的蒸汽，其渗透压为零，在蒸汽和皮肤细胞之间存在的渗透压差，必然会导致蒸汽分子向皮肤细胞内渗入而补充皮肤细胞中的水分含量。提高皮肤保湿效果，是延缓皮肤老化的关键之一。特别是离子化蒸汽中水分子更易被皮肤细胞吸收，再加上温湿状态的皮肤的吸水量也大大增加，从而滋润皮肤。

**3. 促进皮肤血液与代谢作用** 蒸汽美容时，产生的蒸汽具有热力作用，它可使毛细血管扩张，细胞膜的通透性增加，促进血液循环的加快，包括皮肤淋巴回流也会更加迅速。在使用离子蒸汽美容时，丰富的活性氧离子也有助于改善皮肤的新陈代谢。

**4. 有利于改善皮肤的酸碱度与皮肤性质** 皮肤的血液循环、新陈代谢及分泌功能的改善均可改善皮肤的酸碱度和皮肤的性质。另外，活性离子氧对皮脂分泌有一定抑制作用，还具有消炎杀菌作用，这对油性皮肤的调理具有积极作用，尤其对痤疮皮肤的护理具有较强的效果。

**5. 有利于营养物或药物的吸收** 蒸汽美容时产生的蒸汽具有一定的冲击力，它对皮肤能产生轻微的震动，可使皮肤血液循环、代谢和分泌排泄功能处于良好的状态，有利于营养物及药物的吸收，更重要的是蒸汽美容可使皮肤角质层含水量增加，提高皮肤吸收物质的功能，这是最有效的途径。

**6. 有利于保持皮肤弹性状态** 水是角质层重要的物质之一，皮肤水分充足，即显得饱满，富于弹性，反之，皮肤会产生皱纹。蒸汽美容提供的水分、湿度以及离子喷雾时丰富的活性氧均有利于皮肤真皮层弹力纤维功能状态的保持，参与缓解弹力纤维的衰退与老化。蒸汽美容时对皮下脂肪组织也会产生作用，可参与调整脂肪的分布，有利于维护皮肤的饱满与弹性状态。

**7. 增加氧离子的吸收与释放** 由于离子化后的蒸汽富含氧离子，在喷射时产生的冲击力有利于增加皮肤对氧离子的吸收，可改善皮肤的供氧，减轻皮肤的水肿、渗出、淤血等，也能促进皮损的愈合及上皮细胞的再生。

## 三 蒸汽美容的应用

蒸汽美容需要合理正确应用才能达到效果。其主要作用是皮肤护理、保健与美容。

**1. 常规皮肤护理** 主要指家庭内自我皮肤护理时蒸汽美容的应用。最简单实用的方法是毛巾焗面或自然蒸面。热气温度应加以控制，避免过高而烫伤脸。可每周使用 1 ~2 天，每次 5 分钟左右即可。

**2. 单独皮肤护理** 蒸汽美容可作为美容院独立服务项目，应用蒸汽喷雾仪器，根据顾客护肤的目的、皮肤性质等选择并制订蒸汽美容方案。干性皮肤的人时间可稍长，而油性皮肤的人时间可稍缩短。一般情况下，油性皮肤每周做一次单独的蒸汽美容处理。中性皮肤每 10 天做一次。干性皮肤每 15 天做一次，每次 10 分钟左右。

**3. 美容护肤程序中的一项内容** 在进行全套皮肤护理时蒸汽美容是必需的一个程序。蒸汽美容多用于皮肤清洁后，需注意在做按摩同时最好不要使用蒸汽美容。蒸汽美容还可用于皮肤护理结束后，对面部喷洒化妆水、收缩水或营养水等，起到营养和镇静皮肤的作用。具体使用情况根据美容护肤要求而定，如每周可用 1 ~2 次。

**4. 治疗或保健作用** 主要用于医院，多用药物进行喷雾。如上呼吸道感染时，可用于口腔咽部的喷雾治疗，还可用中草药做离子蒸汽喷雾下湿敷治疗某些皮肤病等。

## 四 蒸汽美容的禁忌证

下列情况要禁用或慎用蒸汽美容。

**1. 急性皮肤敏感状态** 特别是皮肤正处于急性过敏性皮炎状态时，皮肤对热刺激、紫外线等极其敏感，蒸汽喷雾可使原有疾病加重。此时，可使用负离子冷喷机。

**2. 紫外线过敏者** 如有明确或可疑紫外线（包括日光）过敏者需要禁用离子蒸汽美容，在使用奥桑蒸汽机时，可关闭紫外灯开关，可用不含紫外线的普通蒸汽美容。

**3. 急性皮炎湿疹状态** 皮肤表现有水疱、糜烂等湿疹状态时不宜使用蒸汽美容。

**4. 皮肤理化损伤** 日晒伤、化学损伤等急性皮肤损伤时不能使用蒸汽美容。

**5. 面红与毛细血管扩张** 严重面红与毛细血管扩张者不适合使用蒸汽美容。

## 五 注意事项

如不能正确使用蒸汽喷雾仪，非但起不到应有的作用，还可能引起副作用。

### （一）奥桑喷雾机应用的时间和距离

皮肤性质不同，奥桑喷雾使用的时间、喷口与面部的距离应有所不同。

1. **中性皮肤** 喷口与面部距离为25～30cm，奥桑喷雾应用时间为3～5分钟。

2. **油性皮肤** 喷口与面部距离为20～25cm，奥桑喷雾应用时间为5～8分钟。

3. **痤疮皮肤** 喷口与面部距离为20～25cm，奥桑喷雾应用时间为8～10分钟。

4. **干性皮肤** 喷口与面部距离为30～35cm，奥桑喷雾应用时间为3分钟。

5. **敏感皮肤** 喷口与面部距离为35cm，普通喷雾应用时间为5～8分钟。

6. **色斑皮肤** 喷口与面部距离为30～35cm，普通喷雾应用时间为10分钟。

7. **毛细血管扩张皮肤** 喷口与面部距离为35cm，普通喷雾应用时间为5～8分钟。

### （二）安全操作要点

做蒸汽喷雾美容时要严防发生烫伤事故，因此要养成认真按规定操作的习惯，才能避免烫伤的发生。

1. 认真安置好玻璃烧杯和密封圈，在烧杯内加入蒸馏水，以不超过玻璃烧杯上的红色标线为准，没有红色标线的烧杯，水位注入到烧杯的五分之四，使用最低水位要高于电热元件，连续使用需加水时，先关闭开关后再加水使用。

2. 先开启普通蒸汽开关，打开几分钟后便有雾状气体产生，当普通蒸汽喷雾产生后，让美容受术者适应2～3分钟后，再打开奥桑蒸汽开关。

3. 在蒸汽未喷出，以及不能确定蒸汽喷出是否正常时，喷雾机喷嘴千万不能对准美容受术者面部，以免开始喷雾时，可能带出高温水滴，或机器故障喷出沸水而发生烫伤事故。

用湿棉片盖住美容受术者双眼，当蒸汽均匀喷出后再将喷嘴移至面部，将喷口调至从额头向颈部喷射的角度，并因人而异调好喷口与面部距离。开始计时，最长不超过15分钟。

4. 使用完毕后，关闭开关，切断电源。

5. 要定期清洗蒸汽美容仪的沉积物和水垢，以免通道堵塞，造成喷气不匀，形成水珠喷出。

6. 色斑皮肤、敏感皮肤、毛细血管扩张皮肤不能做奥桑喷雾。

**（金春玉）**

# 第八章　皮肤美容养护技术

皮肤美容养护技术是美容学科的一项重要内容。它是以医学和美学理论为指导，运用治疗性护肤品和按摩手段及美容仪器等来改善、修复和重塑人体面部皮肤，使其在结构、形态、功能上保持良好的健康状态，满足人们爱美的需求。

皮肤覆盖在人体表面，直接与外界环境相接触，富有弹性和韧性。皮肤是否健康，一方面与先天的遗传因素有关，另一方面也与后天的身体素质锻炼和是否保养得当有关。为了使皮肤始终保持健与美的状态，有必要采取各种措施来对皮肤进行经常性的保养和护理。

## 第一节　皮肤护理作用原理

皮肤护理是美容服务的重要内容。它需要采取一整套护理操作程序，每个程序有相应的作用。现将皮肤护理各步作用及作用原理简述如下：

**1. 清洁皮肤**　通过对皮肤表层和深层清洁，彻底清除皮肤的表面污垢和异物，去除皮肤表层老化的死细胞及毛孔内的污垢及皮脂，使皮肤透明洁净，毛孔通畅，保持正常的呼吸功能，减少痤疮的发生。

**2. 颜面蒸汽美容的作用**　见第八章第七节。

**3. 面部按摩**　具有改善血液循环，促进新陈代谢，护肤养颜，延缓皮肤衰老等功效；同时，对增进药物及营养物质的吸收和提高药物疗效也起着重要的作用，还可清除面部的污物及角化脱落细胞，解除面部皮肤、神经、肌肉的紧张，以达到护肤的目的。

**4. 美容电疗仪器**　在皮肤护理过程中，经常使用各种美容电疗仪器，以弥补徒手操作的不足。常用的美容电疗仪器有：真空吸喷仪、超声波美容仪、阴阳电离子仪等。这些美容仪器的使用，可改善皮肤血液循环，促进药物或营养性护肤品的吸收，分化色素，淡化色斑，消除痤疮及愈后瘢痕；防皱、除皱、去淤，消除眼袋和黑眼圈等。

**5. 面膜护理**　面膜紧贴于皮肤，在面部与空间形成一层隔膜。避免皮肤角质层水分的蒸发，使局部温度升高，并在干燥、凝固的过程中使毛孔收缩，对皮肤产生一定的吸附力。因此，面膜对皮肤具有保持水分，促进血液循环，清除皮肤的污垢，舒展皮纹，收缩毛孔，使皮肤光滑、细腻、清爽而富有弹性等作用。

总之通过以上各部的护理皮肤会变得清爽透明，润泽而富有弹性，达到皮肤健与美的目的。

## 第二节　不同类型皮肤护理方法及要点

### 一　皮肤类型的测试方法

判断皮肤类型是做皮肤养护的基础，只有辨别准确，才能取得满意的护理效果。

**1. 肉眼观察法**　洁肤后，用毛巾将水擦干，皮肤会出现紧绷感。观察皮肤紧绷感消失的时间。

**2. 纸巾擦拭法**　晚上洁面后，不使用任何护肤品，于次日起床后用干净的面巾纸分别轻按额部、面颊、鼻翼、下颏部等处。观察纸巾油污的多少。

**3. 美容放大镜观察法**　见本章第四节。

**4. 美容透视灯（皮肤测试仪）观察法**　见本章第四节。

**5. 微电脑皮肤显示器测试法**　电脑通过皮肤探测器，收集面部皮肤各方面的材料，进行综合分析判断，得出结论。

### 二　皮肤的类型及特点

皮肤类型的不同，在护肤品、化妆品的选用及皮肤的养护方法上是不相同的，如果选择使用恰当就可保持皮肤健美，使用不当会导致皮肤的损伤，甚至引起皮肤疾病。所以皮肤养护的关键在于掌握皮肤的类型。

皮肤可分为健康皮肤和敏感性皮肤两类。其中健康皮肤又根据其皮脂分泌的多少和含水的情况分为四类，即中性皮肤、油性皮肤、干性皮肤和混合性皮肤。

**（一）健康皮肤**

**1. 中性皮肤**（neutral skin）　皮脂腺、汗腺分泌适中，皮肤不干也不油，红润细腻而富有弹性，厚薄适中，对外界刺激不敏感，多见于12岁以下的儿童，pH在4.5～6.5之间。

肉眼观察法：皮肤的紧绷感约30分钟左右消失，面色红润，皮肤不干不油，光滑细腻富有弹性。

纸巾擦拭法：中性皮肤纸巾油污面积不大，呈微透明状。

美容放大镜观察法：皮肤纹理不粗不细，毛孔较小。

美容透视灯：皮肤大部分呈青白色。

**2. 油性皮肤**（oily skin）　皮肤的皮脂腺分泌旺盛，皮肤油腻光滑，毛孔粗大，皮纹较粗。对外界刺激不敏感，不易起皱纹，但易患痤疮等疾病，多见青春期的年轻人，pH小于4.5。分为普通油性和超油性两种。

（1）普通油性皮肤

1）肉眼观察法：皮肤的紧绷感约20分钟之内消失，皮脂分泌量多，皮肤油腻光亮。

2）纸巾擦拭法：纸巾上见大片油迹，呈透明状。

3）美容放大镜观察法：皮肤纹理较粗，毛孔较大。

4）美容透视灯：皮肤大片青黄色。

（2）超油性皮肤：具有普通油性皮肤的特征，又因皮脂分泌过多，淤于毛囊内不能顺利排出，出现黑头、白头粉刺和痤疮。

**3. 干性皮肤**(dry skin)　其皮脂腺分泌量少，角质层含水量低于10%，皮肤缺乏弹性。皮肤外观白皙、细嫩，毛孔不明显，皮肤薄，易干燥。这类皮肤易产生细小的皱纹，对外界刺激耐受性差，pH大于6.5。分为干性缺水和干性缺油两种。

(1)干性缺水皮肤：多见于35岁以后及老年人，与汗腺功能减退等有关。

1)肉眼观察法：皮肤的紧绷感约40分钟左右消失，皮肤较薄，干燥而不润泽，可见细小皮屑，皱纹明显，皮肤松弛缺乏弹性。

2)纸巾擦拭法：基本同中性皮肤。

3)美容放大镜观察法：皮肤纹理较细，毛细血管和皱纹较明显。

4)美容透视灯：皮肤有少许青黄色油块、白色小块，大部分呈青紫色。

(2)干性缺油皮肤：多见于年轻人，由于皮脂分泌量少，不能滋润皮肤或用碱性重的香皂等洗面所致，缺油常伴缺水。

1)肉眼观察法：皮肤的紧绷感约40分钟左右消失，皮肤较干，缺乏光泽。

2)纸巾擦拭法：基本不沾油迹。

3)美容放大镜观察：皮肤纹理较细，毛孔细小不明显常见细小皮屑。

4)美容透视灯：皮肤有少许或没有青黄色油块。

**4. 混合性皮肤**(mixed skin)　80%的女性属于这类皮肤，其特点是面部T型区呈油性状态，其他区域呈干性。

### (二) 敏感性皮肤(sensitive skin)

这类皮肤敏感性高，皮肤薄，皮脂分泌差，缺少光泽，有的在两颊和眼睑处可以看到微细的毛细血管，对外界刺激反应性强，微弱的刺激就容易引起红斑、水肿和瘙痒等症状。

## 三　健美皮肤的标志

健美的皮肤应该是健康、润泽、柔嫩、细腻、肤色适宜、充实而富有弹性。

**1. 滋润**　表明皮肤代谢良好，主要取决于皮脂膜和角质层内的含水量。

**2. 光泽**　是生命活力的表现，表明皮肤的结构和功能都处于最佳状态。

**3. 充实有弹性**　它和表皮细胞、真皮纤维的成分、皮下组织及组织内的水分等因素有密切的关系。

**4. 细腻**　是皮肤美不可缺少的条件，细腻的皮肤能给人以无限的美感。

**5. 肤色适宜**　肤色主要与黑色素、血液和皮肤的角质层厚薄有关。无论肤色是白还是黑，只要肤色适宜，皮肤柔嫩、细腻、光泽就是美。

## 四　不同类型皮肤护理方法及要点

### (一) 中性皮肤

中性皮肤不干也不油腻，易受季节变化的影响，夏天趋向油性，冬天趋向干性。因此，必须进行经常性的保养，以保持皮肤的良好状态。中性皮肤护理过程如下：

1. 美容师做好准备工作。

2. 使用洗面奶将面部彻底洗净。

3. 拍滋润液以滋润皮肤。

4. 分析皮肤。

5. 奥桑蒸汽仪蒸面整个过程约10分钟,奥桑蒸汽蒸面时间为3~5分钟,距离为25cm。

6. 使用磨砂膏、去死皮膏脱屑。

7. 使用按摩膏做整个面部按摩,约15分钟。

8. 选用营养性、漂白性面膜进行面膜疗法,约15~20分钟。

9. 擦日霜。

10. 结束工作。

**(二)油性皮肤**

油性皮肤主要是皮脂分泌过多而造成的,保养不善会诱发粉刺,按皮脂分泌程度可分为普通油性皮肤和超油性皮肤两类。对于油性皮肤必须注意保养,精心护理,调节皮肤分泌,保持皮肤清洁。油性皮肤护理过程如下:

**1. 普通油性皮肤护理过程**

(1)美容师做好准备工作。

(2)使用洗面香皂、洗面奶配合磨刷帚清洗面部。

(3)拍滋润液调节皮肤。

(4)分析皮肤。

(5)用奥桑蒸汽仪蒸面10~15分钟,其中奥桑蒸汽蒸面时间为5~7分钟,距离为25cm。

(6)使用磨砂膏脱屑。

(7)使用真空吸管吸啜面部,清除毛孔中的异物。

(8)使用樟脑按摩膏进行少许按摩,主要采用捏按法。

(9)使用油性皮肤专用面膜或冷倒模进行面膜疗法,时间为10~15分钟。

(10)使用高频率电疗仪进行直接电疗护理5分钟。

(11)擦日霜。

(12)结束工作。

**2. 超油性皮肤护理过程** 超油性皮肤长有不同程度的暗疮,具体护理方法如下:

(1)美容师做好准备工作。

(2)使用暗疮专用香皂或洗面奶清洁面部。

(3)拍滋润液。

(4)分析皮肤。

(5)用奥桑蒸汽仪蒸面,奥桑蒸汽蒸面时间为5~7分钟,距离为25cm。

(6)使用真空吸管吸啜面部。

(7)使用脱屑水进行面部皮肤脱屑。

(8)使用暗疮针对成熟暗疮进行处理。

(9)使用高频率电疗仪进行直接电疗,特别要对暗疮部位进行火花处理。

(10)使用樟脑按摩膏,采用捏按法配合穴位点压进行按摩。

(11)使用油性皮肤专用面膜或消炎面膜,也可用冷模进行面膜疗法,时间为15~20分钟。

(12)使用强力收缩水(油脂调节液)进行冷式喷雾操作。

(13)擦暗疮水。

(14)结束工作。

### (三) 干性皮肤护理

干性皮肤需要适当补充油分和水分,促进血液循环,否则长期不加护理容易产生皱纹。干性皮肤护理过程如下:

1. 美容师做好准备工作。
2. 使用洗面奶清洁面部。
3. 拍滋润液滋润皮肤。
4. 分析皮肤。
5. 奥桑蒸汽仪蒸面 2 ~3 分钟,距离为 35cm,整个过程为 10 分钟。如果皮肤为严重缺水的干性皮肤,只需使用蒸汽蒸面即可。
6. 使用去死皮膏或去死皮液轻度脱屑。
7. 使用增加皮肤水分的滋润液,配合超声波美容仪或阴阳电离子仪,做营养导入。
8. 使用活性营养素或橄榄油做全套按摩。
9. 使用干性皮肤专用面膜、热倒模或蜜蜡面膜进行面膜护理。
10. 使用滋润液进行冷式喷雾。
11. 涂日霜。
12. 结束工作。

### (四) 敏感性皮肤护理

敏感皮肤薄而细腻,表面可见红斑、脱屑、红肿等现象。对敏感皮肤护理时,无论是操作过程还是选用护肤品,均应注意避免对皮肤形成刺激。护理程序如下:

1. 美容师做好准备工作。
2. 用防敏性洗面奶清洁面部。
3. 分析皮肤,制订护理方案。
4. 用冷喷蒸面 20 分钟,喷孔与面部的距离为 25cm 左右。
5. 超声波导入抗敏精华素。
6. 使用抗敏按摩膏按摩,主要是面部穴位点压,避免大面积揉按面部皮肤。
7. 面膜:使用抗敏底霜倒冷模,也可做防敏面膜。
8. 喷防敏爽肤水。
9. 涂防敏营养霜。

## 第三节　面部美容按摩手法

按摩美容是皮肤护理中最重要的一环,也是面部皮肤美容最有效的方法之一,具有改善血液循环,促进新陈代谢,延缓皮肤衰老,解除面部皮肤、神经、肌肉紧张的作用。

### 一　常用的面部按摩穴位

**1. 太阳**　在颞部,眉梢和外眼角中间,向后约一横指的凹陷处。

**2. 印堂**　在额部,两眉头的中间。

3. **攒竹** 在面部，眉内侧的凹陷处。

4. **瞳子髎** 在面部，眼外眦旁，眶外侧缘处。

5. **人中** 在面部，人中沟的上 1/3 与下 2/3 交界处。

6. **四白** 在面部，直视，瞳孔直下一寸，眶下孔凹陷处。

7. **承泣** 在面部，瞳孔直下，眶下缘与眼球之间。

8. **迎香** 在鼻翼旁 5 分，鼻唇沟的上方凹陷处。

9. **地仓** 在面部，口角外侧，平视时，瞳孔直下。

10. **承浆** 在面部，下唇与下颌正中线的下 2/3 与上 1/3 交界处(颏唇沟的正中凹陷处)。

11. **颊车** 在面颊部，下颌角前上方约一横指(中指)，咀嚼时咬肌隆起处。

12. **翳风** 在耳垂后方，乳突与下颌角之间的凹陷处。

13. **听宫** 在面部，耳屏中部前方，张口凹陷处，压迫时耳内作响。

14. **听会** 在面部，耳屏下切迹前方，张口凹陷处。

15. **睛明** 在面部，两眼内眦角稍上方凹陷处。

16. **鱼腰** 眉毛正中。

17. **丝竹空** 眉梢外端凹陷处。

18. **球后** 眶下缘外 1/4 与内 3/4 交界处。

19. **上关** 颧弓上缘，下关穴直上的凹陷处。

20. **下关** 颧弓下缘凹陷处，下颌骨髁突的凹陷处。

## 二 面部按摩的操作方法

**1. 面部按摩的基本要求**

(1)持久：每一手法持续运用一定时间，才能达到效果。穴位按摩时，应“按而留之”，遵循轻-重-轻原则。

(2)有力：具备一定的力度，应达到真皮层，甚至达到皮下肌层。根据不同的部位，不同的体质而定。

(3)均匀：注意手法动作的节奏性和用力的平稳性，动作不可时快时慢，用力不能时重时轻。

(4)柔和：手法的变换、衔接应顺畅连续，做到“轻而不浮，重而不滞”。

(5)得气：在穴位按摩时，应有酸、胀、麻等感觉，说明经气已通，“气至而有效”。

**2. 按摩的手法** 面部按摩时，多采用中指和环指两指的指腹按摩，在按抚放松时，则多用整个手掌或鱼际、小鱼际。

(1)按抚法：用指端或手掌，在面部皮肤上缓慢而有节奏地滑行，多用在按摩的开始和结束。

(2)摩圈法：两手的中指和环指并拢，在面部作画圈运行，多用在面颊部及额部，有一定的力度。

(3)揉捏法：大拇指与其他手指相配合，用指腹的力量，在松弛的肌肉上做指捏、轻推、滚动摩擦等动作，多用于下颏部、面颊部。

(4)提弹法：大拇指与其他手指配合，快速捏提肌肉，四指指尖在面部轻弹皮肤(钢琴状)或由侧面向上弹拨皮肤，力度要适中，适合于眼周。

(5)叩拍法：多用手掌或小鱼际，在额部、头部，做一定力度的震动，手腕要放松，力量集中于手掌，使受力部位发生震动，频率要快，触点要有弹性。

(6)抹法：以手指指尖或手掌，紧贴皮肤表面，来回摩擦，动作连续，一气呵成，如额部、全面部的上下拉抹等。

(7)按法：用手指或手掌在体表某部的穴位上，逐渐用力下压，忌猛点猛提，按压方向要垂直，用力由轻到重，再到轻，使刺激充分到机体组织深部，常与揉法结合使用。

**3. 面部按摩的顺序及方法** 通常情况下，先从额部开始，依次是眼部、鼻部、口周部、面颊、颈部、耳部。

(1)额部：由眉至发际纵向按摩，点按太阳穴。按摩时用手的中、环指由眉心向上打圈轻推向额部的两侧，反复数次。

(2)眼部与口部：可做环形按摩，适度的按摩能促进眼部皮肤的代谢，预防或减轻"黑眼圈"，及"眼袋"的发生。

(3)面颊部：用手的中、环指在两颊由下向上，由中心向外打圈旋转，反复多次。

(4)鼻部：用两手的中指从鼻下绕着鼻尖打圈运动，反复数次，然后从鼻尖向眉头移动，并在鼻部两侧上下拉抹，反复数次。

(5)耳部：耳部因有丰富的穴位，可做重点按摩而起到事半功倍的效果，原则上可揉捏耳垂，提拉耳郭。

总之，面部按摩应依照神经、血管、肌纤维分布的方向或循经络穴位进行有规律、有节奏的抹、擦、揉、按、颤抖、弹拨等，犹如一曲优美的旋律，给人以轻松、舒适的享受。

## 第四节 面部皮肤护理常用仪器设备

### 一 美容放大镜

#### (一) 美容放大镜作用及原理

美容放大镜是利用凸透镜放大视物的原理来达到美容检测目的的(图8-1)。其作用如下：

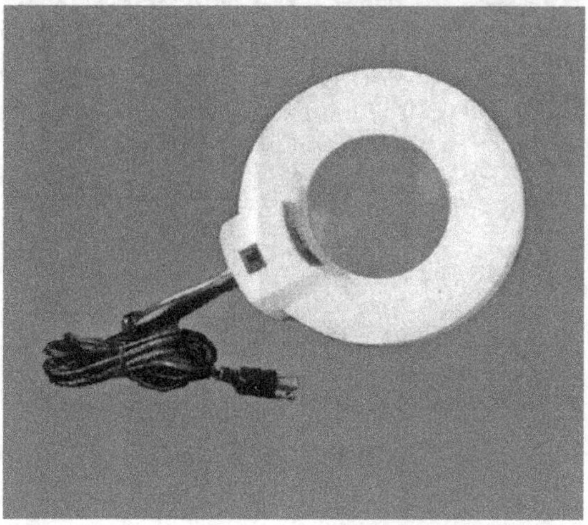

图8-1 美容放大镜

1. 便于仔细检查顾客的皮肤情况。

2. 帮助鉴别皮肤类型。

3. 便于查找皮肤的微小瑕疵，帮助清除面部的黑头、白头粉刺。

### （二）美容放大镜使用方法

使用之前美容师应清洁双手，为顾客清洁面部皮肤，取两块长 8cm、宽 4cm、厚 3cm 左右的棉片盖住顾客眼部，根据面部不同区域，将放大镜接近皮肤，逐步观察皮肤的纹理、毛孔等情况。

### （三）美容放大镜使用注意事项

1. 使用美容放大镜之前必须用棉片盖住眼睛，以免放大镜折射出的光刺伤眼睛。

2. 移动检查时，要按步骤顺序进行，以免遗漏，影响诊断及治疗。

3. 轻拿轻放以免摔碎镜片。

4. 每次用后应用乙醇或清洁剂擦净镜面及其四周。

## 二 喷雾仪

### （一）喷雾仪工作原理

喷雾仪（图 8-2）一般分为普通喷雾仪、冷喷仪。临床上还有中草药喷雾仪等。工作原理详见第十三章。

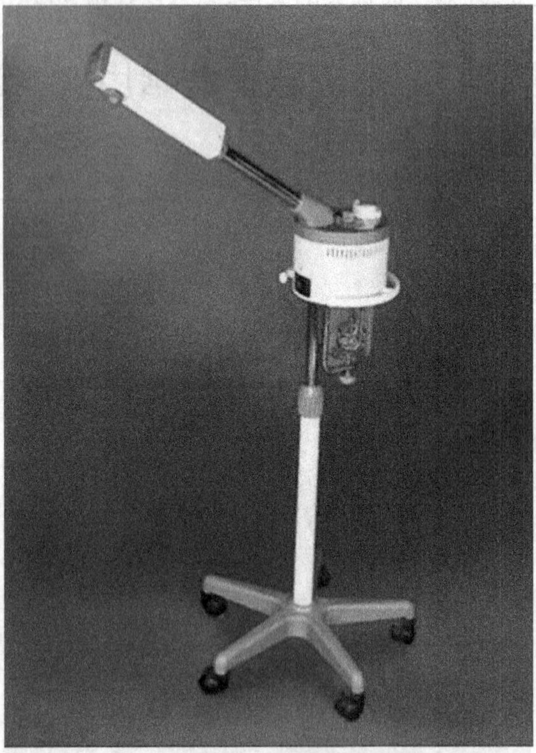

图 8-2 喷雾仪

### （二）喷雾美容仪的功效

**1. 促进血液循环，暂时地补充皮肤表层水分** 由于离子化的蒸汽含有丰富的氧离子，热蒸汽使皮肤温度增高，局部血流加快，供给表皮氧分及水分，起到暂时地滋润皮肤表层的作用。

**2. 清除皮肤老化角质形成细胞及污垢** 当蒸汽喷射到面部时，皮肤的表皮角质形成细胞由于蒸汽的透入而膨胀软化，大量的蒸汽使毛孔扩张，便于清除皮肤老化的角质层及毛囊深处的污垢和沉淀物。

**3. 增加皮肤的通透性，利于皮肤吸收** 在喷雾过程中，由于毛囊扩大、毛细血管扩张，血管壁、细胞膜的通透性增强，提高了化妆品营养成分的穿透能力和氧离子的吸收率。同时，皮肤较长时间保持湿润状态，也为皮肤吸收面膜中的有效成分创造了有利条件。

**4. 促进新陈代谢，利于皮肤排泄** 蒸汽刺激神经末梢，促进细胞新陈代谢，便于清除分泌过盛的皮脂，使皮肤呼吸排泄通畅。

**5. 杀菌消炎，增强皮肤免疫功能** 臭氧蒸汽可使微生物细胞内的核酸、原浆蛋白酶产生化学变化，致使微生物细胞死亡，使皮肤破损部位和炎症部位得到控制，加快伤口愈合。

### （三）喷雾仪使用方法及步骤

1. 将蒸馏水（或纯净水）注入玻璃烧杯至红色标准线下，没有红色标准线的则注入烧杯的4/5或2/3，注入的最低水位要高于电热元件。

2. 按下开关，接通电源后5～6分钟有雾状气体产生，即为普通蒸汽。普通蒸汽产生后，如需要消炎、消毒，再按下臭氧蒸汽开关。

3. 待蒸汽均匀喷出后，再将仪器移至顾客面部，进行蒸面。

**4. 调整喷雾仪喷口与顾客面部的间距** 喷雾应从顾客头部的上方向颈部方向喷射，其间距根据皮肤性质而定。喷雾时，美容师不得离开顾客，并应用手随时感觉喷雾的温度。不同类型的皮肤，喷雾仪应用的时间和距离如下：

（1）中性皮肤：喷孔与面部的距离为：25cm左右，时间为3～5分钟。

（2）油性皮肤：喷孔与面部的距离为：25cm左右，时间为5分钟（臭氧）。

（3）干性皮肤：喷孔与面部的距离为：35cm左右，时间为3分钟。

（4）混合性皮肤：喷孔与面部的距离为：25cm左右，时间为5分钟。

（5）痤疮问题皮肤：喷孔与面部的距离为：25cm左右，时间为8分钟（臭氧）或20分钟（冷喷）。

（6）敏感问题皮肤：喷孔与面部的距离为：25cm左右，时间20分钟（冷喷）。

（7）色斑问题皮肤：喷孔与面部的距离为：35cm左右，时间为8分钟。

（8）老化问题皮肤：喷孔与面部的距离为：35cm左右，时间为3分钟（臭氧）。

（9）毛细血管扩张问题皮肤：喷孔与面部的距离为：25cm左右，20分钟（冷喷）。

5. 使用完毕后，先关臭氧蒸汽开关，再切断电源。

### （四）喷雾仪使用注意事项

1. 因人而异调好喷口与面部的角度，避免喷出的蒸汽直射鼻孔，令人呼吸不畅。

2. 依皮肤性质掌握好喷雾时间，最长不能超过15分钟，以免皮肤出现脱水现象。冷喷可以在20分钟左右，冬季时间可稍长一些，夏天时间则应短一些。

3. 皮肤有色斑、敏感及毛细血管扩张问题时，不宜使用臭氧蒸汽，以免引起过敏或问题加重。

4. 在喷雾过程中，应随时注意观察喷雾状况。容器内的水量一定不能超过水位警戒线，以免产生喷水现象造成烫伤事故。

5. 叮嘱顾客全身放松，微闭双眼，以免因蒸汽进入眼结膜出现短暂的视力模糊现象。

### （五）喷雾仪日常养护

1. 喷雾仪应使用蒸馏水，每周清洗两次玻璃烧杯，如发热丝有水垢可用白醋水（白醋：水 = 6:4）浸泡清洗。

2. 每天用干布擦拭仪器。

## 三 超声波美容仪

超声波美容仪（图8-3）是一种利用超出人类正常听觉范围的声波作用于人体皮肤表面，而产生美容效果的仪器。

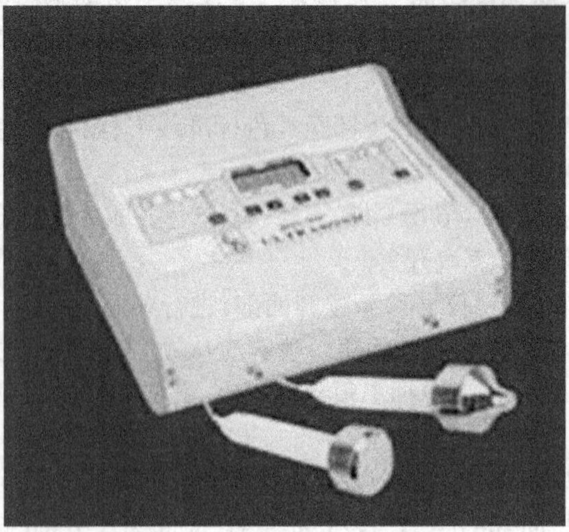

图8-3 超声波美容仪

### （一）超声波美容仪工作原理

详见第十三章。

### （二）超声波美容仪主要作用

详见第十三章。

### （三）超声波美容仪美容功效

1. 分化色素，淡化色斑，消除由于外伤、化学剥脱、激光治疗后的色素沉着。
2. 促进局部血液循环，加强代谢功能，使缺水缺氧皮肤得到补充。
3. 促进皮下脂肪溶解，加速皮下吸收过多的水分，使眼袋和黑眼圈现象得到改善。
4. 具有机械按摩的效果，调节皮下细胞膜的通透性，帮助药物或护肤品的吸收。
5. 降低神经的兴奋性，达到镇静神经的作用。

### （四）超声波美容仪使用方法

1. 根据使用部位及面积的大小选择声头并消毒。面积小的部位用小声头，声波强度调至低挡，一般为0.5 ~ 0.75W/cm$^2$；面积大的部位用大声头，声波强度调至高挡，一般为0.75 ~ 1W/cm$^2$。时间为5 ~ 15分钟。

2. 打开电源开关，预热3分钟。如果是全自动型超声波美容仪，则只需等仪器自检完毕发出蜂鸣提示后，根据需要设置操作模式。

3. 根据皮肤类型及状况，选择适合的介质(药物或护肤品)，最好是胶状或膏霜状的，涂在清洁后的皮肤上。

4. 操作时美容师手持声头要稳，手腕不要移动，主要靠手臂带动，力度均匀，移动速度应缓慢，顺肌肉纹理呈螺旋形或“之”字形移动。走向：右脸颊-下颌-左脸颊-额头。较小的声头可用于下眼睑，紧贴皮肤，由外眼角到内眼角做打圈动作，类似下眼睑按摩动作。

5. 使用完毕后，及时关掉电源开关，清洁消毒声头。不要马上清洗皮肤，让药物保留10分钟左右，使其充分渗透。

**(五) 超声波美容仪使用注意事项及日常养护**

1. 做超声波护理前必须清洁面部，涂上足够的膏霜或药物，以防皮肤受损，禁止声头直接作用于皮肤。

2. 由于超声波的传播方式是直线传播，因此，操作时应注意使声头平面紧贴皮肤，并轻柔地不断移动声头。

3. 操作时，严禁将正在使用的声头直接对着顾客的眼睛，以免伤害眼球。

4. 整个超声波护理最长时间不得超过15分钟，并根据皮肤厚薄，调整声波输出强度。仪器连续使用时间不要过长，每一疗程结束时，应按下暂停键，休息片刻。

5. 声头使用后须清洁消毒，以免交叉感染，将声头擦干保存。

## 四 皮肤测试仪

**(一) 皮肤测试仪的工作原理**

皮肤测试仪(图8-4)主要由紫光管和放大镜构成。不同性质的皮肤在吸收紫光后，会反映出不同的颜色特点。此时再用放大镜加以扩放，呈现在显示屏上，根据紫光下皮肤呈现的不同反应，便能有效地鉴别皮肤性质。

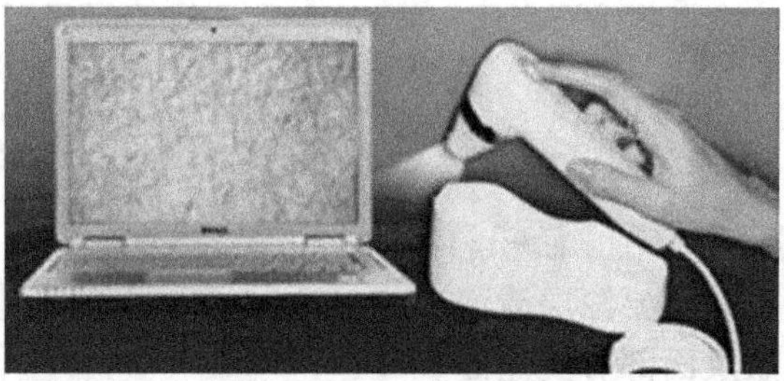

图8-4 皮肤测试仪

**(二) 适应证和禁忌证**

**1. 适应证** 适用于需要了解自己皮肤性状及制订护肤方案者。

**2. 禁忌证** 面部有色斑；皮肤在短期内做过磨削术、冷冻术等创伤性治疗；皮肤肿瘤等。

**(三) 操作方法**

1. 接通仪器电源。

2. 常规清洁皮肤。

3. 用湿棉片盖住被测者的眼睛。

4. 手持测试仪灯管，打开开关，测试仪灯管朝向被测者，水平面置于被测者面部，与面部皮肤间距为15～20cm，选择不同的部位仔细观察皮肤，分析皮肤状态。

5. 检测完毕及时关闭仪器电源。

6. 对皮肤检测结果进行分析判断：

青白色——健康中性皮肤。

青黄色——油性皮肤。

青紫色——干性皮肤。

深紫色——超干性皮肤。

橙黄色——粉刺皮脂部位。

淡黄色——粉刺化脓部位。

褐色、暗褐色——色素沉着部位。

紫色——敏感皮肤。

悬浮的白色——表面角质老化。

亮点——灰尘或化妆品的痕迹。

**（四）注意事项**

1. 测试前必须用棉片盖住被测者眼睛，以避免视觉疲劳。

2. 测试时，紫外灯管与皮肤的距离不能近于15cm；测试时间不得超过2分钟，以免出现色斑。

3. 面部皮肤有色斑者不宜使用此测试仪，以免加重皮肤色斑。

4. 每次检测完毕关闭开关。

**（五）日常保养**

1. 测试仪灯管应轻拿轻放。

2. 每天用干布擦拭仪器。

## 五 真空吸喷仪

**（一）作用原理**

详见第十三章。

**（二）适应证和禁忌证**

1. **适应证** 适用于皮肤需要深层清洁，尤其是油性皮肤中粉刺、黑头的清除。

2. **禁忌证** 眼部皮肤及面部有炎症处。

**（三）操作方法**

1. **消毒真空吸管** 用75%乙醇仔细消毒所选用的真空吸管。

2. 打开电源开关。

3. 操作者右手中指放在真空吸管的小孔上，以调节真空吸管的密封程度，使真空吸管产生吸啜能力；左手调节吸力强度调节旋钮，并将真空吸管在自己的手背上试验，以便调至合适的吸啜强度。

4. **将真空吸管移至顾客面部皮肤进行吸啜** 用拇指和示指指腹捏住真空吸管，将管口对着皮肤，中指闭住真空吸管的透气孔，然后根据不同的皮肤性质和部位选择不同的吸啜方式。

(1)间断吸啜:适用于较大面积的部位和松弛较薄部位的皮肤,操作要点:中指在真空吸管的透气孔上频繁、有节奏地闭放,吸啜方向是:从下颏中部分别至左右耳根;从左右嘴角分别至左右耳门;从左右鼻翼分别至左右太阳穴。

(2)连续吸啜:适用于油脂较多、皮肤较厚的部位。操作要点:中指一直闭住透气孔随真空吸管移动到边缘时再放松透气。

(3)强力吸啜:适用于油脂特别多的部位,如油性皮肤面部T区、黑头粉刺处。操作要点:闭住透气孔的中指始终不放松,管口对着皮脂较多的部位一吸一拔。

5. 吸啜完毕后,将真空吸管撤离皮肤,将吸力强度调节旋钮调至零。

6. 关闭电源开关,取下真空吸管,用75%乙醇消毒,以备下次用。

**(四) 注意事项**

1. 严格掌握好吸啜力的强弱,过强损伤皮肤,过弱无效果。
2. 眼部皮肤及面部有炎症的皮肤不能使用。
3. 要保持真空吸管无菌,使用前后要严格消毒,以免交叉感染。
4. 在顾客脸上不能频繁使用真空吸啜,以免造成皮肤毛孔增大。

## 第五节 眼部皮肤养护技术

眼睛不仅是重要的感觉器官,以审美的观点看,眼睛的作用要占五官之首。眼部皮肤的养护,可以增强眼睛的神韵,减少眼周皱纹及眼睑的松弛,是美容的重要环节。

### 一 去除眼皱纹

**1. 眼皱纹日常护理方法**

(1)注意眼部皮肤的护理:经常使用祛皱营养眼霜涂抹眼周皮肤,保证眼部皮肤得到充分的滋润。

(2)防止过度用眼:当眼睛感到疲劳时,可做手掌按摩。方法为:①舒适地坐在扶手椅上或肘部支撑在桌上,闭眼,两手掌呈皿状罩于双眼,不接触眼睑;②放松并做慢而深的呼吸,直至得以充分休息,闭着的眼睛"看见"由灰变黑;③睁眼,快速眨眼数次。此外还可做眼健美操。两种方法均可使眼睛得到休息,增强眼肌力。

(3)纠正不良的习惯动作,如眯眼等。

(4)消除精神紧张,保证充足的睡眠。

(5)保证营养:补充足够的蛋白质、脂肪及维生素。

**2. 眼皱纹的专业护理**

(1)用洗面奶洁面。

(2)用离子喷雾仪蒸面10分钟。

(3)用超声波美容仪将祛皱精华素导入眼周皮肤。

(4)在眼周涂上按摩油,进行按摩,方法:①双手中指指腹向鼻部按压睛明穴,共按8次;②双手中指指腹垂直按压承泣穴,共按8次;③双手中指按压太阳穴,共按6次;④用中3指从上眼睑横抹过,眉弓处可稍用力,眼球轻轻带过,反复6次;⑤面部用祛皱霜按摩15分钟。

(5)用眼部专用的祛皱软膜做眼膜。

(6)洗净软膜膏,涂上眼用紧肤水。

(7)涂上祛皱眼霜。

## 二 去除眼袋

**1. 眼袋的日常护理**

(1)保证足够的睡眠和休息,加强锻炼,促进血液循环,改善新陈代谢。

(2)补充营养物质、维生素等。

(3)经常用青瓜片盖在眼部数分钟,或用冷毛巾湿敷减轻眼袋。

(4)每日坚持做眼部按摩或眼保健操。

**2. 眼袋的专业护理**

(1)用洁面乳洁面。

(2)用离子喷雾仪蒸面10分钟。

(3)用超声波美容仪将祛眼袋的精华素导入眼周皮肤。

(4)用眼部精华液或特效祛眼袋精华素做眼部按摩。方法为:①中指与环指分开,分别放于双眼的上下眼睑,左手开始向左颞部轻轻抹过左眼,右手中3指合并,指尖向上随着左手同时向左眉抹向左侧眉尾;然后以相同动作在右侧进行,各反复4次;②左手沿右侧面颊向下滑抹,经过下颌部再向左上面颊部滑抹,然后双手中指指腹分别压双侧太阳穴,反复6次;③双手中指指腹重叠压于印堂穴上,共压7次;④双手中指沿鼻根下滑至睛明穴,按压6次;⑤双手示指弯曲,用侧面指背从眉头沿眉弓抹向眉尾,并按压攒竹穴、鱼腰穴、丝竹空穴,反复6次;⑥双手示指与中指放于眼周内眦处,沿眼袋从内向外滑抹;并压瞳子髎穴,反复6次;⑦双手中指指腹在眼周顺时针和逆时针圆形滑抹,各反复6次。

(5)用眼袋冲击仪治疗15分钟。可消耗多余脂肪,收紧下眼袋。

(6)敷眼部专用软膜20分钟,可滋润收紧皮肤,并能补充适量水分及营养,有利消除眼袋。

(7)洗净眼膜,涂上眼用紧肤水。

(8)擦上营养眼膏。

# 第六节 颈部皮肤养护技术

颈部是人形体的重要组成部分,正常女性的颈部在直立时,外观平坦、润滑、丰满,两侧对称适中,长短粗细与身材比例适当,皮肤细腻白嫩而富于弹性。

## 一 颈部皮肤的日常养护

**1. 去除导致颈部皮肤衰老的原因**

(1)长时间低头看书及伏案工作,要经常抬头放松,每天早晨起床后、晚上睡觉前做颈部健美操,促进血液循环,加强肌肉的收缩力,使皮肤滋润有光泽。

(2)要注意睡眠的姿势,枕头不可过高或过低。

(3)要注意合理饮食、减少脂肪性食物的摄取。

**2. 晨间护理** 用凉软水及洗面奶清洁颈部皮肤，然后在颈部的皮肤上涂润肤膏。涂法：用几个手指头自下而上地擦抹润肤膏。过10～15分钟后，用干毛巾将润肤膏擦去。

**3. 晚间护理** 用水和洗面奶将皮肤洗净，擦上薄薄一层润肤膏，然后用一条浸透盐水的、叠成四折的毛巾拍打颈部，或者用手背拍打下颏，拍打10～15次。

**4. 自我按摩** 将乳液涂在颈部皮肤上，用双手中指和环指的指腹在颈部自下而上做螺旋式按摩，按摩后用营养护肤液涂擦、轻拍使之渗透。

## 二 颈部皮肤的专业护理

1. 用洗面奶清洁颈部皮肤，然后擦净。

2. 脱屑护理 用磨砂膏柔和地脱屑。

3. 将按摩膏均匀涂抹于颈部，进行颈部按摩。

(1)颈横向捏揪：以拇指和示指，于颈根部自中线向后做捏揪动作。其他手指屈曲成拳。动作沿3条线进行，即颈根部、颈中部和颈上部。

(2)颈肌圆揉：手指屈曲成拳，以指背由胸上缘开始，向锁骨中央和侧颈做圆揉动作。

(3)颏抚摩：以手指由下颏中央向左、右方向做轻柔断续抚摩动作。

(4)下颏弹拨：用手指于下颏下区由右向左做断续弹拨动作。

(5)下颏下轻叩打：以两手第1、3、4指由左下颌角向右下颌角交替做轻叩打动作。

(6)下颏和颈抚摩：两手掌由颈部向下颏方向(由右向左)轮流做抚摩动作，至下颌中央。

4. 选择营养祛皱面膜 在颈部敷15～20分钟。

5. 拍爽肤水。

6. 擦颈部营养霜。

# 第七节 手部皮肤与甲养护技术

手在劳动和社交场合中起着重要的作用。一双健康、清洁、灵巧的手，可产生一种动人的美感，手的形象与整体形象密切相连，手部皮肤和指甲在手的健美中起着重要作用。

## 一 手部皮肤和甲的日常养护

### (一) 保持手部皮肤及指甲的清洁

1. 养成勤洗手的良好卫生习惯，但洗手次数要适当，太频繁易损伤皮肤。洗手的水温以温水为宜，要选择碱性小的香皂，特别要注意手指间和指甲前缘下方的地方，洗手后应立即用干净毛巾擦干并及时抹上护手霜。

**2. 手指甲** 应经常修剪除垢，最好在洗完热水澡后指甲变得柔软时用指甲刀小心地进行修剪，指甲修剪的长度要根据个人特点决定，一般沿指甲前端发红发白界线部剪即可。

### (二) 重视手部皮肤及指甲的防护

1. 接触油污、化学品或进行易损伤手部皮肤的工作时，最好带上防护手套。不可用指甲代替镊子、钳子操作。

2. 在日常生活中应注意防晒、保护手部皮肤，防止其干燥。身边随时备有护手霜，每天养成涂抹数次的习惯，并用润手乳剂按摩指甲及周围皮肤。

**（三）治疗手部及甲疾病**

由手癣、甲癣、手部湿疹等疾病引起的手部皮肤干燥、粗糙、皲裂及指甲异常应治疗原发病。

**（四）注意营养均衡**

注意补充蛋白质、维生素及微量元素，皮肤干燥宜多吃维生素 A 丰富的食物，指甲变脆宜多吃富含钙及维生素 A 的食物，指甲有凹陷纵嵴则宜补充 B 族维生素。

## 二 手部皮肤的专业护理

**（一）用洗面奶清洁整个手臂的皮肤**

将洗面奶均匀地涂抹整个手臂，轻轻按摩后用洗面海绵蘸清水擦洗干净。

**（二）用磨砂膏对手臂皮肤进行脱屑**

将磨砂膏均匀地涂在手臂皮肤上（掌心除外），左手托住手臂，右手拇指以打圈的方式，对手指、手背、前臂、上臂的皮肤分别进行脱屑。手指从指尖开始，按小指到拇指的顺序进行。手背可用双手拇指进行。臂部着重在手臂外侧打圈脱屑，然后将磨砂膏清洗干净。

**（三）用护肤按摩膏对手臂进行按摩**

按摩膏涂抹同洗面奶，然后对手臂的各部位分别进行按摩。

**1. 对手指的按摩** 从小指至拇指按顺序依次进行，左手托住手臂，右手的示指与拇指夹住手指以打圈的方式按摩到指根，随后夹住手指拉回指尖。用右手示指与中指弯曲成蟹爪形，夹住手指，由指尖向上揉圈至指根，随后反转 90°拉回指尖。

**2. 对手背的按摩** 双手四指托住手部，大拇指从指根部开始，交叉向腕部方向按摩。

**3. 对掌心的按摩** 双手四指托住手部手掌心向上，用拇指从指根部交替向腕部方向按摩。

**4. 对手臂的按摩** 以左手托住手臂，右手拇指打圈的方式按摩，最后用右手从上臂拉回至腕部。左手托住肘部，手臂立起与右手掌心相对，手指相插，向外向下推，向里向下拉，并按顺时针方向转动，活动腕部。全套按摩反复数次，时间视具体情况而定。

**（四）** 按摩结束后用营养保湿面膜涂满手臂皮肤，再用保鲜膜包好，毛巾包裹 20 分钟左右。打开擦去面膜。

**（五）涂上紧肤水或收缩水。**

**（六）涂上手霜等保湿护肤品。**

**（七）涂上合适的指甲油。**

# 第八节 美容皮肤测验与成像技术

## 一 无创性皮肤检测技术

皮肤无创性检测是近 20 年随着声、光、电等工程技术和信息科学的发展，而逐渐发展起来的一门技术。它主要是应用工程物理学及其他学科的理论和技术，无创性地评价活体皮肤生理和病理变化特征。由于它的无创、方便、易接受的特点，近年来逐渐在皮肤病学、美容医学、化妆品功效评价等领域快速发展。本节概要介绍几种常用皮肤生物学特征的测量意义和测试技术的基本原理。

### （一）皮肤表面纹理检测技术

皮肤纹理是人类特有的，它与部位、年龄及环境等因素相关。通过测量皮肤表面纹理，可以研究年龄、环境、疾病、化妆品、局部药物对皮肤表面的影响，探讨化妆品的功效与局部药物的治疗作用。皮肤表面纹理检测技术分直接法与硅胶模型法。

直接法使用低倍表面放大仪和活体图像分析仪。低倍表面放大仪是最简单的直接观察法，将矿物油滴于皮肤表面，盖上玻片后，低倍镜下直接观察皮肤表面纹理。活体图像分析仪由摄像机直接记录皮肤表面特性，经过数字化处理成图像点阵，再由图像处理器进行分析，能客观、量化地测量皮肤表面纹理。皮肤干燥、脱屑较多时影响观察结果，所以直接观察法不适合极干性皮肤的测量。

硅胶模型法是在局部皮肤表面制作硅胶模型，然后用皮肤纹理轮廓仪（profilometry）进行检测，更能精细地反映皮肤纹理的状况。机械性皮肤纹理轮廓仪通过探针扫描皮肤硅胶模型，探针头的垂直位移通过电信号的转换能客观反映皮肤表面纹理变化。但本法过程复杂，所得结果为单一方向的二维图像。光学皮肤纹理轮廓仪通过光学扫描仪检测，操作方便迅速。激光皮肤纹理轮廓仪通过硅胶模型反射的激光光束特性反映皮肤表面纹理，本法能够测量更深的纹理，检测快速，结果显示为三维数据。透光皮肤纹理轮廓仪依据硅胶模型的透光量反映表面沟纹深浅，操作方便迅速，数秒内就可完成显影、评价。共聚焦激光扫描显微镜基于纵向光学切割结束，对硅胶模型进行不同层面扫描后重建清晰的二维与三维图像，本法是研究浅表皮肤组织学敏感的无创性技术，能够对表皮及真皮乳头的组织学特性进行定量研究。

干扰条纹光投影仪通过数码微镜设备发射光至活体皮肤或硅胶模型表面，用暂时位相移位逐级解析干扰性条纹图像，产生三维图像重建皮肤表面纹理。它可直接测量活体皮肤，也可扫描硅胶模型，扫描面积大，测量速度快，但图像稍不及机械皮肤轮廓仪清晰。

### （二）肤色检测技术

人体肤色由 4 种生物色素组成：褐色的黑色素、红色的氧合血红蛋白、蓝色的还原血红蛋白、黄色的胡萝卜素与胆色素，并受皮肤粗糙程度、水合程度等因素影响。皮肤颜色的变化能够反映皮肤屏障的完整性与皮肤的敏感性，有助于判断美白、防晒产品的功效及色素性疾病的疗效，还可用于监测局部血供。

测色仪依据测试原理可分为色度仪与分光测色仪。色度仪基于光电比色原理，利用三光束设计技术，将与颜色的三刺激值呈比例的仪器的相应数值进行转换，得出能够表示被测颜色的定量数值，目前不及分光测色仪应用普遍。分光测色仪通过测量皮肤表面的光亮度数或光谱透射比，进行三色分析，结果选用国际照明委员会推荐的 CIE-LAB 颜色系统表示。目前国际上应用最普遍的测色仪是美能达分光测色仪，可以快速、客观、定量地测定肤色。

### （三）皮肤角质层水含量检测技术

皮肤角质层水分可分为固定部分与波动部分，前者主要为与天然保湿因子（natural moisturizing factor，NMF）结合的水分；后者源自皮肤腺体的分泌，变化较大。皮肤角质层水含量的测量对于研究皮肤屏障的生理学特性和功能十分重要，可用于保湿剂的功效性评价、皮肤屏障功能变化研究及疗效监侧。皮肤角质层水含量的测量可分为直接法与间接法，各有优缺点，可同时使用以相互补充。

直接法有傅立叶变换红外光谱仪(ATR-FTIR)、近红外光谱仪(NIR)等,它们基于角质层水分能够吸收红外线原理,通过红外线吸收光谱进行水含量的测定。傅立叶变换红外光谱仪只能反映角质浅层水分含量,而近红外光谱仪能够检测表皮深层与真皮水分。

间接法依据皮肤的电生理特性随其水合状况而改变,通过测定其电生理参数间接反映其水含量。

直接法虽然比间接法更准确,但价格昂贵且许多解剖位置与临床情况不适用,故间接法应用的比较普遍。

### (四) 皮肤表面脂质检测技术

皮肤表面脂质可分为分泌脂质与表皮脂质,前者来自皮脂腺的分泌,后者源于成熟的角质形成细胞的脱落。在皮脂腺分布密集部位,皮肤表面脂质主要为分泌脂质;在皮脂腺分布稀少的部位,表皮脂质起主要作用。脂质含量因部位、年龄、性别、季节、环境等因素而波动较大。其检测方法主要有脂带法、透明度法。

脂带法利用特殊的可吸收脂质的脂带收集皮肤表面脂质后进行定性、定量分析,还可测定皮脂分泌率。此法操作简便快速,但由于取材时局部可人为形成闭塞环境,对皮脂测定可能造成一定偏差。

透明度法基于"磨砂玻璃"原理:磨砂玻璃覆上脂质时透明度增加,透光量增加,由此对脂质进行定量。用于透明度法的仪器有脂质仪(Lipometer,采用毛玻璃取材)与皮脂仪(Sebumeter,采用特殊塑料薄膜取材),两种方法的测量结果具有较好的相关性。

### (五) 皮肤表面 pH 值检测技术

角质层中的水溶性物质、皮肤排出的汗液、皮肤表面的水脂乳化物质及皮肤呼吸作用排出的 $CO_2$ 等多种物质共同作用下形成了皮肤表面稳定的 pH 值(约 5.5 ~7.0)。皮肤表面 pH 值是机体生物学活动在表皮的表达,可影响角质形成细胞、真皮细胞的生物学功能,在机体的不同生理状态,其值存在一定差异,并受年龄、性别等因素影响。

皮肤表面 pH 值测定采用皮肤酸碱度测定仪。皮肤酸碱度测定仪的探头由内含缓冲液的玻璃电极与参比电极构成,顶端为半透膜,避免探头内的缓冲液与皮肤表面直接接触,但皮肤表面的 $H^+$ 可自由通过,因此通过测定缓冲液的 pH 值变化可反映皮肤表面的 pH 值,但每次测定前需要调试校正。

### (六) 皮肤弹性评价技术

真皮胶原纤维、弹性纤维、网状纤维共同维持皮肤的弹性,抵抗外界压力。皮肤弹性是判断皮肤老化的重要标志之一,皮肤弹性检测技术可用于皮肤衰老的相关因素研究、健康人群皮肤弹性的调查、化妆品及激光的疗效评价。目前用于皮肤弹性的测量大多为平行于皮肤表面的测量方法。

平行于皮肤的黏弹性测量技术主要有伸展仪、转矩仪、气压电子量力器、机械阻抗仪等,这些方法可将真皮和皮下组织的影响最小化,但可使皮肤网状纤维变形,影响后续测量结果。伸展仪通过测定皮肤变形伸展时产生的张力及恢复时的时间特性对皮肤的黏弹性进行客观、定量评价,操作简便。转矩仪通过对皮肤施加一定的扭转力偶,测定皮肤的反应特性。气压电子量力器基于皮肤对邻近的迅速振荡力发生的位移反应进行测定可较敏感地定量分析角质层弹性,可同时显示真皮反应,但结果易受角质层厚度、化学试剂、外力等影响,重复性稍差。

## 二 共聚焦激光扫描显微镜在皮肤科的应用

### （一）共聚焦激光扫描显微镜简介

共聚焦激光扫描显微镜(confocal laser scanning microscope,CLSM)是一种先进的细胞生物学分析仪器(图8-5),是近代生物医学图像分析仪器最重要的发展之一,有细胞“CT”之称。

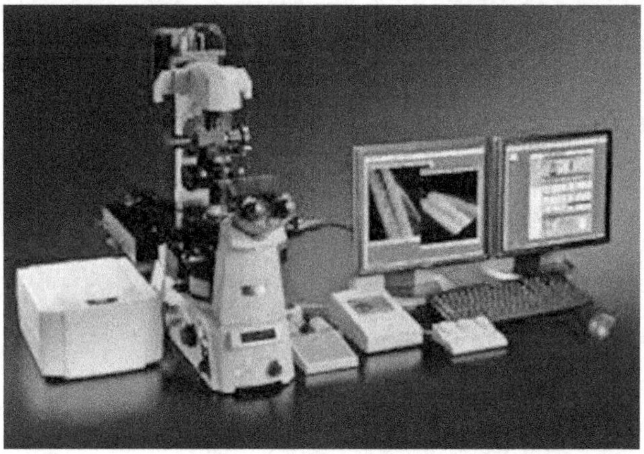

图8-5 共聚焦显微镜

### （二）CLSM与传统光学显微镜的比较

**1. 结构不同,特别是光源不同** CLSM的基本结构除了光学显微镜部分之外,还由激光光源、扫描装置、检测器、计算机系统、图像输出设备、光学装置和共聚焦系统等部分组成。CLSM采用单色激光作为光源,并用针孔使光源成为点光源,与光学显微镜的场光源相比,CLSM的点光源具有光源方向性强、发散小、亮度高、高度的空间和时间相干性以及平面偏振激发等独特的优点。

**2. 分辨率以及成像特点的不同** 普通光学显微镜很难对活的生物组织如细胞、细菌等进行动态观察。而CLSM不仅有更高的分辨率而且能对样品进行无损层析,进而可观察到物体的三维图像,这是普通显微镜所不能实现的。

**3. CLSM的非损伤性成像** “无创性”是CLSM最大的特点,尤其对于美容部位皮损的检测,无损伤、无瘢痕产生,在生理条件下即可进行细胞组织的形态、显微结构、生理功能和代谢过程变化的研究。

**4. CLSM成像迅速、省时省力、数据易于存储** CLSM是即时进行的无损伤性方法,图像是以电信号的形式记录下来的,所以可以采用各种模拟的和数字的电子技术进行图像处理,数据易于存储。

### （三）CLSM在皮肤科的应用

**1. 对正常皮肤的观察** 由于各组织对激光的反射和折射系数不同,所显示的黑白深浅也有所不同,因而可观察到皮肤各层组织的不同变化。

**2. 对疾病的辅助诊断、鉴别诊断、疗效评价和随访** 可应用于皮肤肿瘤或癌前性皮损的诊断、预后评价和确定肿瘤皮损与周围正常皮肤边界,CLSM也非常适合于黑素细胞性病损,特别是恶性黑素瘤。对于临床上常见的皮肤增生性和炎症性疾病，CLSM 能够有效地评价病变的类型、进展以及治疗后的反应。还可以用以观察不同激光治疗草莓状血管瘤的病理生理改变，以及指导皮肤科手术。

总之，CLSM 的实时、动态、无损伤性三维成像特点使其在临床皮肤科的诊断、鉴别诊断、评价疗效、判定预后等方面具有重要价值。

（白　洁）

# 第九章　毛发美护技术

毛发是人体皮肤重要的附属器之一。正常人除口唇、掌跖、指趾屈侧、乳晕、龟头、包皮内板、阴蒂、阴唇为无毛皮肤外，其余均为有毛皮肤，长有头发、眉毛、睫毛、胡须、毳毛、腋毛、阴毛等毛发。在现代美容审美观中，毛发也是审美要素之一，尤其是头面部毛发，是构成容貌美的重要组成部分。一头飘逸柔顺、乌黑亮泽的秀发，会传递出青春活力的信息，给人带来美感和魅力。若头发稀少，枯黄无泽，会严重影响容貌美。眉毛和睫毛除对眼睑与眼球具有重要的保护作用外，也是面部美的组成部分，如柳叶黑眉、睫毛长而亮丽，均能给人以美感。胡须是男性第二性征的表现之一，但从审美观点看，美须、浓须也是男性特有的阳刚之美。若女性上下颌胡须明显，或毳毛粗黑，就影响容貌美。总之，毛发是人体固有的组成部分，也是构成人体美的要素之一。本章为适应医疗美容技术需要，重点介绍头发的养护与育发等技术。

## 第一节　毛发的组织结构与生理特点

### 一、毛发的组织结构

**1. 毛发的种类**　人体毛发有 3 种，即胎儿期的胎毛，出生后形成终毛与毳毛。终毛又分为长毛与短毛，前者如头发、胡须、腋毛、阴毛；短毛有眉毛、睫毛、鼻孔毛、外耳道毛等。毳毛俗称毫毛、汗毛，为光滑皮肤上的黄色细软毛发。终毛有髓质，胎毛与毳毛无髓质。

**2. 毛发的结构**　毛发是由角化的上皮细胞构成。露出皮面的部分称毛干；皮内部分称毛根；末端膨大呈球形，称毛球。毛球底部向内突入部分称毛乳头，含有神经、血管和结缔组织，为毛发与毛囊提供营养物质。毛乳头上部有一层柱状细胞称毛基质，其分裂活跃、代谢旺盛，角化形成毛发。终毛横剖面可分为三层，内层为毛髓质，由含有色素的多角形细胞构成；中间层是毛皮质，是毛发的主体部分，由含有色素的梭形细胞构成，与毛发的韧性、弹性、延展性有关；外层是毛小皮，被覆在毛发最外层，由角化细胞呈叠瓦状排列，游离缘朝向毛发的远端。正常毛小皮平整光滑，能够保持毛发的亮丽与韧性。当毛小皮因各种机械性、物理化学性受损或剥离，毛皮质裸露，失去水分，毛发就会表现为干燥、粗糙、无光泽、易折断，有损毛发的美感，并累及容貌美及人体美。

**3. 毛囊的结构**　包绕毛根及毛球的组织称毛囊，由内向外分为三层，即内毛根鞘、外毛根鞘和结缔组织鞘。毛囊的上 1/3 处有皮脂腺导管的开口，往上至毛囊口处称毛囊漏斗部；皮脂腺开口至立毛肌附着处称毛囊峡部；毛囊下段包括毛囊茎部与球部。

## 二 毛发的生长周期

毛发的生长呈周期性，分为生长期、退行期、休止期，由此决定了正常的毛发是有长有脱。各期特点如下。

**1. 生长期** 毛乳头增大，血液供应丰富，毛基质细胞分裂与角化旺盛，毛发不断地生长。头发的生长期持续约3～5年，每日平均生长0.37mm，所以成人头发平均长约50～60cm；眉毛与睫毛的生长期持续约6个月，所以这两种毛发较短。

**2. 退行期** 毛发进入退行期后，毛基质细胞逐渐停止分裂活动，毛发亦渐停止生长，毛乳头缩小并留在原处，与毛根球部连接有未分化上皮细胞柱。头发在此期持续约3～4周。

**3. 休止期** 毛根继续向上缩短至立毛肌处，毛乳头与毛囊分离，毛发脱落。此期在头发约3～4个月，随之，毛乳头又扩大，毛基质细胞再行分裂角化，形成新的毛发，进入下一轮生长周期。

人体毛发均按上述周期生长，但不同的毛发、不同的性别、年龄与营养健康状况其生长速度也不同。如头发比其他毛发生长期长，速度快，所以是人体的长毛。国内有报道头发可长至1.75m，国外有3.2m的长头发。其次，女性比男性头发长得快；青壮年比老年人长得快；身体健康、营养状态良好者头发也长得快。

正常人毛发的生长周期不是同步的，如头发中85%～90%处于生长期，1%在退行期，9%～14%在休止期。以平均约10万根头发计算，每日脱落约70～100根，同时可有等量头发再生，使头发数基本处于正常基数范围内。

## 三 毛发的形态与颜色

毛发，尤其是头发、眉毛、睫毛、胡须的外形、色泽、长短是构成人体容貌美的重要因素，现以头发为主介绍毛发的形态与颜色。

**1. 毛发的形态** 毛发的外形有直形、卷曲形、波浪形、螺旋形，但在不同的地域与民族，其毛发的形态有所不同。如头发，在亚洲的黄肤色人，头发较粗，发的横切面为圆形，发干是直形的；欧美洲的白肤色人，头发较细，发的横切面呈卵圆形，发干多呈波浪形；非洲的黑肤色人头发较细，发的横切面呈椭圆形或肾形，发干多呈卷曲形或螺旋形。毛发外形的形成可能与毛基质细胞分裂不规则和毛囊内径是否等圆有关。根据不同的审美观，对毛发的形态有不同的美感，如中国人多以头发直而流畅为美，也有修饰成卷曲形、波浪形者；美洲人则以卷曲形或螺旋形发为美。

**2. 毛发的排列** 竖立的毛发与皮肤平面有一定的倾斜度，向一个方向倾斜的称毛流或发流。在某些部位这种发流会形成漩涡状，称发旋。多数人在头部通常只有1个发旋，多位于后头顶，少数人在前头部出现1～2个发旋。头发旋会影响发型的修饰与定形，但也可利用其发流方向梳理出造型美观的发型。

**3. 毛发的颜色** 毛发在不同的地域与民族，不同的年龄段其颜色不同，有黑色、棕色、黄色、红色、白色等。亚洲人头发多为黑色，非洲人多为棕色，欧美人为黄色，老年人为白色。毛发的颜色是由其所含的黑素颗粒的种类与数量所决定的。黑素颗粒有真褐素和褐黑素两种，前者为深色素，是黑色发及浅黑色发中的主要色素；褐黑素为淡色素，多见于红色头发与黄色发中,且红色发中几乎全为褐黑素。白色发则不含色素,如老年性白发可能是毛基质中酪氨酸酶活性减弱,黑素颗粒减少或缺乏所致。毛发颜色的深浅也与其所含微量元素有关,如黑色发中含铜和铁较多;黄色发中含钛较多;红色发中含铜和钴较多;灰白色发含镍较多。根据美容审美观,不同的毛发颜色给人带来不同的美感,如亚洲人以黑发为美,欧洲与美洲人以金黄色发为美。

## 四 毛发的特性

毛发主要由角蛋白构成,是人体内一种有韧性和弹性的组织。尤其是头发,更具有较强的抗拉力、伸展性和屈曲性。

**1. 毛发的强度** 毛皮质的角蛋白是由成束的氨基酸链构成,链呈螺旋形,各链间由二硫键连接。这样的结构非常稳固,使毛发角蛋白具有很大的抗拉力强度,如单根头发可以悬吊100g的重量。此外,毛发还具有一定的耐弯曲性,可将其任意编织、弯曲、扭曲,均不会折断。

**2. 毛发的弹性** 毛皮质的角蛋白还有一定的弹性,如在潮湿状态下将头发拉直、拉长,干燥后可恢复原来的长度。由于毛发有此弹性,可将头部长发根据审美观要求梳理成美丽的发型,增进人体美。但是,毛发若经反复过度的理化处理,如烫发、染发、粗糙地梳洗,就会损伤毛小皮与毛皮质角蛋白的结构,使毛发失去弹性、韧性,甚者脆弱断裂。

**3. 毛发的含水性** 毛发的角蛋白结构紧密,比较干燥,含有少量水分滋润毛干。毛小皮有防水溢出作用,保护毛发不干燥。毛发也有一定的吸水性,浸泡后可轻度膨胀软化,如头发在一般气候条件下含水量约15%,洗发后含水量可达30%,被水浸泡后重量可增加40%。毛发若受到不良洗、染、烫、理等使毛小皮受损后,其防水功能就会减弱,毛皮质失水干燥,易致断裂。

**4. 毛发的静电** 毛发在干燥时,用塑料梳子梳理时能产生静电。尤其是对较长的头发反复梳理,会产生明显静电作用,使头发相互排斥,蓬松散乱,不易成形,有损头发与头部皮肤。因此,为防静电要用木梳、牛角梳,或用含有阳离子的护发素。

# 第二节 毛发检测技术

在毛发的健康与美容检测中,以头面部与人体美密切相关的头发、眉毛、睫毛、胡须为主。

## 一 影响毛发健美的主要因素

**1. 化学因素** 过度或不恰当的使用染发剂、烫发剂、焗油剂及不良反应较大的护发素、香波等,对头面部毛发的毛小皮或毛皮质造成损伤。

**2. 机械因素** 粗糙、静电性梳理工具或粗暴的梳理、撕扭、搔抓、牵拉损伤毛发的毛小皮与毛皮质。

**3. 紫外线** 长时期在野外阳光下暴露毛发,紫外线会损伤毛干的角蛋白与黑素颗粒,使毛发变黄、变脆,失去光泽。

**4. 干燥环境** 长时期在干燥环境中暴露毛发，损伤毛小皮，使毛皮质丧失水分，变得干燥、枯黄、脆弱，易断裂。

**5. 空气污染** 环境中过度的油烟、污物、有害尘埃、废气，可污染、侵蚀毛干，使毛发变色、变脆，易断、易脱。

**6. 不良饮食习惯** 偏食、挑食，过度摄入油腻性、刺激性、低维生素性食物或营养不良。

**7. 体内疾病** 患有内分泌性、循环性、代谢性、消耗性、营养不良性、恶性疾病或长期慢性疾病。

## 二 毛发的检测方法

人体毛发经常会受到外界环境、机体疾病及营养等的影响，所以对毛发进行检测，判断其生长状况与发质结构，为毛发疾病的诊断、治疗及日常养护提供依据。以头发为例介绍几种检测方法。

**1. 检测头发弹性** 取头顶毛发2～3根，将其向两头轻轻牵拉，并检测牵拉前后长度变化，观察停止牵拉后能否恢复到原来的长度。弹性好的头发牵拉可延长20%～30%，停止牵拉能迅速恢复到原先长度。弹性差的头发牵拉长度小，恢复差或速度慢。这样的头发在生活中应注意多食蛋白类、豆制品、新鲜蔬菜、水果及坚果类食物，洗发后使用滋润性较好的护发素。

**2. 检测头发完整性** 有2种方法：①取一根较长的头发，将两端绷紧，用示指尖在发干上轻轻来回滑动。正常发应光滑无摩擦感，若手指有粗糙摩擦感或鱼鳞状逆擦感，即证明头发表层已受损或完整性差，应注意保护，如勿用碱性强的洗发剂，近期不要染烫，多用些滋润营养性护发素。②取一根头发，用普通放大镜观察毛干和发梢，看是否有折叠、开裂或分叉现象，若有则说明毛发已干燥变脆或韧性差，应注意多食富含胱氨酸和维生素的食物，勿粗糙梳洗。

**3. 检测头发卷曲性** 取一根较长的头发，左手固定一端，右手拇指和示指甲远端对拢，将毛发从中轻力拉过，可见头发呈螺旋状卷曲。再将毛发两端固定，绷紧拉直10秒后再松开，观察毛发形态。若又重新卷曲，说明结构紧密，质地良好，这就是生活中烫卷发形的作用机制。若不卷或呈松散弯曲状，则发干质地较差，要给予很好的养护，补充营养物质。

**4. 光纤头发检测仪检查** 能够检测头部皮肤、皮脂、毛孔、正常头发、新生头发等，可在显示屏看到检查情况并能摄影照相，留存影像资料。尤其在育发与护发前后检测对比其效果。

(1)仪器设备：光纤毛发检查仪。

(2)检查步骤：接通电源，开启检查仪。受检者取坐位，检查者手持检查镜头，贴近受检者头皮，显示屏即出现头皮与毛发情况。需要时可将检查结果摄影照相，留存资料。

(3)检查项目：在放大检查中，可看到头部皮肤及毛发质地与生长状况，如头皮、皮脂、皮屑、毛发、毛孔、新生毛发等有无异常，并行育发、护发前后对比。

(4)检查所见：正常者头部为：①皮肤是浅粉红色；②皮脂为大小不一白色团状，在毛孔处发根周呈白色模糊圈状；③毛发呈黑而粗的条状影，周边规整；④新生毛发为上尖下宽的细小条索影；⑤头皮屑为白色或米黄色大小不一、形状不规则的叶片状影。

# 第三节　常见的毛发异常

毛发是正常人皮肤附属器的一部分，也是人体美的要素之一，尤其头面部的毛发与人的容貌美密切相关。某些体内外因素所致的毛发疾病会影响美容，本节重点介绍几种损容性头发异常。

## 一　油性头发

**1. 病因与表现**　皮脂腺分泌皮脂过多者称油性皮肤；由此致头面部皮肤与毛发油腻者称皮脂溢出症；头发表现为多油发亮，似涂头油，称油性头发；延续多年，会出现脂溢性皮炎或脂溢性脱发。这种皮脂分泌过多的病因尚不明确，可能与性激素平衡失调、遗传、摄入油腻食物过多等有关。

**2. 防治**　油性头发者要常用硫黄香皂或含有酮康唑的洗发液洗头，少食辛辣、多脂、多糖食物，多吃富含维生素 B 的蔬菜水果。若伴有脂溢性皮炎、脂溢性脱发等损容性皮肤病，给予相应的防治。

## 二　干性头发

**1. 病因与表现**　皮脂腺分泌皮脂较少者称干性皮肤；由此致头发干燥，光泽差者称干性头发。常用碱性较强洗头剂或长期阳光曝晒可致头发干燥。一些遗传性毛发疾病，如羊毛状发、扭曲发、念珠状发等也表现为头发干燥。全身性营养不良或体内存在严重消耗性疾病也可引起毛发干燥。如此干燥、卷曲、蓬松的头发有损美容。

**2. 防治**　避免损伤头发的有害因素。对于干性头发者多用护发香波洗发，并适当涂用护发素。勿长期阳光曝晒。食物中添加富含多种维生素的新鲜蔬菜与水果、豆制品等。

## 三　脱发

**1. 斑秃**(alopecia areata)　俗称“鬼剃头”。

(1)病因与表现：发病原因尚不明确，可能与自体免疫、遗传、精神紧张、过度疲劳等有关。多为突然出现的片状脱发斑，局部皮肤正常，一般无自觉症状。病程长短不一，可迁延数月至数年。小片状脱发者称斑秃；若头发全部脱落者称全秃；若眉毛、胡须乃至腋毛、阴毛、毳毛也脱落者称普秃。由此可见，不同程度的斑秃会影响患者的美容、美发。斑秃者病程较短，恢复新发亦较快。普秃与全秃者恢复很慢，迁延数年。

(2)防治：口服维生素、胱氨酸、养血生发胶囊等；外用2%米诺地尔液、30%补骨脂酊等。注意休息，调理好生活与工作，稳定情绪，心情舒畅。

**2. 雄激素性脱发**(androgenic alopecia)　又名早秃或男性型脱发(male alopecia)。

(1)病因与表现：是一种常染色体显性遗传伴可变的外显性。脱发先从两侧额角处开始渐向头顶蔓延，头发渐变细、脱落、稀疏至头顶大面积脱落，皮肤光滑，成为永久性脱发。重者头顶脱发区呈开口朝前额的 U 字形,影响容貌美。

(2)防治:目前尚无较好的疗法,可口服非那雄胺,成人每次 5mg,每日 1 次,连服 3 ~6 个月。重者进行植发美容术治疗。

**3. 脂溢性脱发**(seborrheic alopecia)

(1)病因与表现:多为油性皮肤者在头部出现皮脂溢出症,久之则出现脂溢性脱发。多见于青壮年头顶中央头发散在脱落、稀疏,直至头顶部头发大部脱落甚或全部脱落,皮肤光滑,影响容貌美。

(2)防治:多食新鲜蔬菜与水果,少食油腻及辛辣刺激性食物。可外用 2% 米诺地尔液治疗,重者进行植毛术美容治疗。

**4. 其他脱发** 比较少见的脱发还有休止期脱发、生长期脱发、先天性脱发、假性斑秃性脱发等。

## 第四节　药物育发技术

药物育发技术是通过内用或外用某些药物,促进与恢复毛发的生长与再生,达到育发美容目的。这样的育发方法与技术要在专科医师指导下进行,对毛发生长功能不良者有效,而对毛囊已遭破坏者无效,如瘢痕性秃发。

### 一 口服药

**1. 非那雄胺**(finasteride) 亦称保法止,具有抑制双氢睾酮形成的作用,除用于治疗良性前列腺增生外,可用于治疗雄激素性脱发。成人每次口服 5mg,每日 1 次,连服 3 ~6 个月。长期服药可有性欲减弱等副作用。

**2. 螺内酯**(spironolactone) 亦称安体舒通,除有利尿作用外,可抑制双氢睾酮的形成,致雄激素酶活性下降,从而可用于治疗早期雄激素性脱发。成人每次口服 20mg,每日 3 次,连服 3 ~6 个月。服药期间可有多尿、高钾血症、性欲减弱等副作用,停药后可恢复。

**3. 米诺地尔**(minoxidil) 亦称长压定,除有降压作用外,可通过扩张血管,改善头部皮肤血液循环与毛囊营养,促进毛发生长。此外还能减少毛囊周围淋巴细胞浸润,促进毛基质细胞分裂,延长毛发生长期。由此可用于治疗斑秃和早期雄激素性脱发。成人每次口服 5mg,每日 2 次,连服数月至 1 年。

**4. 糖皮质激素**(glucocorticoid) 具有抗炎症与免疫抑制作用等,也可促进毛发生长。可用于治疗大面积斑秃、全秃或普秃。常用泼尼松,成人每次口服 5 ~10mg,每日 3 次,连服 1 ~2 个月,以后减至每日 5 ~10mg,维持 6 ~10 个月。服药期间注意糖皮质激素的副作用。

**5. 西咪替丁**(cimetidine) 除用于治疗胃与十二指肠溃疡外,还有抗雄激素与抑制皮脂分泌的作用,可用于治疗雄激素性脱发。成人每次口服 200mg,每日 3 次,连用 3 ~4 个月。长期服药可有性欲减退等副作用,停药后可恢复。

**6. 胱氨酸**(cystine) 具有促进细胞氧化还原功能,除用于治疗肝炎、白细胞减少等外,可用于治疗各种类型的脱发症。成人每次口服 50mg,每日 3 次,连服 2 ~3 个月。

**7. 中药** 可根据辨证施治选择,七宝美髯丹、十全大补丸、斑秃丸、神应养真丹、养血生发胶囊、养血安神丸、首乌片、复方丹参片等。

**8. 其他药** 谷维素、维生素B族、维生素E、胸腺肽、锌制剂等亦可作为脱发的辅助性治疗。

## 二 外用药

**1. 米诺地尔** 外用治疗斑秃、雄激素性脱发或其他脱发症，疗效较好。选用1%～5%米诺地尔溶液、搽剂，每日外用3～5次，每日总量不超过2ml，连用数月。局部可有红肿、灼痛等刺激性、皮炎性副作用。

**2. 糖皮质激素** 外用治疗斑秃。选用0.025%丙酸倍氯米松霜、0.05倍他米松霜、0.025%哈西奈德液、0.1%曲安奈德霜等，每日外用1～2次。

**3. 环孢素** 外用治疗雄激素性脱发与斑秃。1%～2%环孢素溶液，每日外用2～3次。

**4. 盐酸氮芥** 外用治疗斑秃。0.05%盐酸氮芥酊，每日外用1～2次，每次涂一遍，不要重复涂。注意局部出现红斑、瘙痒等副作用。

**5. 己烯雌酚** 外用治疗雄激素性脱发。0.05%己烯雌酚酊，每日外用2次，连用6～12个月。

**6. 中药** 可选择30%补骨脂酊、10%樟脑酊，每日外用2～3次。

# 第五节 理化育发技术

目前常用的理化技术主要有光化学疗法、激光照射疗法、冷冻疗法、红外线疗法等，多用于大面积斑秃和全秃的治疗。

## 一 光化学疗法

多采用PUVA疗法，即补骨脂素-长波紫外线疗法。作用机制可能是一种光免疫作用，即抑制朗格汉斯细胞对毛囊的局部免疫作用。同时PUVA疗法对局部组织产生温热效应，改善局部血液循环，促进毛发的生长与发育。

**1. 治疗方法** 脱发区外用1% 8-甲氧补骨脂素(8-MOP)软膏或0.1% 8-MOP液，1～2小时后局部照射长波紫外线(UVA)。UVA照射强度先从亚红斑量开始，渐增至红斑量。每周治疗2～3次，连续3～6个月。

**2. 注意事项** 首次照射时间要根据患者的生物红斑量计算，逐渐增加治疗时间。每次照射后局部勿再阳光曝晒，以免阳光中紫外线的过量照射。治疗中局部可出现红斑、色素沉着等副作用。

## 二 激光照射疗法

激光照射可调节头部皮肤的免疫功能，促进毛囊的细胞活性与新陈代谢，激活休止期毛基质细胞，加快毛发的生长。常用的有氦氖激光机与半导体激光机，均发出红色激光，波长632nm或650nm。

**1. 治疗方法** 患者取坐位，将激光治疗器固定好位置，与头部距离约10cm，功率一般调至15～55mW，照射时间约10～30分钟，每周治疗2～3次，连续治疗1个月为1疗程。

**2. 注意事项** 眼睛勿直视激光发生器，治疗中要戴激光保护镜。根据皮损固定好照射距离与输出功率，以免影响疗效与出现不良反应。

## 三 冷冻疗法

冷冻治疗时局部发生暂时性血管收缩，解冻后则血管扩张，局部血流量增加，促进毛囊部营养供应与新陈代谢，加快毛发的生长。致冷剂常选择液态氮。

**1. 治疗方法** 采用棉签涂抹冷冻法。用桂圆大的棉签浸蘸液氮后，在脱发区轻压接触，并缓慢移动，使局部呈霜状变白为止，5分钟后再复冻1次。也可用冷冻治疗机直接向脱发区喷洒液氮，使局部呈霜状变白为止，5分钟后复冻1次。每周治疗1次，4次为1疗程。

**2. 注意事项** 冷冻棉签在局部停留时间不宜过长，以免局部结冰或产生水疱，采用喷洒法要保护好皮疹周围正常皮肤，以免累及正常组织。

## 四 红外线疗法

红外线波长一般为1～3μm，照射局部可穿透皮下1cm，改善局部血液循环，促进毛囊新陈代谢，增强毛基质活性，加速毛发生长。

**1. 治疗方法** 患者取坐位，固定灯具，红外线灯头与头皮距离约30～50cm，输出温度调至45℃，患者自觉局部热度适中即可。每次治疗10～15分钟，每周治疗2次，1个月为1疗程。

**2. 注意事项** 勿直视红外线灯头，以免损伤眼睛。勿触摸灯头，以免烫伤皮肤。

## 五 其他疗法

可酌情选择超声波导入疗法、紫外线疗法、音频疗法、雾蒸育法等理化育发技术。

# 第六节 毛发养护技术

人体毛发，尤其是头发、眉毛、睫毛、胡须，不仅能够保护局部免遭外界有害因素的刺激，而且还是容貌美的重要标志之一。色泽亮丽，柔顺而有弹性的毛发既是健康与活力的表现，又给人以美感。因此，保持健美的毛发，是人体美的需要。本章重点介绍头发的养护技术。

## 一 洗发

头部皮肤与头发在日常生活中经常有皮脂腺、汗腺分泌物，加之环境中尘埃等，若不及时清除，就会堵塞毛孔，刺激头皮瘙痒，产生皮屑，影响毛发的正常生长与代谢。因此，定期科学地洗头、洗发，可及时清洁头皮与头发，保持头发的健美状态，增进人体容貌美。

**1. 洗发周期** 也称洗发频率，指间隔几天洗头、洗发1次。洗发周期的长短应根据皮肤与头发的类型、季节与职业环境而定。油性皮肤，头发皮脂多者2～3天洗1次；中性皮肤者3～5天洗1次；干性皮肤者5～7天洗1次。夏季气候炎热时出汗多，皮脂腺分泌多，适当缩短洗发周期。秋冬气候凉爽时则适当延长。在野外工作或处于粉尘较多的环境，亦要酌情增加洗头次数。

**2. 洗发方法** 洗发前松开发结，将头发梳理通顺，可防止毛发打结，并梳脱一些灰尘、残断毛发等。

(1)洗发水：水质要选择软水，如雨水、雪水、河水、湖水、自来水等，而不宜用硬水，如海水、井水、泉水等。因后者水中含有钙盐、镁盐等，易与洗发剂产生化学反应，形成不溶性沉积物，有损头皮与头发。水温以40℃左右为宜，可扩张毛细血管，促进血液循环，并能扩张毛孔、汗孔，清除皮脂、皮屑和尘埃。水温过热刺激皮肤，增加皮脂分泌量；过低则对皮脂去污力差，不易清洁头皮与头发。

(2)洗发剂：洗发剂品种繁多，要选择适合自己头皮与头发性质的洗发香波。洗发剂一般分为普通洗发香波、洗发护发二合一香波与药物香波。①普通洗发香波的洗洁成分具有表面活性功能，如月桂乙氧基硫酸铵、月桂基硫酸铵。其特点是泡沫丰富，清污力强，主要用于清洗头皮与头发，适用于油性皮肤者和外界环境粉尘较多者选用。②二合一洗发香波除含有洗发清洁剂外，还含有护发与润发的成分，如阳离子表面活性剂、硅酮类化合物等。其特点是合洗发与护发为一体，适合于中性皮肤、干性皮肤与发质粗硬者选用。③药物香波是在前2种香波中加入一些具有止痒、去头皮屑的药物成分，因此其特点是具有洗发、护发、去皮屑作用，适用于头部皮肤瘙痒、皮屑较多及皮脂溢出者选用。

(3)洗发操作：先用温水将头皮、头发浸湿或淋湿，在掌中喷适量洗发剂在头皮与头发上揉搓均匀并产生泡沫，双手指腹与掌腹轻揉搓洗头发与头皮3分钟左右，用清洁温水反复冲洗2～3次，以便将洗发剂冲洗干净。然后用干毛巾搓去或包裹吸去大部分水分，木头梳子将头发梳理通畅自然晾干，也可用吹风机低温吹干。头皮与毛发清洗干净后，还可适当按摩头部皮肤，在毛干上涂用护发素。

**3. 注意事项** 要选择适用于自己皮肤与毛发性质的洗发剂。洗发动作要轻柔，不要用力搔抓头发，以免头发打结、裂纹或折断。洗发剂经反复冲洗干净后，搓干大部分水分，用毛巾包裹，缓慢吸干，使毛发多吸收些水分，保持润泽。

## 二 护发

人体头发在个体间区别较大，且各有特点。如不同的皮肤性质，其头发性质亦不同，并与其工作、生活环境的不同有关。所以，头发的养护要根据其不同的类型采取相应的养护方法。

**1. 护发品的应用** 护发品种类较多，如护发素、发油、发乳、发水、焗油膏等，其共同点是保护润泽毛发，修复毛小皮缺损，使毛发光滑亮丽，便于梳理。其次，根据其所含成分的作用机制，还可补充水分、脂类、蛋白质及调节酸碱度、消除静电、增加毛发的韧性与弹性等。

护发素常用的有免洗护发素与淋洗护发素。前者使用方便，易于涂匀，可用手涂，也可蘸在梳齿上梳涂；后者是在洗发后均匀涂于发干上，用手轻揉按摩3分钟左右，再用清水冲洗。发油、发乳、发水也多是在洗发后均匀涂在头发上，可使毛发润泽亮丽，便于梳理，养发护发效果较佳。焗油膏可起到营养、滋润、修复发质的作用，对于因不良洗发、染发、烫发所致的受损毛发,具有较好的养发护发作用,可使头发柔顺、润泽、亮丽、飘逸,增强人体美。

**2. 梳发** 梳头是日常生活中经常的美容养发操作,不仅可将头发梳理通顺,编饰出美丽的发型,还有利于头皮按摩,改善血液循环,促进头发的生长,对防治白发、脱发也有一定的作用。梳子要选用木质或牛角梳,因化纤类梳可产生毛发静电。梳齿圆滑稀疏,不宜尖密,以防损伤头皮与毛发。每日早晚各梳头1次。梳头发顺序要先将顶部头发向前梳,后部头发向上梳,两侧部头发向反方向梳。将头发梳理通顺后,再顺着毛发倾斜方向或自己喜欢的发型方向梳理成形,编织辫形。梳理中要用力均匀和缓,勿用猛力粗糙梳理。梳发中还可加用10个手指梳头,既梳发,又按摩头部皮肤,改善血液循环,促进毛发健美。

**3. 干性头发的养护** 干性头发常见于干性皮肤者。由于头部皮脂分泌量少,头发得不到充分的滋润,因此毛发较为干燥、无光泽。其次是工作环境差、阳光照射较强、洗发剂碱性较大、饮食营养不良、体内某些疾病等致毛发干燥、色黄、无光泽、易折断,发型蓬乱,有损美容。首先在饮食生活中要多食新鲜蔬菜与水果、豆制品、奶制品、肉类。工作环境要改善,勿干燥,少晒阳光。选择二合一洗发剂或洗发后涂用营养性护发品。梳头发要用木梳,缓慢梳理。每天行头部皮肤按摩,促进皮肤血液循环,改善毛发营养状况,加快毛发新陈代谢。

**4. 中性头发的养护** 头部皮脂分泌适中,头发既不干燥,也不油腻,处于润滑、柔顺、光亮状况,增进人体美。但在不同的季节与环境中也应给予不同的养护,如夏季可用普通洗发剂,而在冬季或干燥环境中也应选择二合一洗发剂,但洗头周期不宜太短。平时生活中要保护毛发勿受机械物理性损伤,如洗发后用温风吹,尽量减少染发、烫发次数。

**5. 油性头发的养护** 头部皮脂分泌量较多,使头发经常处于油腻状态,且有油性皮屑。常见于油性皮肤者,可能与性激素水平失衡、遗传、脂肪类食物过量摄入等有关。在饮食中应减少脂肪类与糖类食物,多食维生素B含量较高的食物,如蔬菜、水果、谷类主食。洗发周期适当缩短,每周洗头、洗发2~3次,可选含有硫黄的洗发剂或洗发皂,少用或不用护发品。

（边二堂）

# 第十章 中医美容技术

中医美容技术(traditional medicine cosmatic technology)是以整体观理论为指导,遵循辨证施治的原则,运用针灸、推拿、中药等技术,治疗损容性疾病,并达到美容保健目的的一种医疗美容技术。中医美容技术以其健康、安全、标本兼治的特点,越来越广泛地应用于医疗美容领域。本章主要讲述针灸、推拿、中药外治以及传统保健美容技术等中医治疗技术的操作方法以及它们在美容治疗中的运用。

## 第一节 针灸美容技术

针灸美容技术(cosmetic acupuncture technology)是以中医理论为指导,运用针刺、艾灸等方法刺激经络、腧穴,起到疏经通络、理气活血、调理脏腑、平衡阴阳的作用,达到防治损容性疾病及美容保健的目的。近年来,针灸美容技术在美容领域得到了广泛的应用。

### 一 毫针刺法

【毫针的选择】

**1. 毫针的结构** 毫针是针灸美容最常用的器具,多用不锈钢制成,也有用金、银或合金等金属制成。

毫针的结构,一般分为针尖、针身、针根、针柄、针尾等五个部分。

针尖是针的尖端锋锐部分,又称针芒,是刺入人体腧穴的前锋;针身是针尖与针柄之间的主体部分,又称针体,是毫针刺入腧穴内相应深度的部位;针根是针身与针柄连接的部分,是观察针身刺入穴位深度和提插幅度的外部标志;针柄是针根至针尾之间以铜丝或铝丝紧密缠绕的部分,是执针着力的部位,也是温针灸法装置艾绒的部位;针尾是针柄的末梢部分,亦称为针顶。针柄的形状有环柄、花柄、平柄、管柄等多种。

**2. 毫针的规格** 毫针的规格主要以针身的长短和粗细来区分,以 mm 为计量单位,现将其长短、粗细规格分别如下表(表 10-1,表 10-2)

临床上一般以 28 ~33 号粗细和 0.5 ~3 寸长的毫针最为常用,并根据患者的性别、年龄、体型肥瘦、体质强弱、病情虚实、病位浅深和所选腧穴的具体部位,选择长短、粗细适宜的针具。一般而言,男性、体壮、形肥,且病变部位较深者,可选稍粗较长的毫针;女性、体弱、形瘦,且病变部位较浅者,就应选较短较细的毫针。皮薄肉少之处和针刺较浅的腧穴,选针宜短而针身宜细;皮厚肉丰之处和针刺宜深的腧穴,宜选用针身稍长、稍粗的毫针。临床上选针时,建议针刺入应至深度时还露出少许针身为宜。

表10-1 毫针的长度规格表

| 规格(寸)<br>法定计量(mm) | | 0.5 | 1 | 1.5 | 2 | 2.5 | 3 | 4 | 4.5 | 5 | 6 |
|---|---|---|---|---|---|---|---|---|---|---|---|
| 针身长度 | | 15 | 25 | 40 | 50 | 65 | 75 | 100 | 115 | 125 | 150 |
| 针 | 长柄 | 25 | 35 | 40 | 40 | 40 | 40 | 55 | 55 | 55 | 56 |
| 柄 | 中柄 | — | 30 | 35 | 35 | — | — | — | — | — | — |
| 长 | 短柄 | 20 | 25 | 25 | 30 | 30 | 30 | 40 | 40 | 40 | 40 |

表10-2 毫针的粗细规格表

| 号数 | 26 | 27 | 28 | 29 | 30 | 31 | 32 | 33 | 34 | 35 |
|---|---|---|---|---|---|---|---|---|---|---|
| 直径(mm) | 0.45 | 0.42 | 0.38 | 0.34 | 0.32 | 0.30 | 0.28 | 0.26 | 0.24 | 0.22 |

**3. 毫针的检查** 医者在毫针使用前及使用过程中,必须进行认真的检查,以免影响治疗效果,并防止针刺意外事故的发生。针尖应端正不偏,圆而不钝,利而不锐,呈"松针"形,无钩曲及毛钩;针身光滑、挺直,圆正匀称,坚韧而富有弹性,无斑剥锈蚀及折曲痕迹;针根牢固无剥蚀、伤痕;针柄缠丝牢固无松动。

【针刺前的准备】

**1. 体位的选择** 针刺时患者体位的选择,对于正确取穴和针刺施术及防治晕针、滞针、弯针甚至折针等具有重要的意义。患者的体位,应以便于医者取穴、针刺施术、留针持久以及患者感到舒适安稳为原则。体弱、病重、精神紧张及初诊的患者,应首先考虑卧位。在针刺和留针过程中不可移动体位。临床常用的体位主要有以下几种:

(1)仰卧位:适用于取头、面、颈、胸、腹部和部分四肢的腧穴,如印堂、天突、膻中、中脘、足三里等穴。

(2)侧卧位:适用于取头、身体和四肢侧面的腧穴,如头维、太阳、下关、肩髃、外关、环跳、风市、阳陵泉等穴。

(3)俯卧位:适用于取头、项、肩、背、腰、骶和下肢后面的腧穴,如风府、天池、大椎、背俞穴、承扶、委中、承山等穴。

(4)仰靠坐位:适用于取前头、颜面、颈、胸上部和肩臂、腿膝、足踝等部位腧穴、如上星、印堂、天突、肩髃、足三里、解溪等穴。

(5)侧伏坐位:适用于取侧头、颈侧、耳颊部的腧穴,如头维、太阳、风池、颊车、听宫等穴。

(6)俯伏坐位:适用于取头顶、后头、项、背部的腧穴,如风池、风府、肩井、天宗、背俞穴等穴。

**2. 消毒** 针刺治疗要有严格的无菌观念,针具器械、医者手指、患者的施术部位均应进行严格的消毒工作。

(1)针具器械的消毒:根据具体情况选择消毒方法,其中以高压蒸汽消毒法为最佳。

1)高压消毒:将毫针等器具用纱布包好,放在密闭的高压消毒锅内,一般在1.2kg/cm的压力,120℃温下保持15分钟以上,可达到消毒的目的。

2)煮沸消毒:将毫针等针具用纱布包好,放入清水消毒锅内,煮沸后再煮15~20分钟,即可消毒。此法简便易行,但易使锋利的金属器械变钝,如在水中加入碳酸氢钠使之成为2%溶液,可以提高沸点至120℃,从而降低沸水对器械的腐蚀作用。

3)药物消毒:将针具放在75%的乙醇内浸泡30分钟,取出并用消毒棉球擦干后使用。直接与毫针接触的针盘、针管、针盒、镊子等,也必须消毒,可用戊二醛溶液(保尔康)浸泡10~20分钟,达到消毒的目的。

此外,随着社会经济的发展,美容治疗中建议使用一次性针具。

(2)医者手指消毒:在针刺前,医者的双手应先用肥皂水清洗干净,再用75%的乙醇棉球或0.5%的碘附(碘-聚醇醚溶液)棉球涂擦,方可持针操作。

(3)施术部位消毒:在患者需要针刺的穴位皮肤上,用75%的乙醇棉球或0.5%的碘附棉球擦拭,擦拭时应从穴位中心向外绕圈擦拭。消毒之处避免接触污物,保持清洁,以防重新污染。

【操作方法】

**1. 进针法** 进针法是指运用一定的手法,将毫针刺入腧穴皮肤的操作方法。一般要达到轻巧、准确、快速、无痛的要求。临床一般用右手持针操作,称之为“刺手”,主要以拇指、食指、中指三指挟持针柄,其状如持毛笔。左手按压所刺部位,或辅助针身,故称为“押手”。常用的进针方法有以下几种:

(1)单手进针法:用右手拇指、示指挟持针,中指指端靠近穴位,指腹抵住针尖和针身下端,当拇指、示指向下用力时,中指随之屈曲,针尖迅速刺入皮肤。此法适用于较短毫针的进针。

(2)双手进针法:双手互相配合,协同进针。常用的方法有以下几种:

1)指切进针法:用左手拇指或示指指端切按在腧穴旁,右手持针,紧靠左手指甲面,将针刺入皮肤。此方法适用于短针的进针。

2)挟持进针法:先将左手拇指、示指严格消毒,再以二指挟持住针身下端,露出针尖,将针尖固定于针刺腧穴的皮肤表面位置,右手持针柄,使针身垂直。进针时,双手协同将针刺入皮下,直至所要求的深度。此方法适用于长针的进针。

3)提捏进针法:用左手拇指和示指将针刺腧穴部位的皮肤捏起,右手持针从捏起部位的上端刺入。此方法适用于皮肉浅薄部位,特别是面部腧穴的进针。

4)舒张进针法:用左手拇指、示指将针刺腧穴部位的皮肤向两侧撑开,使皮肤绷紧,右手持针从左手拇指、示指中间刺入。此方法适用于皮肤松弛部位腧穴的进针,如腹部的腧穴。

(3)管针进针法:选择平柄毫针,将其插入用不锈钢玻璃或者塑料等材料制成的针管内,放于针刺腧穴皮肤上,针管一般比针短5mm,针尾露于针管外,左手挟持针管,右手示指快速叩打针尾,使针尖刺入皮肤,然后退出针管,再将针刺于腧穴内。此方法进针痛感不明显,适用于儿童和惧针者,也是针灸美容的常用方法。

**2. 针刺的角度、方向和深度** 针刺过程中,正确掌握针刺的角度、方向和深度,是增加针感、提高疗效,防止意外事故发生的重要环节。因为针刺同一腧穴,不同的角度、方向和深度所刺达的组织结构、产生的针感和治疗的效果会有明显的差异。针刺的角度、方向和深度,主要根据针刺部位、病情需要、患者体质和形体胖瘦等具体情况而定。

(1)针刺的角度:是指进针时针身与皮肤表面形成的夹角。其角度大小,主要根据腧穴所在部位的解剖特点和治疗要求而定。一般分为直刺、斜刺和横刺3种。

1)直刺:针身与皮肤表面呈90°垂直刺入。此方法适用于人体大部分腧穴,尤其是肌肉丰厚部位的腧穴,如四肢、腹部的腧穴。

2)斜刺：针身与皮肤表面约呈45°倾斜刺入。此方法适用于肌肉较薄处或内有重要脏器，不宜直刺、深刺的腧穴，如胸部、背部的腧穴，为避开血管或瘢痕组织亦可采用此法。

3)横刺：又称平刺、沿皮刺。针身与皮肤表面约呈15°横向刺入。适用于皮肤浅薄处的腧穴，如头面部的腧穴。施行透穴刺法时也可采用横刺角度。

(2)针刺的方向：是指进针时针尖对准某一方向或部位，一般根据经脉循行方向、腧穴部位特点和治疗需要而定。为了保证安全，对某些腧穴针刺时，针尖必须朝向某一特定的方向和部位。如针刺哑门穴时，针尖应朝向下颌方向缓慢刺入；针刺廉泉穴时，针尖应朝向舌根方向缓慢刺入，针刺背部某些腧穴，针尖要朝向脊柱等。某些疾病治疗时，为使针感达到病变所在的部位，针刺时针尖应朝向病所，达到"气至病所"的目的。如皮损部位的围刺，针尖应朝向皮损中心方向。

(3)针刺的深度：是指针身刺入腧穴部位的深浅度。一般以既有针感又不伤及重要脏器为原则。临床上针刺的深浅应根据患者的年龄、体质、体型、病情和部位而定。一般年老体弱、气血衰退或小儿娇嫩、稚阴稚阳者不宜深刺，中青年身体强壮者可酌情深刺；体型瘦弱者宜浅刺，形盛体强者宜深刺；表证、阳证、新病证者宜浅刺，里证、阴证、久病者宜深刺；头面和胸背部等皮薄肉少处的腧穴宜浅刺，四肢、臀腹部等肌肉丰满处的腧穴宜深刺。每个腧穴都有常规的针刺深度，针刺前应准确掌握。

**3. 行针手法** 行针，又称为运针，是指将针刺入腧穴后，为了使得患者产生针刺感应，或进一步调整针感的强弱，以及使针感向特定方向扩散、传导而采取的操作手法。行针手法分为基本手法和辅助手法。

(1)基本手法：行针的基本手法是毫针刺法的基本动作，主要有提插法和捻转法两种。两种基本手法，既可单独应用，也可互相配合运用。

1)提插法：是指将针刺入腧穴一定深度后，施以上提下插的操作手法。"提"是将针从深层向上退至浅层的操作方法；"插"是将针从浅层向下刺到深层的操作方法。提插幅度的大小，层次的变化、频率的快慢和操作时间的长短，应该根据患者的体质、病情和腧穴的部位以及针刺的目的而定。要求指力均匀，幅度不宜过大，频率不宜过快，时间以3～5分钟为宜，不改变针刺的角度和方向。一般认为，提插幅度大、频率快，刺激量就大；提插幅度小、频率慢，刺激量就小。

2)捻转法：是指毫针刺入一定深度后，捻动针柄，使针在腧穴内前后来回旋转的操作手法。捻转角度的大小、频率的快慢和时间的长短等，应根据患者的体质、病情、腧穴的部位以及针刺目的而定。要求指力均匀，角度掌握在180°左右，不能单向捻针，使针身被肌纤维缠绕，引起疼痛和滞针。一般认为，捻转角度大、频率快，刺激量就大；捻转角度小、频率慢，刺激量就小。

(2)辅助手法：辅助手法是以促使得气和加强针感为目的的操作手法，是行针基本手法的补充。常用的行针辅助手法有以下几种：

1)循法：是用手指顺着经脉循行路径，在腧穴上下部轻柔地循按的方法。针刺不得气时，可以使用循法催气。此法可以宣通气血，激发经气，促使针感传导或缓解滞针。

2)刮法：是以拇指或示指的指腹抵住针尾，用拇指、示指或中指指甲由下而上或由上而下刮动针柄的方法。此法可以激发经气，加强针感。

3)弹法：是用手指轻弹针尾或针柄，使针体微微振动的方法。操作时不可用力过猛、频率过快，以免引起弯针。此法可加强针感。

4)飞法:用拇指、示指持针柄,细细捻搓数次,然后张开两指,一搓一放,反复数次,如飞鸟展翅之状。此法可催气、行气,加强针感。

5)摇法:是手持针柄轻轻摇动针体的方法。直立针身而摇,可以加强针感;卧倒针身而摇,可以使针感向一定方向传导。

6)震颤法:是手持针柄,以小幅度、快频率的提插、捻转手法,使针身产生轻微震颤的方法。此法可以促使得气,增强针感。

辅助手法可根据不同情况选用,如刮法、弹法适用于一些不宜施行大角度捻转的穴位,飞法适用于一些肌肉丰厚部位的穴位,摇法、震颤法适用于一些表浅部位的穴位。

**4. 得气** 得气,又称针感、气至。是指针刺入腧穴一定深度后,施以提插捻转等行针手法,使针刺部位获得"经气"感应。得气时,医者会感到针下有涩滞和/或沉紧的感觉,同时患者也会在针刺部位出现酸、麻、胀、重等感觉,这种感觉可沿一定部位,向一定方向扩散传导。一般来说,得气迅速,疗效就好;得气较慢,疗效就差;若不得气,则可能无治疗效果。

**5. 留针与出针**

(1)留针:针刺入腧穴并施以行针手法后,将针留置于穴内称为留针。留针可加强针刺的作用,便于继续行针施术。临床上留针与否或留针时间的长短,不可一概而论,应根据患者的具体情况而定。一般病证只要针下得气而施以适当的补泻手法后,即可出针或留针15~30分钟。但是对于一些慢性、顽固性、疼痛性、痉挛性疾病,如急性腹痛、三叉神经痛、痛经等,可适当延长留针时间。施行留针时患者体位要舒适,防止因移动而发生异常状况。小儿及精神异常患者慎用留针。

(2)出针:施以行针手法或留针达到针刺目的后,将针拔出称为出针,又称起针、退针。出针应在穴下轻松,没有沉紧感觉的时候施行。方法是用左手拇指、示指持消毒干棉球轻轻按压于针刺部位,右手持针轻微捻转退至皮下,然后迅速拔出。出针后,用消毒干棉球在针孔处轻轻按压片刻,并查看针孔有无出血,查点针数,防止遗漏。

【适应证】 针刺技术应用广泛,只要针法得当,多数损容性疾病和美容问题都可以使用。临床上比较常用的有肥胖症、黄褐斑、痤疮、湿疹、荨麻疹、带状疱疹等疾病,以及面色萎黄、晦暗、皮肤粗糙、皱纹等皮肤问题。此外,影响女性美容的便秘、失眠、月经失调、乳腺增生等内科、妇科疾病,也可使用针刺疗法。

临床上使用毫针刺法治疗疾病,应以辨证施治为原则,采用主穴与配穴相结合的方法。如针刺治疗肥胖证,选择主穴中脘、天枢、关元、水分、足三里和三阴交,胃肠腑热型配穴曲池、上巨虚、阴陵泉等;脾虚湿阻型配穴丰隆、脾俞、气海等;脾肾阳虚型配穴脾俞、肾俞、气海、大横、照海、太溪等;肝郁血瘀型配穴阳陵泉、太冲等。可配合电针治疗,每次30分钟,2~3天1次,10次为一疗程。

【注意事项】

1. 患者过于饥饿、疲劳、神经紧张时,不宜立即针刺;对于体质瘦弱、气血虚亏的患者,针刺手法不宜过强,并尽量选取卧位。

2. 妇女妊娠3个月以内者,不宜针刺小腹部的腧穴;妊娠3个月以上者,腹部、腰骶部腧穴不宜针刺;三阴交、合谷、昆仑、至阴等通经活血的腧穴,在妊娠期间禁刺;如妇女行经期,若非为了调经,慎用针刺治疗。

3. 小儿囟门未合时,头顶部的腧穴不宜针刺。

4. 有自发性出血或损伤后出血不止者,不宜针刺。

5. 皮肤有感染、溃疡、瘢痕或肿瘤的部位，不宜针刺。

6. 眼区、项部及脊椎部腧穴，必须注意掌握针刺的角度、方向和深度，不宜大幅度的提插、捻转和长时间留针，以免伤及重要组织器官，产生严重的不良后果。

7. 对胸、背、腰、胁、腹部内脏和大血管附近的腧穴，不宜直刺、深刺，应根据腧穴的局部解剖和病变情况，采取适宜针刺的方向、角度和深度，以免误伤。如刺胸、背、腋、胁、缺盆等部位的腧穴，若直刺过深，都有伤及肺脏的可能，使空气进入胸腔，导致创伤性气胸，轻者出现胸痛、胸闷、心慌、呼吸不畅，重者出现呼吸困难、唇甲发绀、出汗、血压下降等症。体检时，可见患侧胸部肋间隙变宽，叩诊呈过清音。气管向健侧移位，听诊时呼吸音明显减弱或消失。X线胸透，可见气体多少、肺组织压迫等情况而确诊，对此应及时采取治疗措施。

【常见针刺异常情况处理】 针刺治疗虽然比较安全，但如操作不慎，疏忽大意，或犯禁忌，或针刺手法不适当，或对人体解剖缺乏全面了解，也会出现一些不应有的异常情况。一旦发生，应妥善处理。常见的针刺异常情况有以下几种：

**1. 晕针** 晕针是患者在针刺过程中发生的晕厥现象。

(1)症状：患者突然头晕目眩，面色苍白，心慌气短，出冷汗，恶心欲吐，精神疲倦，血压下降，脉象沉细。严重者会出现四肢厥冷，神志不清，二便失禁，唇甲青紫，脉细微欲绝。

(2)原因：患者精神紧张、体质虚弱、过度劳累、饥饿、大汗、大泻、大失血之后，或体位不适，或医者施术手法过重，可致针刺时或留针过程中发生此症。

(3)处理：立即停止针刺，将针全部起出。让患者平卧，头部稍低，松开衣带，注意保暖。轻者静卧片刻，给予糖水或温开水后，可恢复正常；重者在行上述处理的基础上，可选取水沟、素髎、内关、合谷、太冲、涌泉、足三里等穴进行指压或针刺，亦可灸百会、气海、关元等穴，即可恢复。必要时可考虑配合其他治疗或采用急救措施。

(4)预防：根据晕针发生的原因加以预防。对于初次接受针刺治疗或精神紧张者，应做好解释，消除顾虑，选择舒适持久的体位，最好采用卧位。取穴不宜过多，手法不宜过重。对于饥饿、过度疲劳者，应待其进食、体力恢复后再进行针刺。医者在针刺过程中，应精神专一，谨慎细心，随时观察患者的神色，询问其感觉。一旦出现晕针先兆，应及早采取处理措施。

**2. 滞针** 滞针是指在行针时或留针后医者感觉针下涩滞，捻转、提插、出针均感困难，而患者则感觉疼痛的现象。

(1)症状：针在体内捻转不动，提插、出针均感困难，若勉强捻转、提插时，患者痛不可忍。

(2)原因：患者精神紧张，当针刺入腧穴后，局部肌肉痉挛；或行针手法不当，向单一方向捻针，以致肌纤维缠绕针体；患者施针后移动体位或留针时间过长均可出现滞针。

(3)处理：若因患者精神紧张，肌肉痉挛而引起的滞针可稍延长留针时间，医者用手指在腧穴附近做循按或叩弹动作，或在附近再刺一针，以缓解痉挛；若因行针不当或单向捻转而致者，可向相反方向将针捻回。

(4)预防：对初诊患者和精神紧张者做好解释工作，消除顾虑。行针时手法宜轻巧，捻转角度不宜过大，避免单向捻转。针前要选好体位。

**3. 弯针** 弯针是指进针时或将针刺入腧穴后，针身在体内形成弯曲的现象。

(1)现象：针柄改变了进针或刺入留针时的方向和角度，提插、捻转和出针困难，且患者感到疼痛。

(2)原因：医者进针手法不熟练，用力过猛、过速，或针下碰到坚硬组织，或患者在留针时改变体位，或因针柄受外力碰击，或因滞针处理不当，均可造成弯针。

(3)处理:出现弯针后,不得再行提插、捻转等手法。如针身轻度弯曲,可将针慢慢退出。若针身弯曲较大,应顺着弯曲方向将针退出。如患者体位改变,则应嘱患者恢复原来体位,使局部肌肉放松,再行退针。切勿急拔猛抽,以防断针。

(4)预防:医者施术手法要熟练,指力要均匀,避免进针过猛、过速。患者的体位要舒适,留针期间不得随意更动体位。针刺部位和针柄不得受外物硬碰和压迫。

**4. 断针** 断针又称折针,是指针体折断在人体内。

(1)现象:行针时或出针后发现针身折断,折断部分或露于皮肤之外,或全部没于皮肤之下。

(2)原因:针具质量欠佳,或针身、针根有剥蚀损伤,术前失于检查;针刺时将针身全部刺入皮肤,行针时强力提插、捻转,致肌肉强力收缩;留针时患者改变体位;弯针,滞针未能及时正确处理或遇外物碰压等,均可造成断针。

(3)处理:医者态度必须从容镇静,嘱患者保持原有体位,以防断针向深层陷入。若折断针身尚显露于皮肤之外,可用镊子钳出;若折断针身残端与皮肤相平或稍凹陷,可用左手拇指、示指在针旁垂直按压皮肤,使残端暴露于皮肤之外,右手持镊子将针拔出;若折断部分全部深入皮下,应在X线下定位,手术取出。

(4)预防:针刺前必须认真仔细检查针具,对不符合质量要求的针具要剔除不用;针刺时不宜将针身全部刺入皮肤,应留部分在体外;避免行针过猛、过强;对滞针和弯针及时处理,不可强行硬拔;在行针或留针时,嘱患者不要随意更换体位。

**5. 血肿** 血肿是指针刺部位皮下出血引起肿痛的现象。

(1)现象:出针后,针刺部位肿胀疼痛,继则皮肤呈现青紫色。

(2)原因:针尖弯曲带钩,使皮肉受损,或刺伤血管所致。

(3)处理:微量的皮下出血而出现局部小块青紫时,一般不必处理,可自行消退;若局部肿胀疼痛较剧,青紫面积大且影响活动功能时,可先作冷敷止血后,再作热敷,促使局部淤血消散吸收。

(4)预防:仔细检查针具;避开血管针刺;出针时立即用消毒干棉球按压针孔。

## 二 三棱针法

三棱针法是用三棱针刺破人体穴位的表皮或浅表血络,放出少量血液或体液,达到治疗疾病目的的方法,古人称为"刺血络"或"刺络",现代又称为"放血疗法"。

【针具选择】 三棱针是由古代锋针发展而来,不锈钢制成,针柄稍粗呈圆柱形,针身呈正三棱椎体,三棱为刃,针尖锋利。

【操作方法】 三棱针的针刺方法一般分为点刺法、散刺法、刺络法、挑刺法4种。

**1. 点刺法** 点刺法是用三棱针浅刺穴位放出少量血液或液体的方法。此方法多用于指、趾末端的十宣、十二井穴及耳尖放血。具体方法如下:

(1)在预定针刺部位上下用左手拇、示指向针刺处推按,使血液积聚于针刺部位。

(2)用2%碘酊棉球消毒,再用75%乙醇棉球脱碘。

(3)左手手指捏紧被刺部位,右手持针,用拇指、食指捏住针柄,中指指腹紧靠针身下端,针尖露出3~5mm,对准已消毒的部位,刺入3~5mm深,随即将针迅速退出,轻轻挤压针孔周围,使出血少许。

(4)用消毒干棉球按压针孔。

**2. 散刺法** 散刺法又称豹文刺，是对病变局部周围进行点刺的一种方法。此法多用于治疗局部淤血、血肿或水肿、顽癣等，可促使淤血或水肿排除，祛瘀生新、通经活络。具体方法如下：

(1)消毒散刺区域，主要为病变周围及病变区域。用2%碘酊棉球消毒，再用75%乙醇棉球脱碘。

(2)根据病变部位大小的不同，可刺10～20针以上，由病变外缘环形向中心点刺出血。

**3. 刺络法** 刺络法是刺入浅表血络或静脉，放出适量血液的方法。此方法多用于曲泽、委中等穴，治疗急性吐泻、中暑、发热等，可助淤血外出，毒邪外泻。具体方法如下：

(1)先用带子或橡皮管，结扎在针刺部位上端(近心端)，然后迅速消毒。

(2)左手拇指压在被针刺部位下端，右手持三棱针对准针刺部位的静脉，刺入脉中2～3mm，立即将针退出，使其流出少量血液。

(3)出血停止后，用消毒干棉球按压针孔。

**4. 挑刺法** 挑刺法是刺入穴位内挑断皮下纤维组织的方法。此方法常用于治疗面部痤疮、肩周炎、胃痛、颈椎病、失眠、支气管哮喘、血管神经性头痛等。具体方法如下：

(1)左手按压施术部位两侧，或捏起皮肤，使皮肤固定，右手持针迅速刺入皮肤1～2mm，随即将针身倾斜挑破皮肤，使之出少量血液或少量黏液。也可以再刺入5mm左右深，将针身倾斜并使针尖轻轻挑起，挑断皮下部分纤维组织，然后出针。

(2)用胶布覆盖敷料，保护创口。

【适应证】 三棱针放血疗法具有通经活络、开窍泻热、消肿止痛等作用。其适应范围较为广泛，凡各种实证、热证、淤血、疼痛等均可应用。较常用于某些急症和慢性病，如昏厥、高热、中暑、卒中闭症、咽喉肿痛、目赤肿痛、扭挫伤、疳证、痔疮、顽痹、头痛、丹毒、指(趾)麻木等。

皮肤美容治疗中常见的面部痤疮、荨麻疹、湿疹、银屑病、白癜风及痈疖初起等疾病均可使用放血疗法。如临床上治疗寻常型痤疮可采用挑刺法和点刺法，按照上文的操作方法，在皮损部位使用挑刺法挤出少量血液和黏液，同时在耳尖部使用点刺法放血，2～3天1次，5次为一疗程。耳尖放血可起到清热解毒的作用，与局部皮疹治疗相结合，标本兼顾，疗效显著。

【注意事项】

1. 三棱针刺激较强，对患者要做好解释工作，以消除思想顾虑。
2. 严格消毒，防止感染。
3. 点刺时手法宜轻、稳、准、快，不可用力过猛，防止刺入过深，创伤过大，损害其他组织。一般出血不宜过多，切勿伤及动脉。
4. 体质虚弱者、妊娠妇女、产后及有出血倾向者，均不宜使用本法。
5. 患者宜选择舒适体位，防止晕针。
6. 每日或隔日治疗1次，1～3次为一疗程，一般每次出血量以数滴至3～5ml为宜。

## 三 皮肤针法

皮肤针法是用皮肤针垂直叩刺体表一定部位或穴位，激发经络功能，调整脏腑气血，以达到防治疾病目的的方法。

【针具选择】 皮肤针的针头呈小锤形,针柄一般长15~19cm,一端附有莲蓬状的针盘,针盘下面散嵌着不锈钢短针(图10-1,图10-2)。根据所嵌不锈钢短针的数目不同,可分别称为梅花针(5支针)、七星针(7支针)、罗汉针(18支针)等。针尖不宜太锐,呈松针形,针柄要坚固且具有弹性,针束平齐,防止偏斜、钩曲、锈蚀和缺损。

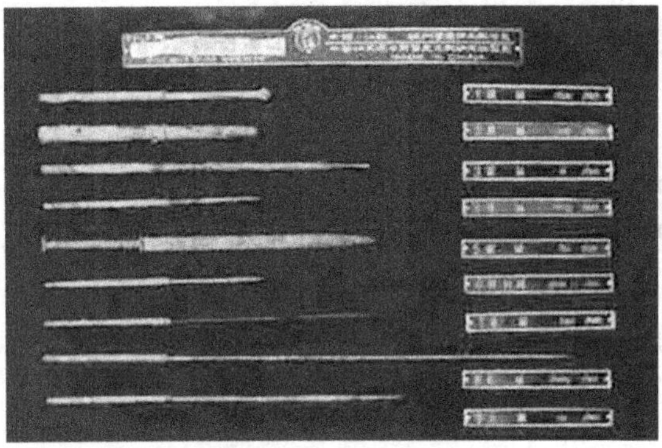

图10-1 皮肤针针头

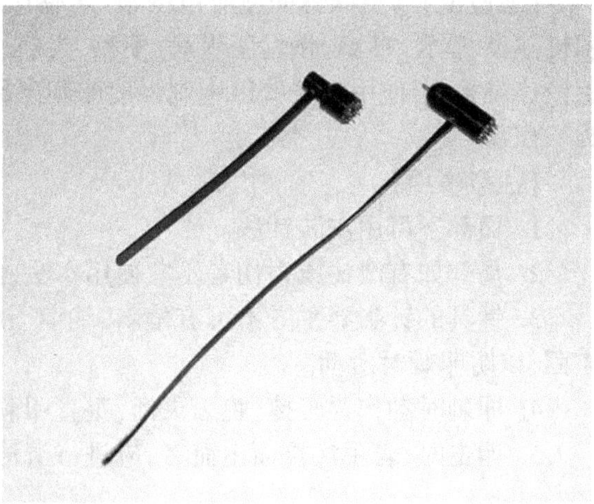

图10-2 梅花针

【操作方法】

**1. 叩刺方法**

(1)针具和叩刺部位用75%乙醇消毒。

(2)以右手拇指、中指、环指握住针柄,示指伸直按住针柄中段,针头对准皮肤叩击,运用腕部的弹力,使针尖叩刺皮肤后,立即弹起,如此反复叩击。

(3)叩击时针尖与皮肤必须垂直,弹刺要准确,强度要均匀,可根据病情选择不同的刺激部位或刺激强度。

(4)叩刺治疗,一般每日或隔日1次,10次为一疗程,疗程间可间隔3~5日。

**2. 叩刺部位的选择** 皮肤针的叩刺部位,一般可分循经叩刺、穴位叩刺、局部叩刺3种。

(1)循经叩刺:是指循着经脉进行叩刺的一种方法,常用于项背腰骶部的督脉和足太阳膀胱经。督脉为阳脉之海,能调节一身之阳气;五脏六腑之背俞穴,皆分布于膀胱经,故其治疗范围广泛;其次是四肢肘膝以下经络,因分布着各经原穴、络穴、郄穴等,可治疗相应脏腑经络的疾病。循经叩刺时,每隔1cm叩刺一下,一般可循经叩刺8~16刺。

(2)穴位叩刺:是指在穴位上进行叩刺的一种方法,主要是根据穴位的主治作用,选择适当的穴位予以叩刺治疗,临床常用的是各种特定穴、华佗夹脊穴、阿是穴等。

(3)局部叩刺:是指在患部进行叩刺的一种方法,如扭伤后局部的瘀肿疼痛、顽癣等,可在局部进行围刺或散刺。

**3. 刺激强度** 根据刺激的部位、患者的体质和病情选择适当的强度,一般分轻、中、重3种。

(1)轻刺:用力稍小,皮肤仅现潮红、充血为度。适用于头面部、老弱妇女患者,以及病属虚证、久病者。

(2)重刺:用力较大,以皮肤有明显潮红,并有微出血为度。适用于压痛点、背部、臀部、年轻体壮患者,以及病属实证、新病者。

(3)中刺:介于轻刺和重刺之间,以局部有较明显潮红,但不出血为度,适用于一般部位以及一般患者。

【适应证】 皮肤针的适应范围很广,临床各种病症均可应用,如近视、视神经萎缩、急性扁桃体炎、感冒、咳嗽、慢性肠胃病、便秘、头痛、失眠、腰痛、神经性皮炎、斑秃、痛经等。如临床上治疗斑秃,可使用皮肤针以中刺强度叩刺患部,使皮肤出现潮红及充血,1 ~2 天 1 次,10 次为一疗程。

【注意事项】

1. 面部不可用皮肤针法。

2. 局部如有溃疡或损伤者不宜使用本法,急性传染性疾病和急腹症也不宜使用本法。

3. 针具的针尖要平齐不可有偏斜、钩曲、锈蚀和缺损,针柄富有弹性,针柄与针头连接处牢固,以防叩刺时滑动。

4. 叩刺时动作要轻捷,腕力灵活,垂直叩刺,避免慢刺、斜刺、拖刺、压刺。

5. 叩击时,若手法重而出血者,应进行清洁和消毒,注意防止感染。

## 四 皮内针法

皮内针法是将特制的小型针具固定于腧穴部位的皮内,作较长时间留针的一种方法,又称“埋针法”。针刺入皮肤后,固定留置一定的时间,给腧穴以长时间的刺激,可调整经络脏腑功能,达到防病治病的目的。

【器具选择】 皮内针的针具有两种。一种呈颗粒型,或称麦粒型,一般长 1cm,针柄形似麦粒,针身与针柄成一直线;一种呈揿钉型,或称图钉型,长约 0.2 ~0.3cm,针柄呈环形,针身与针柄呈垂直状。

【操作方法】 施行皮内针法以不妨碍正常活动处的腧穴为主,一般多选用背部腧穴、四肢穴和耳穴等。操作前,对皮内针、镊子和埋针部皮肤进行严格消毒后进行针刺。颗粒式皮内针,用镊子夹住针柄,对准腧穴,沿皮下横向刺入,针身可刺入 0.5 ~0.8cm,针柄留于皮外,然后用胶布顺着针身进入的方向粘贴固定;揿钉式皮内针,用镊子夹住针圈,对准穴位,直刺揿入,然后用胶布固定。也可将针圈贴在小块胶布上,手执胶布直压揿入所刺穴位。

皮内针可根据病情决定其留针时间的长短,一般为 3 ~5 天,最长可达 1 周。若天气炎热,留针时间不宜过长,以 1 ~2 天为宜,以防感染。在留针期间,可每隔 4 小时用手按压埋针处 1 ~2 分钟,以加强刺激,提高疗效。

【适应证】 皮内针法临床多用于某些需要久留针的疼痛性疾病和久治不愈的慢性病症,如神经性头痛、面神经麻痹、胆绞痛、腰痛、痹症、神经衰弱、高血压、哮喘、小儿遗尿、痛经、产后宫缩疼痛等。

【注意事项】

1. 关节附近不可埋针,防止活动时引起疼痛。胸腹部不宜埋针,防止呼吸时引起疼痛。

2. 埋针后,如患者感觉疼痛或妨碍肢体活动时,应将针取出,改选穴位重埋。

3. 埋针期间,针处不可着水,避免感染。

## 五 电针法

电针法是针刺得气后，在针具上通以接近人体生物电的微量电流以治疗疾病的方法。其优点是能代替人作较长时间的持续运针，节省人力，且能比较客观地控制刺激量。

【电针仪的选择】 电针仪的种类很多，选择时应注重安全性和多效性。选择能够控制输出电压和电流，并有多种波形和多路输出的电针仪（图 10-3）。

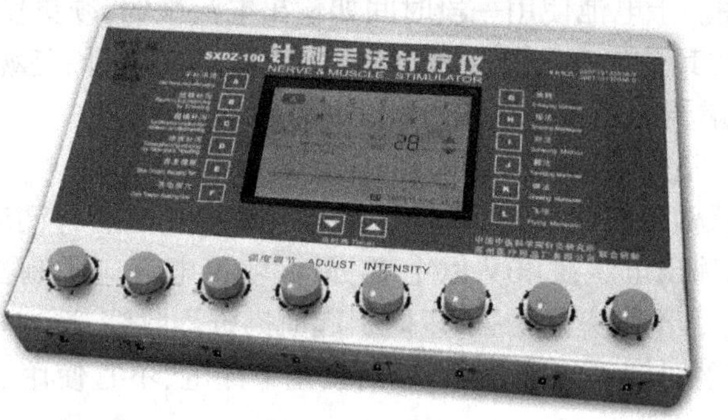


图 10-3 电针仪

【操作方法】

**1. 配穴处方** 电针法的处方配穴与针刺法相同。一般选用其中的主穴，配用相应的辅助穴位，多选同侧肢体的 1～3 对穴位为宜。

**2. 操作方法**

（1）针刺入穴位有得气感应后，将输出电位调至“0”位，将正负极导线接在两个针柄（或针身）上。

（2）打开电源开关，选好波型和频率，逐渐调高电流量至所需强度。

（3）通电时间一般在 5～20 分钟。如感觉弱时，可适当加大输出电流量，或暂时断电 1～2 分钟后再进行通电。

（4）当达到预定时间后，先将输出电位器退至“0”位，然后关闭电源开关，取下导线，最后按一般起针方法将针取出。

**3. 电流强度、波形的选择**

（1）电流强度的选择：电针治疗时，电流的强度，一般以患者的耐受程度来决定。当电流开到一定强度时，患者有麻、刺感，此时的电流强度称为“感觉阈”；如电流强度增加，患者突然产生刺痛感，这种引起疼痛感觉的电流强度称为“痛阈”。感觉阈和痛阈因人而异，在各种病理状态下其差异也较大。一般情况下在感觉阈和痛阈之间的电流强度，是治疗最适宜的刺激强度。

（2）波形的选择：常用电针的输出波形为疏密波、断续波和连续波。疏密波是疏波、密波自动交替出现的波型，此波形能增加代谢，促进气血液循环，改善组织营养，消除炎性水肿；断续波是有节律地时断、时续自动出现的一种波型，此波形能提高肌肉组织的兴奋性，对横纹肌有良好的刺激收缩作用；连续波是单个脉冲采用不同方式组合而形成，频率快的叫高频连续波，频率慢的叫低频连续波，高频连续波易抑制感觉神经和运动神经，低频连续波，短时兴奋肌肉,长时抑制感觉神经和运动神经。

【适应证】 电针的适应范围基本和毫针刺法相同,故其治疗范围较广。临床常用于各种痛证、痹症和心、胃、肠、胆、膀胱、子宫等器官的功能失调,肌肉、韧带、关节的损伤性疾病以及肥胖症等。临床上以毫针法治疗肥胖症,常配合电针治疗。电针刺激可加强抑制胃肠消化吸收功能和减少能量摄入的全身作用,同时能促进局部脂肪的分解和代谢。

【注意事项】

1. 电针仪在使用前须检查性能是否完好,如电流输出时断时续,须注意导线接触是否良好,应检查修理后再用。干电池使用一段时间如输出电流微弱,须更换电池。

2. 心脏病患者,尤其是装有心脏起搏器者,应禁止应用电针;妊娠妇女亦当慎用电针;有严重晕针反应及身体虚弱的患者应慎用电针。

3. 电针刺激较大,治疗前应向患者解释,以防晕针。

4. 治疗前,电针仪输出电位旋钮应置于“0”位,治疗后,也应将调节旋钮全部归“0”。

5. 电针仪器最大输出电压在40V以上者,最大输出电流应限制在1mA以内,防止触电。调节电流时应由小到大,不可突然增强,以防引起肌肉强烈收缩,造成弯针或断针。

6. 毫针的针柄如经过温针火烧之后,表面氧化不导电,不宜使用。若使用,输出导线应夹持针体。

7. 在接近延髓、脊髓部位使用电针时,电流量宜小,切勿通电太强,以免发生意外。

8. 一条输出线路的正负极应接在同侧上肢或下肢的毫针上。

## 六 穴位注射法

穴位注射法是将药液注入穴位以治疗疾病的方法,又称为水针疗法。它可将腧穴刺激和药物作用相结合,发挥其综合治疗效应。

【常用器具的选择】

**1. 针具** 目前临床上多采用一次性注射器和针头,并根据使用药物的剂量及针刺深度选择不同的注射器和针头。

**2. 常用药物** 穴位注射常用的药物主要有:

(1)中草药制剂:复方当归注射液,丹参注射液,黄芪注射液,红花注射液,板蓝根注射液,徐长卿注射液,补骨脂注射液,柴胡注射液,川芎注射液等。

(2)西药制剂:维生素$B_1$、$B_{12}$、C、$K_3$注射液,0.25% ~2%盐酸普鲁卡因注射液,抗生素注射液,生理盐水等。

【操作方法】

**1. 选择穴位** 根据病情选择有效主治穴位,一般宜选择肌肉较丰满处的穴位。每次2~4穴,不宜过多,以精为要。

**2. 注射剂量** 应根据药物说明书规定的剂量,不能过量。小剂量注射时,可用原药物剂量的1/5~1/2。按照腧穴部位区分,耳部可注射0.1ml,头面部可注射0.3~0.5ml,四肢部可注射1~2ml,胸背部可注射0.5~1ml,腰臀部可注射2~5ml,5% ~10%葡萄糖注射液10~20ml。

**3. 操作方法**

(1)选择适宜的消毒注射器和针头,抽取适量的药液。

(2)腧穴部位常规消毒，将注射器针头快速刺入皮下，然后将针缓慢推进，达一定深度并产生得气感应后，回抽无血，即可将药液注入。

(3)根据腧穴的部位、患者体质和疾病情况选择针刺的角度、注射的深浅以及刺激的强弱。凡急性病、体强者可用较强刺激，推液可快；慢性病、体弱者，宜用较轻刺激，推液可慢；一般疾病，则用中等刺激，推液也宜中等速度。头面部一般用平刺或斜刺，刺入较浅；四肢部多用直刺，可适当深刺；躯干部腧穴刺入不宜过深，以免伤及内脏；背部脊柱两侧穴位注射时，针尖宜斜向脊柱，以免直刺引起气胸。

(4)疗程：急症患者每日1～2次，慢性病患者一般每日或隔日1次，10次为一疗程。反应强烈者，可隔2～3日1次，穴位可左右交替使用。每个疗程间可休息3～5日。

【适应证】 穴位注射法的适应范围很广，凡是针灸治疗的适应证大部分均可采用本法，如荨麻疹、神经性皮炎、湿疹、脂溢性皮炎等。

【注意事项】

1. 治疗时应对患者说明治疗特点和注射后的正常反应。如注射后局部可能有酸胀感，可持续时间较长，但一般不超过1日。

2. 严格消毒，防止感染，如注射后局部红肿、发热等，应及时处理。

3. 注意药物的性能、药理作用、剂量、配伍禁忌、副作用、过敏反应及药物的有效期，药液有无沉淀变质等情况。

4. 凡能引起过敏反应的药物，如青霉素、链霉素、普鲁卡因等，必须先做皮试，阳性反应者禁用。副作用较强的药物使用亦当谨慎。

5. 一般药液不宜注入关节腔、脊髓腔和血管内，否则会导致不良后果。此外，应注意避开神经干，以免损伤神经。

6. 妊娠妇女下腹部、腰骶部和三阴交、合谷穴等，不宜用穴位注射法，以免引起流产。年老体弱者，选穴宜少，药液剂量应酌减。

## 七 灸法

灸法是以艾绒为主要燃烧材料，烧灼、熏熨或刺激体表的一定部位的一种医疗保健方法。广义的灸法还包括发泡灸，即用刺激性药物敷贴穴位以防治疾病的方法。

施灸的材料以艾叶制成的艾绒为主，气味芳香，辛温味苦，容易燃烧，火力温和。艾绒以淡黄色洁净细软者为佳。此外，新制的艾绒含挥发油较多，灸时火力过强，故以陈久的艾绒为佳。

【灸法的作用】《医学入门》说："凡病药之不及，针之不到，必须灸之。"灸法可以激发人体正气，增强机体抗病能力。艾火的温和热力具有直接的温通经络、驱散寒邪、扶助阳气、举陷固脱、行气活血、消瘀散结的作用，艾火的温热还可以使皮肤的腠理开放，毛窍通畅，热有去路，从而引热外行。

【灸法的分类与使用方法】

1. **艾炷灸** 将纯净的艾绒放在平板之上，用拇、食、中三指边捏边旋转，把艾绒捏紧成大、小不同的圆锥状物，称为艾炷。小者如麦粒大，中等如半截枣核大，大者如半截橄榄大。每燃烧一个艾炷，称为一壮。艾炷灸可分为直接灸和间接灸两类。

(1)直接灸：又称明灸、着肤灸，即将艾炷直接置放在皮肤上施灸的一种方法。根据灸后对皮肤刺激的程度不同，又分为无瘢痕灸和瘢痕灸两种。

1）无瘢痕灸：又称非化脓灸，临床上多用中、小艾炷。施灸前先在施术部位涂以少量凡士林，以增加黏附性。然后将艾炷放上，从上端点燃，当燃剩2/5左右，患者感到烫时，用镊子将艾炷挟去，换炷再灸，一般灸3～7壮，以局部皮肤充血、红晕为度。施灸后皮肤不致起疱，不留瘢痕。

2）瘢痕灸：又称化脓灸，临床上多用小艾炷直接放置于穴位皮肤上，局部组织经烫伤后产生无菌性化脓，5～6周后灸疮愈合，留有瘢痕。此方法具有治病保健、强身健体的作用。但由于其刺激性较强，且损伤皮肤，因此美容治疗中很少应用。

（2）间接灸：又称隔物灸、间隔灸，即在艾炷与皮肤之间隔垫上某种物品而施灸的一种方法。

1）隔姜灸：用鲜生姜切成直径大约2～3cm，厚约0.2～0.3cm薄片，中间以针穿刺数孔，上置艾炷放在应灸部位，点燃艾炷。当艾炷燃尽后，可易炷再灸。一般5～10壮，以皮肤红晕而不起泡为度。在施灸过程中，若患者感觉灼热不可忍受时，可将姜片向上提起，或缓慢移动姜片。

2）隔蒜灸：用鲜大蒜头切成0.2～0.3cm的薄片，中间以针穿刺数孔，上置艾炷放在应灸部位，点燃施灸，待艾炷燃尽，易炷再灸，一般灸5～7壮。大蒜液对皮肤刺激性较强，灸后容易起泡，若不使起泡，可将蒜片向上提起，或缓慢移动蒜片。

3）隔盐灸：因本法只用于脐部，又称神厥灸。用纯净干燥的精制食盐填敷于脐部，使其与脐平，上置艾炷施灸，如患者稍感灼痛，即更换艾炷。也可于盐上放置姜片后再施灸，一般5～9壮。此法有回阳、救逆、固脱之功，但需连续施灸，不拘壮数，以待脉起，肢温，证候改善。

4）隔附子灸：以附子片或附子药饼作间隔物。药饼的制法，将附子研成细末，以黄酒调和，制成直径约3cm、厚约0.8cm的附子饼，中间以针穿刺数孔，上置艾炷，放在应灸腧穴或患处，点燃施灸。

**2. 艾卷灸** 又称艾条灸。即用桑皮纸包裹艾绒卷成圆筒形的艾卷，也称艾条，将其一端点燃，对准穴位或患处施灸的一种方法。现在美容临床最常用的方法是悬灸，分为温和灸、雀啄灸、回旋灸等。

（1）温和灸：将艾卷的一端点燃，对准应灸的腧穴或患处，约距离皮肤2～3cm处进行熏烤，使患者局部有温热感而无灼痛为宜，一般每穴灸10～15分钟，至皮肤红晕为度。医者可将食、中两指，置于施灸部位两侧，这样可以通过医者的手指来测知患者局部受热程度，以便随时调节施灸时间和距离，防止烫伤。

（2）雀啄灸：施灸时，艾卷点燃的一端与施灸部位的皮肤并不固定在一定的距离，而是像鸟雀啄食一样，一上一下施灸，以给施灸局部一个变量的刺激。

（3）回旋灸：施灸时，艾卷点燃的一端与施灸部位的皮肤虽距离保持一定，同时向左右方向移动或反复旋转地施灸。

以上方法对一般应灸的病症均可采用，温和灸、回旋灸多用于治疗慢性病，雀啄灸多用于治疗急性病。

**3. 温针灸** 是针刺与艾灸相结合的一种方法，适用于既需要针刺留针，又须施灸的疾病。在针刺得气后，在针柄上穿置一段长约2cm的艾卷施灸，或在针尾上搓捏少许艾绒点燃施灸，直待燃尽，除去灰烬，每穴每次可施灸3～5壮，施灸完毕再将针取出，此法是一种简而易行的针灸并用的方法，其艾绒燃烧热力可通过针身传入体内，使其发挥针和灸的作用，达到治疗的目的。应用时应注意防止灰火脱落烧伤皮肤。

**4. 温灸器灸** 温灸器是一种专门用于施灸的器具，临床常用的有温灸盒、灸架和温灸筒等，用温灸器施灸的方法称温灸器灸。

(1)温灸盒灸：将适量的艾绒置于灸盒的金属网上，点燃后将灸盒放于施灸部位灸治即可。适用于腹、腰等面积较大部位的治疗。

(2)灸架灸：将艾条点燃后，燃烧端插入灸架的顶孔中，对准选定穴位施灸，并用橡皮带给予固定，施灸完毕将剩余艾条插入灭火管中。适用于全身体表穴位的治疗。

(3)温灸筒灸：将适量的艾绒置于温灸筒内，点燃后盖上灸筒盖，执筒柄于患处施灸即可。

【适应证】 灸法的适用范围非常广泛，黄褐斑、雀斑、痤疮、神经性皮炎、荨麻疹、银屑病、白癜风、斑秃等损容性疾病均可使用。临床上治疗白癜风，可用补骨脂、何首乌、菟丝子、丹参等中药研成细末，用醋调匀，做成皮损区大小、厚约0.5cm的药饼，贴于皮损部位，再将1cm高的艾炷放于药饼上点燃，每一部位每次灸3～6壮，每日1次，10次为一疗程。

【注意事项】

**1. 施灸的先后顺序** 施灸的先后顺序一般为先灸阳部，后灸阴部，即先背部，后胸腹部；先灸上部，后灸下部，即先头身，后四肢；壮数先少后多，艾炷先小后大。但临床操作时，还应因人因病而宜，不能拘执不变。

**2. 施灸的补泻方法** 灸法的补泻以辨证施治为原则，虚证用补法，实证用泻法。补法勿吹其火，让其自然缓缓燃尽；泻法以口速吹其火，使艾火烧旺而热力迅速透达腧穴部位，直至火灭。

**3. 施灸的量** 临床上施灸的量，应根据患者的体质、年龄、施灸部位、所患病情等情况，以艾炷的大小和壮数的多少来计算。体质壮实者，艾炷宜大，壮数宜多；老幼体弱者，艾炷宜小，壮数宜少。腰腹以下皮肉深厚部位腧穴，艾炷宜大，壮数宜多；头胸或四肢末皮肉浅薄部位腧穴，艾炷宜少，壮数宜少。久病深重者，艾炷宜大，壮数宜多；新病轻浅者，艾炷宜少，壮数宜少。

**4. 施灸的疗程** 初灸时，一般每天1次，3次后改为2～3天1次。急性病可1天灸2～3次，但疗程较短，有时只需灸治1～2天即可；慢性病需长期灸治者，每隔2～3日灸1次，可灸数月乃至1年以上。

**5. 灸后的处理** 施灸过量，时间过长，局部出现水疱，只要不擦破，可任其自然吸收；如水疱较大，可用消毒毫针刺破水疱，放出水液，再涂以甲紫。瘢痕灸者，在灸疮化脓期间，创面局部勿用手搔，以保护痂皮，保持清洁，防止感染。

【施灸的禁忌】

1. 面部穴位、大血管等处均不宜使用直接灸，以免烫伤形成瘢痕。关节活动部位不适宜用化脓灸，以免化脓溃破，不易愈合，甚至影响功能活动。

2. 空腹、过饱、极度疲劳和对灸法恐惧者，应慎施灸。对于体弱患者，灸治时艾炷不宜过大，刺激量不可过强，以免晕灸。一旦发生晕灸，应立即停止施灸，及时处理，其方法同晕针。

3. 妊娠妇女的腹部和腰骶部不宜施灸。

4. 施灸过程要防止燃烧的艾绒脱落烧伤皮肤和衣物。

## 第二节 推拿美容技术

推拿美容也称按摩美容，是以中医脏腑学说和经络学说为基础，运用手、腕、肘等部位，按照一定的技术要求施加于一定身体部位，起到疏通经络、调和气血的作用，达到防治损容性疾病及美容保健的目的。

## 一 推拿基本手法

推拿美容疗效的好坏，关键在手法。手法准确，应用熟练，功力深厚，做到持久、有力、均匀、柔和与深透，才能极尽手法的运用之妙，所谓“一旦临症，机触于外，巧生于内，手随心转，法从手出。”

本文精选了在美容临床中应用最为广泛的五大类手法，就其动作要领、注意事项、作用及适应证等方面做以详细介绍。

**（一）摆动类手法**

**1. 衮法** 以第五掌指关节背侧吸附于体表施术部位，通过腕关节的屈伸运动和前臂的旋转运动，使小鱼际与手背在施术部位上做持续不断的滚动，称为衮法。衮法操作刺激平和，安全舒适，易于被人接受，具有良好的调整作用。

(1)动作要领：拇指自然伸直，余指自然屈曲，小指、环指的掌指关节屈曲约90°，手背沿掌横弓排列呈弧面，成为滚动的接触面。以第5掌指关节背侧附于施术部位上，以肘关节为支点，前臂主动做推旋运动，带动腕关节做较大幅度的屈伸，使手背偏尺侧部在施术部位上进行连续不断的滚动。手法频率每分钟120～160次。

(2)要求及注意事项

1)肩关节放松下垂，屈肘成140°，上臂中段距胸壁约一拳远，腕关节放松，示指、中指、环指和小指的掌指关节屈曲幅度逐渐增加。

2)操作过程中，腕关节屈伸幅度应达到120°，即前滚至极限时屈腕约80°，回滚至极限时伸腕约40°，使手背部1/2面积(尺侧)依次接触治疗部位。若腕关节屈伸幅度过小，易形成手法摆动。

3)衮法对体表应产生轻重交替的滚动刺激，前滚和回滚时着力轻重之比为3：1，即“滚三回一”。若前滚力度过大，回滚过小，易形成跳动感。

4)操作时要紧贴于治疗部位上滚动，不宜磨擦。

5)操作时应尽量避免掌指关节的骨突出部与脊椎棘突或其他部位关节的骨突处猛烈撞击。

(3)作用：衮法适用于颈项部、肩背部、腰部、臀部以及四肢等肌肉丰厚处，具有通经活络、行气活血、缓解肌肉、韧带痉挛、消除疲劳的作用。

(4)适应证：主要用于治疗颈椎病、肩关节周围炎、腰椎间盘突出症、运动后疲劳、偏瘫、糖尿病、痛经、月经不调等多种病症，是常用的保健推拿手法之一。

**2. 一指禅推法** 以拇指端或罗纹面着力，通过腕部的往返摆动，使所产生的功力通过拇指持续不断地作用于施术部位或穴位上，称为一指禅推法。

(1)动作要领：拇指自然伸直，余指的掌指关节和指间关节自然屈曲，以拇指端或罗纹面着力于体表施术部位或穴位上。沉肩、垂肘、悬腕，前臂主动运动，带动腕关节有节律地左右摆动，使所产生的功力通过指端或罗纹面轻重交替，持续不断地作用于施术部位上。手法频率每分钟120～160次。

(2)要求及注意事项

1)姿势端正，精神内守，操作时做到沉肩、垂肘、悬腕、指实掌虚、紧推慢移。

2）一指禅推法在操作时，拇指应固定于一点，不能随着腕部的摆动而在体表上滑动或摩擦，循经推动时，应在吸定的基础上缓慢移动。

3）要掌握好拇指指间关节屈伸与不屈伸两种术式的运用。若术者拇指指间关节较僵硬或治疗时要求较柔和的刺激，宜选用屈伸拇指指间关节的操作；若术者拇指指间关节柔软或治疗时要求较强的刺激，宜选用不屈伸拇指指间关节的操作。

4）操作时不要用力耸肩，肘部不可外翘。

（3）作用：一指禅推法刺激中等，接触面积小，渗透性好，临床适用于循经络、推穴位。具有舒筋活络、祛瘀消积、健脾和胃、放松肌肉的作用。

（4）适应证：主要用于治疗头痛、失眠、面瘫、近视、冠心病、胃脘痛、泄泻、便秘、月经不调以及颈椎病、关节炎等病症。面部美容按摩中常用一指禅推法推面部腧穴，增加面部血液循环，柔和肤色，减少皱纹，延缓皮肤衰老。

**3. 揉法** 以手掌鱼际、掌根、全掌或手指罗纹面吸附于体表施术部位上，作轻柔和缓的上下、左右或环旋揉动，称为揉法。根据操作接触部分的不同，分为掌揉法和指揉法。其中掌揉法又分为鱼际揉法、掌根揉法等，指揉法分为拇指揉法、中指揉法等多种揉法。

（1）动作要领

1）鱼际揉法：以手掌鱼际部着力于施术部位上。沉肩，垂肘，腕关节放松，呈微屈或水平状，以肘关节为支点，前臂做主动运动，带动腕关节进行左右摆动，使鱼际在治疗部位上进行轻柔和缓的揉动，手法频率为每分钟 120～160 次。

2）掌根揉法：以掌根部附着于施术部位上。肘关节微屈，腕关节放松并略背伸，手指自然弯曲，以肘关节为支点，前臂做主动运动，带动腕、掌做小幅度的回旋运动，使掌根部在施术部位上进行柔和的揉动，手法频率每分钟 120～160 次。

3）指揉法：以拇指、中指或多指的罗纹面置于施术部位上，腕关节放松，以肘关节为支点，前臂做主动运动，通过腕关节使手指罗纹面在施术部位上做轻柔的小幅度上下、左右或环旋运动，手法频率每分钟 120～160 次。

（2）要求及注意事项

1）操作时掌、指吸定手术部位，压力适中，揉动时要带动皮下组织，不可在体表形成摩擦运动。

2）动作要灵活而有节律性。

3）鱼际揉法前臂有推旋动作，腕部宜放松；掌根揉法则腕关节略有背伸，松紧适度；指揉法要求腕关节保持一定的紧张度。

（3）作用：鱼际揉法适用于头面部、胸胁部，掌根揉法适用于腰背部、四肢部，指揉法适用于全身各部腧穴及儿童。具有活血散瘀、消肿止痛、消食导滞、理气松肌的作用。

（4）适应证：主要用于治疗脘腹胀痛、胸闷胁痛、便秘、泄泻、头晕、头痛等疾病，是保健、康复、美容的常用手法。

### （二）摩擦类手法

**1. 摩法** 用指或掌在体表做环形或直线往返摩动，称为摩法。分为指摩法和掌摩法两种。

（1）动作要领

1）指摩法：指掌部自然伸直，示指、中指、环指和小指并拢，腕关节略屈。以示指、中指、环指及小指指面着于施术部位，以肘关节为支点，前臂做主动运动，通过腕、掌使指面做环形或直线往返摩动。

2）掌摩法：手掌自然伸直，腕关节略背伸，将手掌平置于施术部位上，操作过程同指摩法。

（2）要求及注意事项

1）掌摩法操作时要求腕部放松，指摩法则要求腕关节保持一定的紧张度。

2）摩动的速度、压力均匀。一般指摩法宜稍轻快，掌摩法宜稍重缓。

3）根据病情的虚实来决定手法的摩动方向。

（3）作用：摩法适用于全身各部，以腹部应用较多。具有理气和中、消食导滞、温经活络的作用。

（4）适应证：主要用于治疗脘腹胀满、消化不良、泄泻、便秘、咳嗽、气喘、月经不调、痛经、遗精、阳痿早泄、外伤肿痛等病症，美容临床中，减肥按摩常用此手法。

**2. 推法** 以指、掌或肘着力于施术部位上，做单向直线或弧形推动，称为推法。成人推法以单向直线推为主，又称平推法。

（1）动作要领

1）指推法：以拇指指端或罗纹面着力于施术部位，余四指置于对侧或相应的位置以固定助力，腕关节略屈并偏向尺侧。拇指及腕臂部主动施力，向拇指端方向呈短距离单向直线推进。

2）掌推法：以掌根部着力于施术部位，腕关节背伸，肘关节伸直。以肩关节为支点，上臂部主动施力，通过前臂、腕关节，使掌根部向前做单向直线推进。

3）肘推法：屈肘，以肘关节尺骨鹰嘴部突起着力于施术部位，另一侧手臂抬起，以掌部扶握屈肘侧拳顶以固定助力。以肩关节为支点，上臂部主动施力，做较缓慢的单向直线推法。

（2）要求及注意事项

1）着力部要紧贴体表，推进速度宜缓慢均匀，压力平稳适中。

2）单向直线推进，不可歪曲斜推。

3）肘推法宜顺肌纤维走行方向推进。

4）不可推破皮肤。为防止推破皮肤，可使用冬青膏、滑石粉等介质，亦可使用间歇操作的方法。

（3）作用：推法适用于全身各部，具有舒筋活络、理气活血、解痉镇痛、放松肌肉的作用。

（4）适应证：主要用于治疗腹胀、便秘、食积、癃闭、高血压病、头痛、失眠、腰腿痛、腰背部僵直、风湿痹痛、感觉迟钝等病症。由于推法动作舒缓、舒适，可通过介质直接接触皮肤，是美容身体按摩中最为常用的手法。

**3. 擦法** 用指、掌贴附于施术部位，做快速的直线往返运动，使之摩擦生热，称为擦法。分为全掌擦法、鱼际擦法和小鱼际擦法。

（1）动作要领：以手掌的全掌、鱼际或小鱼际着力于施术部位，腕关节伸直，使前臂与手掌相平。以肩关节为支点，上臂主动运动，使掌指面、鱼际或小鱼际做前后方向的直线往返摩擦，并产生一定的热量。

（2）要求及注意事项

1）暴露施术部位，着力部分直接接触患者皮肤。

2）擦动时，要做直线往返移动，不可歪斜，影响生热效果。

3）压力适中，不宜过大或过小。如压力过大，则手法重滞，且易擦破皮肤；压力过小，则手掌接触不平实，会导致时滞时浮。

4）力度均匀，动作连续。

5）以透热为度。即术者在操作时感觉手下所产生的热已徐徐进入患者的体内，此时可称为“透热”。透热后结束手法操作。

6）不可擦破皮肤。长时间的操作易致皮肤破损，为保护皮肤，常结合使用冬青膏，红花油等介质进行操作。

7）不可屏息操作。

（3）作用：适用于全身各部，具有温经散寒、行气通络、活血散瘀、镇静安神的作用。

（4）适应证：主要用于治疗由于风寒外感、脾肾阳虚导致的胃脘痛、腰腿痛、小腹冷痛、月经不调以及外伤肿痛等病症。美容按摩中常用手掌擦腰部，可温补肾气，治疗肾气不足导致的黄褐斑、脱发、面色晦暗、皮肤粗糙、皮肤下垂以及皱纹等问题。

**4. 搓法** 用双手掌面夹住肢体或以单手、双手掌面着力于施术部位，做交替搓动或往返搓动，称为搓法。分为夹搓法和推搓法两种。

（1）动作要领

1）夹搓法：以双手掌面夹住施术部位，令患者肢体放松。以肘关节和肩关节为支点，前臂与上臂部主动施力，做相反方向的较快速搓动，并同时由上向下移动。

2）推搓法：以单手、双手掌面着力于施术部位。以肘关节为支点，前臂部主动施力，做快速推去拉回的搓动。

（2）要求及注意事项

1）操作时动作要协调、连贯，夹搓法双手用力要对称。

2）搓动的速度宜稍快，而从上向下移动速度宜慢。

3）施力不可过重。夹搓时如夹得太紧，会造成手法呆滞。

（3）作用：夹搓法适用于四肢部、胁肋部，推搓法适用于腰背部及下肢后侧，具有舒筋活络、条畅气血、祛风散寒的作用。

（4）适应证：主要用于治疗肢体酸痛、关节屈伸不利及胸胁迸伤等病症。

**5. 抹法** 用拇指罗纹面或掌面在施术部位做上下、左右或弧形曲线的抹动，称为抹法。分为指抹法与掌抹法两种。

（1）动作要领

1）指抹法：以单手或双手拇指罗纹面置于施术部位上，余指置于相应的位置以固定助力。以拇指的掌指关节为支点，拇指主动运动，做上下或左右、直线往返或弧形曲线的抹动。指抹法亦可以示指、中指与环指罗纹面于额颞部操作。

2）掌抹法：以单手或双手掌面置于施术部位，以肘关节和肩关节为双重支点，前臂与上臂部协调用力，腕关节放松，做上下、左右直线往返或弧形曲线的抹动。

（2）要求及注意事项

1）操作时手指罗纹面或掌面要贴于施术部位的皮肤。

2）压力适中，不可过重或过轻。过轻则手法漂浮，过重则手法重滞。

3）抹动时，不宜带动深部组织。

（3）作用：指抹法多用于面部，掌抹法多用于腰背部和四肢部，具有醒脑明目、开窍镇静、活血散瘀的作用。

（4）适应证：主要用于治疗感冒、头痛、面瘫及肢体酸痛等病症以及面部黄褐斑、皱纹、面色晦暗等美容问题，是美容按摩的常用手法。

### （三）震颤类手法

**1. 抖法** 以双手握住患者肢体远端，做小幅度的上下连续抖动，称为抖法。

（1）动作要领：以双手握住患者上肢的腕部或下肢的踝部，将被抖动部位的肢体抬高一定的角度，一般上肢约60°，下肢约30°，上臂、前臂同时施力，做连续的、小幅度的、频率较快的上下抖动，被抖动的肢体、关节产生舒松感。

（2）要求及注意事项

1）抖上肢时，患者采用坐位或立位；抖下肢时，患者采用仰卧位。

2）被抖动的肢体自然伸直，使其肌肉处于最佳松弛状态。

3）抖动的幅度要小，频率要快。一般上肢抖动幅度应控制在2～3cm，频率约每分钟250次左右；下肢的抖动幅度可稍大，频率宜稍慢，约每分钟100次左右。

4）抖动时所产生的抖动波应由肢体远端传向近端。

5）操作时不可屏气。

6）有习惯性肩、肘、腕关节脱位者禁用。

（3）作用：抖法适用于四肢部，具有舒筋活络、通利关节、放松肌肉、缓解疲劳的作用。

（4）适应证：主要用于治疗肩周炎、颈椎病、髋部伤筋及疲劳性四肢酸痛等病症。

**2. 振法** 以掌或指在体表施以振动的方法，称为振法。分为掌振法与指振法两种。

（1）动作要领：以掌面或示指、中指罗纹面着力于施术部位或穴位上，注意力集中于掌或指部，前臂肌群做静止性用力，产生较快速的振动，使受术部位或穴位产生被振动感或温热感。

（2）要求及注意事项

1）注意力高度集中在掌指部，前臂及掌指部必须做静止性用力。所谓静止性用力，是将手部与前臂绷紧，但不做主动运动。

2）指掌部以自然压力为度，不要施加额外压力。

3）应有较高的振动频率，一般认为，振法的频率约在每分钟600～800次左右。

4）操作后术者易感疲乏、倦怠，要掌握好操作时间，不可过久运用，术后放松手臂。

（3）作用：掌振法适用于胸腹部、头顶部，指振法适用于全身各部，具有温中散寒、疏通经络的作用。

（4）适应证：主要用于治疗头痛、失眠、胃下垂、胃脘痛、咳嗽、气喘、腰痛、痛经、月经不调等病症。

### （四）挤压类手法

**1. 按法** 以指或掌按压体表，称按法。按法分为指按法和掌按法两种，并常与揉法结合运用，组成“按揉”复合手法。

（1）动作要领

1）指按法：以拇指罗纹面置于施术部位或穴位上，余四指张开，置于相应位置以支撑助力，腕关节悬屈约40°～60°。拇指主动用力，向下垂直按压。当按压力达到所需的力量后，要稍停片刻，即所谓的“按而留之”，然后松劲撤力，再做重复按压，使按压动作既平稳又有节奏性。

2）掌按法：以单手或双手掌面叠置于施术部位。以肩关节为支点，利用身体上半部的重量，通过上臂、前臂及腕关节传至手掌部，垂直向下按压，施力原则同指按法。

（2）要求及注意事项

1）用力宜由轻到重，稳而持续，有缓慢的节奏性。

2）按压的用力方向多为垂直向下或与受力面相垂直。

3）不可突施暴力。手法操作忌突发突止，暴起暴落，尤其掌按法。用力的原则是由轻而重，结束时则由重而轻。

4）术前一定要掌握好患者的骨质情况，诊断必须明确，以避免造成骨折。

5）按后可以施以揉法，按一揉三。

（3）作用：按法适用于全身经络和腧穴，具有疏通经络、放松肌肉、活血化瘀的作用。

（4）适应证：主要用于治疗头痛、腰背痛、下肢痛等各种痛症，以及风寒感冒、高血压、糖尿病、偏瘫等多种病症，是美容保健的常用手法。

**2. 点法** 以指端或屈曲的指间关节部着力于施术部位或穴位，称点法。分为指端点法、屈指点法两种。

（1）动作要领

1）拇指端点法：手握空拳，拇指伸直并紧靠于示指中节，以拇指端着力于施术部位或穴位上。前臂与拇指主动发力，进行持续点压。亦可采用拇指按法的手法形态，用拇指端进行持续点压。

2）屈指点法：屈拇指，以拇指指间关节背侧着力于施术部位或穴位，拇指端抵于示指中节桡侧缘以助力，进行点压；屈示指，其他手指相握，以示指第一指间关节突起部着力于施术部位或穴位上，进行点压。

（2）要求及注意事项

1）准确取穴，平稳施力，使刺激充分达到机体组织深部，从而获得手法治疗所特有的“得气”效果。

2）用力要由轻到重，结束时由重到轻，不可施用暴力或蛮力，不能突然发力，亦不可突然收力。

3）施力方向宜与受力面相垂直。

4）点后宜用揉法，以避免气血积聚或点法造成的局部软组织损伤。

5）对年老体弱、久病虚衰，尤其是心功能较弱的患者禁用点法。

（3）作用：点法接触面小，刺激强，易于取穴，适用于全身各部腧穴，点法具有较明显的通经止痛作用。

（4）适应证：主要用于治疗各种疼痛性疾病，也是放松肌肉、美容保健的常用手法。

**3. 捏法** 用拇指和其他手指在施术部位作对称性的挤压，称为捏法。捏法可单手操作，亦可双手同时操作。

（1）动作要领：用拇指和示指、中指指面，或拇指与其余四指指面夹住施术部位肢体或肌肤，相对用力挤压，随即放松，再挤压，再放松，重复挤压、放松的动作，并循序移动。

（2）要求及注意事项

1）施力时拇指与其余手指双方力量要均匀而柔和，动作要连贯而有节奏性。

2）操作时要用指面着力，而不可用指端着力。

（3）作用：捏法适用于颈项部、头部、四肢部，具有舒筋通络、行气活血、舒缓疲劳的作用。

（4）适应证：主要用于治疗颈椎病、疲劳性四肢酸痛等病症。

**4. 拿法** 以拇指与其余手指的罗纹面相对用力，提捏或揉捏肌肤或肢体，称为拿法。根据拇指与其他手指相配合数量的多寡而有三指拿法、五指拿法等。拿法可单手操作，亦可双手同时操作。

(1)动作要领:以拇指和其余手指的指面相对用力,捏住施术部位的肌肤或肢体,腕关节适度放松,进行轻重交替、连续不断地捏提与揉动。

(2)要求及注意事项

1)拿法操作中,捏、提中略有揉之动作,以捏法为基础,三者有机地结合操作。

2)用拇指和其余手指罗纹面着力,不可用指端内扣。

3)腕部放松,动作柔和、灵活、连贯,富于节奏感。

4)注意动作的协调性,不可死板僵硬。初习者不可强力久拿,以防腕部及手指的屈肌腱及腱鞘受伤。

(3)作用:拿法舒适自然,适合于颈项部、肩部、四肢部,具有松肌疏筋、活血行气、放松肌肉的作用。

(4)适应证:主要用于治疗颈椎病、肩周炎、肢体酸楚麻木,以及头痛、外感风寒等病症,是美容保健按摩的常用手法。

**5. 捻法** 用拇指、示指夹住治疗部位进行捏揉捻动,称为捻法。捻法一般为推拿辅助手法。

(1)动作要领:用拇指罗纹面与示指桡侧缘或罗纹面相对捏住施术部位,拇指与示指相向主动运动,稍用力做较快速的捏、揉捻动,如捻线状。

(2)要求及注意事项

1)拇指与示指的运动方向相反,做相向的捏揉。

2)操作时,捻动速度宜稍快,移动速度宜慢。

3)动作不能呆板、僵硬,要灵活连贯,柔和有力。

(3)作用:捻法主要适用于四肢小关节,具有理筋通络、滑利关节的作用。

(4)适应证:主要用于治疗指间关节扭伤、屈指肌腱腱鞘炎等病症,手指、足趾美容按摩常用此方法。

**(五)叩击类手法**

**1. 拍法** 用虚掌拍打体表,称拍法。拍法可单手操作,亦可双手同时操作。

(1)动作要领:五指并拢,掌指关节微屈,掌心空虚,腕关节适度放松,前臂主动运动,上下挥臂,平稳而有节奏地用虚掌拍打施术部位。用双掌拍打时,宜交替操作。

(2)要求及注意事项

1)拍击动作平稳,整个掌、指周边同时接触体表。力量不可偏移,否则易拍击皮肤而引起疼痛。

2)腕部适度放松,力量通过有一定放松度的腕关节传递到掌部,使刚劲化为柔和。

3)拍打操作时如直接接触皮肤,以皮肤轻度充血发红为度。

4)结核、严重的骨质疏松、骨肿瘤、冠心病患者禁用拍法。

(3)作用:拍法力可传至机体深部组织,适用于肩背部、腰骶部和下肢后部,具有舒筋通络、行气活血、疏散肌表、外宣邪气、缓解肌肉疲劳的功效。

(4)适应证:主要用于治疗腰背筋膜炎、腰椎间盘突出症、高血压、糖尿病等病症。此方法舒适放松,是美容舒缓按摩的常用手法。

**2. 击法** 用拳背、掌根、掌侧小鱼际或指尖等击打体表施术部位,称为击法。分为拳击法、掌击法、侧击法和指尖击法等。

(1)动作要领

1)拳击法:手握空拳,腕关节伸直,以肘关节为支点,前臂主动施力,用拳背节律性抨击施术部位。

2)掌击法:指掌部伸直,腕关节背伸,以肘关节为支点,前臂主动施力,用掌根部节律性击打施术部位。

3)侧击法:掌指部伸直,腕关节略背伸,以肘关节为支点,前臂主动施力,以小鱼际部为击打着力面节律性击打施术部位。侧击法一般两手同时,左右交替操作。

4)指击法:腕关节充分放松,前臂主动运动,以示、中、环和小指端或罗纹面为击打施术部位。

(2)要求及注意事项

1)击打时,用力要稳,要含力蓄劲,收发自如,力度因人、因病而异。

2)操作时动作要连续而有节奏感,快慢要适中。

3)击打时要有反弹感,一触及受术部位后即迅速弹起,不要停顿或拖拉。

4)严格掌握各种击法的适应部位和适应证。

5)避免暴力击打。

(3)作用:拳击法适于大椎、腰骶部,掌击法适于背部、腰部、肩部及四肢部,侧击法适于肩井部、脊柱两侧及下肢后侧部,指击法适用于头部。击法力量集中,具有舒筋通络、活血祛瘀、镇静安神、舒缓疲劳的作用。

(4)适应证:主要用于治疗肢体疼痛、麻木不仁、风湿痹痛、疲劳酸痛、肌肉萎缩等病症。

## 二 推拿美容常规操作方法

根据中医经络学说在局部或全身施以推拿按摩手法,具有平衡阴阳、疏通气血、补虚泻实、调理脏腑的功效,针对由于肝郁气滞、脾虚湿盛、肾气不足等因素导致的肥胖、黄褐斑、痤疮以及其他损容性疾病,有良好的治疗效果和保健作用。推拿按摩美容已成为中医美容的一项重要内容。

**1. 术前准备** 实施推拿美容技术时,要求环境安静而舒适,温度适宜,通风良好,干净整洁。按摩床、消毒浴巾、毛巾等用品齐备。

在按摩的过程中,应根据不同的皮肤和不同的按摩目的,选择适当的按摩介质以减少按摩时的摩擦力和皮肤的损伤。按摩介质可选择油剂、膏剂、水剂、粉剂、酊剂等剂型,其中以按摩油和按摩膏较为常用。根据按摩的目的,可将介质分为美容类和治疗类。美容类介质主要以凡士林、橄榄油等为主要成分,并可添加维生素 E、当归、芦荟等营养成分,起到润滑皮肤、保湿润肤以及营养美白的功效;治疗类介质常用葱姜水、滑石粉、麻油、冬青膏等,可增强手法疗效,提高治疗效果。

**2. 腹部按摩方法**

(1)美容功效:腹部有足阳明胃经、足太阴脾经、足少阴肾经、足厥阴肝经、任脉、冲脉等经脉循行,推拿腹部肌肉,按揉腹部穴位,可益气健脾、疏肝理气、调理冲任,治疗脾胃虚弱、肝郁气滞所导致的肥胖或消瘦、便秘、腹胀、面色萎黄、肌肤松弛以及肾气不足、冲任不合导致的女性月经失调等病症。

(2)适应证:主要用于治疗肥胖、消瘦、便秘、腹胀、腹痛、黄褐斑、痤疮、痛经、月经后期等。

(3)操作方法

1)请患者仰卧,暴露腹部,涂抹适量按摩膏或按摩油,并请患者腹部放松。

2)全掌摩腹部:左手手掌以顺时针方向摩腹部,每分钟15~20次,操作5~8分钟。顺时针操作为泻法,适用于便秘及减肥患者;逆时针操作为补法,适用于脾胃不足、体质瘦弱的患者。若需加强力度,可用双掌重叠摩腹部。

3)双手掌交替抹任脉:双手掌交替从剑突至肚脐抹任脉,要求动作柔和,有一定力度,反复操作3~5分钟。

4)轻拿腹直肌:双手拇指置于腹肌一侧,四指置于腹肌另一侧,自上而下,提拿腹肌30次。

5)推挤腹部肌肉:双手掌分别置于腹部两侧,四指并拢,拇指张开,同时向脐中推挤腹部肌肉。要求推挤有一定力度,以患者肌肉产生微痛为度。

6)点揉穴位:双手拇指同时点揉上脘、中脘,再以双手拇指同时点揉双侧天枢、大横,最后再点揉脐下的气海和关元。每个穴位点揉1分钟,以患者产生酸胀感为度。

7)按摩结束,用温热毛巾擦干腹部按摩油,并嘱患者立即穿好衣服。

8)按摩以20分钟为宜,2~3天1次,10次为一疗程。

**3. 背部按摩**

(1)美容功效:足太阳膀胱经、足少阳胆经和督脉等经脉循行于背部。膀胱经上分布有五脏俞和六腑俞,按摩膀胱经可调节脏腑功能。胆与肝相表里,推拿胆经可治疗肝气郁结所致的色素沉着、痤疮、面色晦暗以及情绪抑郁等。督脉为诸阳之海,肾中精气通过督脉上注于脑,推拿督脉可填补肾气、温阳补虚、清利头目、养发润肤。

(2)适应证:主要用于治疗由于脏腑功能失调导致的一系列损容性疾病,如痤疮、黄褐斑、脱发、肥胖等。

(3)操作方法

1)请患者俯卧,暴露背部,涂抹适量按摩膏或按摩油。

2)按揉背部。双手掌重叠按揉患者脊柱两侧第一、二条膀胱经,上下反复操作3~5遍。

3)衮脊柱两侧。掌衮脊柱两侧膀胱经2~3分钟。

4)拿、揉项部。一手扶患者枕部,另一手拇指指腹与示指、中指指腹或余四指相对,用三指或五指拿揉项部肌肉2~3分钟。

5)拇指点揉风池、风府穴,每穴1分钟。

6)拿肩井部。双手拇指和余四指同时捏住双侧肩部,拿揉肩部。

7)点揉肩背部穴位。双手拇指依次点揉肩井、肺俞、心俞、秉风、天宗等穴位,每穴1分钟,以患者产生酸胀感为度。

8)弹拨膀胱经。双手拇指指端相对,以双手拇指指腹同时自上而下弹拨患者足太阳膀胱经3~5次,如需增加力量,加大刺激,可用双手拇指重叠弹拨,拨后用掌根轻揉2遍。

9)指压腰背部穴位。双手拇指依次点揉脾俞、肝俞、肾俞、大肠俞、次髎等穴位,每穴1分钟,以患者产生酸胀感为度。

10)擦肾俞、命门。双手搓热,迅速以一手扶住患者,另一手放置于命门穴,快速横擦命门、肾俞1~2分钟,以患者腰部感到温热为宜。

11)掌推督脉。双手叠掌,从腰骶部向大椎穴部位推督脉,3~5遍,要求速度均匀、缓慢。

12)拍打背部。双手空拳或虚掌叩击、拍打患者背部、腰部,1~2分钟,腰部两侧叩击力量略轻。

13）按摩结束，用温热毛巾擦干背部按摩油，并嘱患者立即穿好衣服。

14）按摩以20～30分钟为宜，2～3天1次，10次为一疗程。

**4. 下肢部按摩**

（1）美容功效：下肢部分布有足少阴肾经、足厥阴肝经、足太阴脾经、足太阳膀胱经、足少阳胆经和足阳明胃经。脾主肌肉，开窍于口，与胃相表里，脾胃功能正常，可促进人体水谷精微的运化和水液的代谢；肝主疏泄，开窍于目，与胆相表里，肝胆相和，肝气舒畅，则气机条畅，目明神怡；肾主水，开窍于耳，其华在发，与膀胱相表里，肾气充足，则耳聪体健，肤润发黑。推拿足部六经，可治疗由于肝、脾、肾失调导致的肥胖、水肿、脱发、黄褐斑等多种损美损容性疾病，通过推、挤、按等手法，可以挤压皮下脂肪，使局部机械能转化为热能，促进脂肪分解消耗，增加血液循环，达到减肥及美腿塑形的目的。

（2）适应证：主要用于治疗肥胖、水肿、脱发、黑发早白、痤疮、黄褐斑等疾病。

（3）操作方法

1）请患者俯卧，暴露双下肢，涂抹适量按摩膏或按摩油。

2）拿揉下肢后侧：双手拇指与四指相对，依次拿揉患者的大腿后侧、小腿后侧肌群，时间3～5分钟。

3）㨰臀部及下肢后侧：以㨰法施于患者臀部、大腿及小腿后侧肌群，时间3～5分钟，力度均匀且有渗透性。

4）指压下肢后侧穴位：双手拇指重叠按压环跳、承扶、殷门穴，再以单手拇指按压委中、承山穴，先按压10秒，再按揉穴位，每穴操作1分钟，以患者产生酸胀感为宜。

5）拇指推经脉，点穴位。双手拇指交替直推足太阴脾经，并指压三阴交、阴陵泉穴；再以上法直推足少阳胆经，并指压阳陵泉穴。

6）拿揉昆仑、太溪。以一手拇指、示指指腹分别置于患者昆仑与太溪穴上，提拿揉捏2分钟。

7）㨰叩足底。以㨰法施于足底2～3分钟，再叩击足跟3～5遍。

8）请患者仰卧，暴露双下肢前面，涂抹适量按摩膏或按摩油。

9）掌推下肢前、内、外侧。以单手手掌自大腿根部髀关穴直推至足背，再分别自股内侧推至足弓、股骨大转子推至足外踝，各3～5遍。

10）拿揉下肢前部。双手拇指与四指相对，依次拿揉患者的大腿前侧、小腿前侧肌群3～5分钟。

11）指压下肢前侧穴位。以拇指按压血海、梁丘、足三里、三阴交等穴位，先按压10秒，再按揉穴位，每穴操作1分钟，以患者产生酸胀感为宜。

12）拇指推足背。一手托患者足部，另一手以拇指从远端至近端推足背趾骨间隙，分别指压太冲、行间、公孙穴，每趾骨间隙推5～8遍，指压并按揉穴位1分钟；再以拇指推足背，指压解溪穴，方法同前。

13）拔伸趾关节。一手托患者足部，另一手拇指、示指依次捻揉拇指至小趾，并拔伸趾关节。

14）活动踝关节，拉伸下肢。一手托住患者踝关节后部，一手握住足部，使踝关节做背伸、跖屈及环转运动，先顺时针，再逆时针各5圈。

15）按摩结束，用温热毛巾擦干下肢按摩油，并嘱患者立即穿好衣服。

16）按摩以30分钟为宜，2～3天1次，10次为一疗程。

**5. 注意事项**

(1)饥饿状态及饭后1小时不宜按摩。

(2)妊娠妇女、女性行经期间及产后不久禁止按摩。

(3)施术部位有肿瘤、骨折、炎症、溃疡、手术切口未愈合以及皮肤破损等禁止按摩。

(4)患有传染性疾病且未脱离传染期者、患有出血性疾病或有出血倾向者均不宜按摩。

(5)皮肤在湿疹、荨麻疹、银屑病、体癣等皮肤病发作期不宜按摩。

(6)按摩手法准确,力度适中。

## 第三节 中药外治美容技术

中药外治美容技术是指通过体表给药以治疗损容性疾病和修复损容性生理缺陷的技术。其方法是将中药制成不同的剂型施用于皮肤、黏膜、毛发等部位,药物的有效成分可直接在局部皮肤或黏膜产生作用,也可以通过药物的透皮吸收,发挥全身治疗或保健作用。

清·吴师机在《理瀹骈文》中说:"外治之理,即内治之理,外治之药,亦即内治之药,所异者法耳。"说明外治法的机制与内治法相同,治疗时也应遵循辨证论治的原则,对证施治。

### 一 中药外用制剂的选择与制备

**1. 洗剂** 洗剂是用于熏洗、外敷皮肤的中药制剂,分为溶液剂和混悬剂两种。

(1)溶液剂:将药物加水浸泡,煎熬制一定浓度,滤过药渣,所得药液即为溶液。溶液剂具有清洁皮肤、消肿止痒、清热解毒、收敛生肌、温阳通络、行气止痛的作用,用于熏洗、外敷或泡浴治疗,适用于皮肤疮疡初、中、后各期,渗出和脓性分泌物较多的急性皮肤病。常用的溶液剂有溻肿升麻汤、浅静脉炎洗剂等。现代美容保养中也常用溶液剂外敷或浸浴。

(2)混悬液:将中药研成细末,然后与水混合,一般含粉量为30%~50%,放置后不溶于水的中药沉淀于水底部,使用时需震荡摇匀。混悬剂具有燥湿止痒、清热解毒的作用,用于外洗患处,适用于皮肤丘疹、瘙痒、风团、抓痕等。常用的混悬液有三黄洗剂、颠倒散洗剂、炉甘石洗剂等。

使用洗剂应注意以下几点:①溶液易霉变,放置时间不能太长,如需保存,应将未用完的药液装入密封瓶并放入冰箱保存;②煎煮溶液用的容器最好为陶瓷制品,不宜用铁、钢等金属制品;③制备混悬剂时,应将中药粉末磨细,以免刺激皮肤;④如患者对所用中药过敏,应立即停止治疗。

**2. 粉剂** 粉剂,又称散剂,是各种中药研成的细末。根据制方规律将中药配伍成方,用时掺布于膏药或油膏上,也可直接掺布于皮损部位。粉剂具有保护皮肤、吸收渗液、干燥皮损、爽身香身和止痒的作用。

粉剂配置时,一般分为粉碎、过筛、混合和贮存四个步骤。

(1)粉碎:将单味中药或复方研成细末。

(2)过筛:植物类中药,宜过筛100目以上;矿物类中药,宜采用水飞法;含有油脂的中药,如桃仁、杏仁、胡麻仁等,宜采用串油法;香料或贵重药品,如麝香、樟脑、冰片等,宜另研后下。

(3)混合和贮存:将药物粉末混合后,以瓷瓶贮藏,塞紧瓶盖,以免香气走散。

粉剂适用于皮肤与黏膜无糜烂、无渗液性或渗出较少的炎症性皮肤病以及美容保健。使用时，可直接外扑或掺布于皮肤上，也可掺布于膏药或糊剂上使用，或用水、酒、植物油等基质调成糊剂外敷于皮肤，或与溶液混合做洗剂用。常用的粉剂有青黛散、桃花散、三七粉、红灵丹等。美容保健中，可根据皮肤特点、保养目的和配伍原则，自行配伍美容粉剂。

使用粉剂应注意以下几点：①粉剂粉末宜细，宜干；②将粉末掺布于皮肤上时，宜均匀且薄；③对所用中药过敏的皮肤或毛发丛生的部位，不宜使用粉剂。

**3. 软膏** 软膏是用药材粉末或药物提取液与适宜的基质混合，制成半固体的外用剂型。软膏剂含有一定量的水分或油分，可滋润干燥的皮肤；软膏剂中含有不同成分的基质，可软化皮肤角质，增加药物透皮吸收。

中药软膏剂的制作方法：

(1)将单味或复方中药研成200目以上的细末，或将中药提纯萃取成药液。

(2)选择基质与粉末或提取液混合，调制成均匀、细腻的半固体状膏体。常用的基质有植物油、动物油、凡士林、蜂蜜等。

软膏剂适用于结痂、皲裂、苔藓样变、结节、鳞屑、瘢痕疙瘩、斑块等慢性皮肤病皮损，或皮肤干燥、瘙痒以及皮肤美容保健。使用时可直接涂擦在皮损区，或涂布于纱布上敷贴于患处。

使用软膏剂应注意以下几点：①滋水较多、糜烂较重的皮损，不能使用软膏剂；②如皮肤所用中药软膏剂过敏，应停止使用。

**4. 硬膏** 硬膏，又称膏药或薄贴，是将中药熬制、浓缩、收膏后制成的剂型。硬膏具有固定患部、保护皮损、软坚散结、搜风止痒、护肤防裂的作用。

硬膏剂的制作方法是：

(1)将中药放在植物油中煎熬至枯。

(2)除去药渣，在油中加入黄丹、松香等再煎收膏。

(3)待膏药呈黯黑色后，摊涂于布或纸等材料上备用。

硬膏适用于肥厚性、角化性皮肤疾患，如银屑病、慢性湿疹、瘢痕疙瘩等皮肤病，以及外科疮疡、溃疡、跌打损伤。某些内科疾病口眼歪斜、风湿痹痛、胃痛、腹痛等也可使用硬膏剂外敷。使用硬膏剂应先清洁皮损，再视患部大小裁剪成合适的敷贴，贴紧皮肤，使之牢固不移。

使用硬膏剂应注意以下几点：①急性皮肤病和渗出性皮肤病，不能使用硬膏剂；②贴硬膏后若发现丘疹、红斑、水疱和瘙痒加重，应停用，并按急性皮炎处理；③硬膏贴后切忌时时揭开和随意更换。

**5. 酊剂** 酊剂是将单味或复方中药在乙醇溶液中浸泡制成的剂型。酊剂具有祛风杀虫、燥湿止痒、活血通络的作用。适用于各种慢性或瘙痒性皮肤病如银屑病、头部脂溢性皮炎等，或浅表真菌性皮肤病。

酊剂的制作方法简单，即将中药浸泡于75%乙醇溶液中，密封7～30天，滤过去渣即成。使用时用棉棒或毛笔蘸药液，直接外涂皮损区，每日可涂1～3次。

使用酊剂应注意以下几点：①急性炎症性皮肤病，破溃、糜烂之皮损处，头面、会阴部皮肤薄嫩处，不宜使用酊剂；②酊剂应盛于遮光密闭容器中，并在凉暗处保存。

**6. 涂膜剂** 涂膜剂是指用有机溶剂溶解成膜材料，再加入中药提取液或细粉制成的剂型。涂膜剂将皮损与外界隔离，可保护皮肤，保存皮肤水分，促进药物有效成分吸收。当剥离或洗去涂膜剂时，可将皮肤的污物带出，有清洁作用。

涂膜剂的制作方法：

(1)将成膜材料溶于有机溶剂或水，作为基质。

(2)加入中药的乙醇提取物,制成剥离性膜剂;或将中药粉末或萃取物加入淀粉中制成软膜。

涂膜剂适用于慢性、限局性、肥厚性、增生性、无渗出的皮肤病,如神经性皮炎、结节性痒疹、湿疹,以及皮肤美容保健。使用时用棉签或小刷涂布于皮损处或正常皮肤。治疗1~2日1次,美容保养可7日1次。

使用涂膜剂应注意以下几点:①对所使用的中药或基质过敏的皮肤或毛发丛生的部位,不宜使用涂膜剂;②涂膜剂保存必须避热、避火,以防有机溶剂挥发或燃烧。

【附】 中药美容常用外治法及常用方药

**1. 祛风止痒法** 痒是多种损容性皮肤病的一个重要自觉症状,多由于风、湿、热、虫等邪客于肌肤,引起皮肤气血不和所致瘙痒。常用祛风止痒药有防风、荆芥、苍耳子、蝉蜕、薄荷、冰片、苦参、地肤子、白鲜皮、蛇床子、羊蹄根、川椒等。

**2. 清热解毒法** 皮肤红、肿、热是热毒侵袭的症状,用寒凉的药物施于体表患处或局部,可以清解体内和局部蕴结热毒。常用清热解毒药有黄连、黄芩、黄柏、大黄、马齿苋、青黛、野菊花、金银花、生地榆、紫花地丁、大青叶、寒水石等。

**3. 养血润肤法** 皮肤瘙痒、干燥、粗糙、肥厚是慢性皮肤病的表现,多由于血虚风燥而致,用具养血润燥药制成软膏、面膜等外敷患处,可达到滋阴补血、濡养皮肤的目的。常用养血润肤药有当归、地黄、蜂蜜、松脂、杏仁、核桃、猪脂、羊脂等。

**4. 收湿法** 皮肤水疱、脓疱和渗液等皮损多由湿邪侵犯或内湿不化所致,用淡渗利湿药制成粉剂、洗剂施于体表患处,可达到除湿祛邪的目的。常用收湿药有苍术、黄柏、熟石膏、炉甘石、滑石、赤石脂、煅龙骨、煅牡蛎、五倍子、海螵蛸等。

**5. 腐肌蚀肤法** 具有腐蚀作用的外用制剂可用于疣目、黑痣、蟹足肿等病证。常用药有鸦胆子、乌梅、石灰、木鳖子等。

**6. 褪黑祛斑法** 临床上常用于色素沉着性病证或面部皮肤晦暗的具有祛斑作用的中药有白茯苓、白芍、白术、当归、白僵蚕、川芎、桃仁、红花、珍珠、防风等。

## 二 外敷疗法

中药外敷疗法是将中药制成膏、丹、丸、散、糊、饼、膜等剂型,外敷于腧穴或患处,通过皮肤、黏膜的吸收,达到治疗疾病的目的。外敷疗法是中医外治技术中应用最为广泛的治疗方法之一,外敷种类也较多,本部分介绍美容治疗中常用的湿敷法、敷贴法和面膜法。

### (一) 湿敷法

湿敷是用消毒纱布、毛巾或无纺布浸于药液中,再取出敷于患处的美容方法。湿敷法具有收湿止痒、清热解毒、消肿止痛、凉血活血的作用,适用于疮疡肿毒、水疱、丘疹等多种皮肤疾病。

**1. 术前准备** 消毒纱布、毛巾或无纺布若干,干净小盆一个,塑料浴盆套,塑料薄膜若干,中药药液。

**2. 操作方法**

(1)根据患者病情准备中药,将中药加入适量水,煮沸后文火熬制20~30分钟,然后将药渣滤出,留药液备用。

(2)根据皮损部位的不同,患者取坐位、站位或卧位。

(3)将中药药液调至适当的温度,再将药液倒入套有塑料浴盆套的小盆。

(4)根据皮损之情况,选用以下开放性湿敷或闭锁性湿敷,冷湿敷或热湿敷。

1)开放性湿敷:多用于冷湿敷,药液温度以10℃左右为宜,多针对热证、阳证;将消毒纱布叠至6~8层,浸透药液,然后取出稍加拧挤至不滴水为度,覆盖于患处,大小与病损相当,持续20~30分钟更换一次。寒性收引,冷湿敷对小血管有收缩作用,加之所用中药液的作用,可使渗出性皮损较快恢复正常。

2)闭锁性湿敷:闭锁性湿敷多用于热湿敷,药液温度可达40~50℃,多针对寒证阴证。将消毒毛巾叠至3~4层,浸透药液,然后取出稍加拧挤至不滴水为度,覆盖于患处,大小与病损相当,再将1块塑料薄膜扎上小孔,盖在毛巾上进行包扎,每隔2~3小时更换1次。热迫血行,热湿敷可使小血管扩张,加快血液循环,加之闭锁性湿敷使角质层含水量增多,均有利于皮损处对药物的吸收。

(5)取下湿敷之消毒纱布、无纺布或毛巾,外搽或掺撒外用药物。

(6)3~5次/日,直至皮损痊愈。

**3. 适应证**

(1)痤疮丘疹、脓疱、结节及囊肿性皮损。

(2)疮疡初起,红肿疼痛。

(3)皮肤与黏膜糜烂,浅表溃疡。

(4)皮肤干燥、瘙痒。

**4. 注意事项**

(1)浸渍时纱布、毛巾或无纺布一定要紧贴皮损。

(2)如皮肤湿敷后,出现红、肿、热、痛、瘙痒或原有症状加重,应停止所用湿敷。擦干原有中药药液后,再以纯净水冷敷20~30分钟,以症状减轻或消退为度。

### (二)穴位敷贴法

穴位敷贴法是将中药配伍后制成敷贴敷于穴位上,通过药物、腧穴和经络的共同作用来防治疾病的一种方法。此方法操作简便,疗效好,患者无疼痛感,易于接受。

**1. 常用中药准备**

(1)芳香通络药:麝香、珍珠粉、冰片、薄荷及六神丸等。

(2)辛香走窜药:细辛、白芥子、甘遂、巴豆、天南星、生姜、葱白、大蒜、米醋等。

(3)活血化瘀药:三棱、莪术等。

(4)新鲜植物药:仙人掌、丝瓜、丝瓜叶、菊花等。

(5)血肉有形药:白花蛇、全虫、蜈蚣、鳖甲等。

(6)基质:植物油或甘油。

**2. 操作方法**

(1)将配伍好的中药研成粉末,按一定比例混合均匀,加植物油或甘油调成膏状,制成大小约2cm×2cm、厚度约0.3cm的药帖。

(2)局部贴敷:若病变局部炎症突出,损害范围较小,可采用局部贴敷药物。

(3)全身贴敷:根据辨证论治,贴敷全身穴位,用胶布固定。一般选择3~5穴。

**3. 适应证** 临床各科内外诸疾均可使用。

**4. 注意事项**

(1)颜面部一般不宜贴敷刺激性药物、避免药物入眼。

(2)外用药物应注意妥善保存,严禁内服。

（3）如有用药过敏者，应立即停止贴敷。

（4）贴敷时间不宜过长，一般局部敷贴以24～48小时为宜，夏季或全身成人敷贴6～8小时，儿童敷贴2～4小时即可。

（5）妊娠妇女、幼儿避免贴敷刺激性强、毒性大的药物。

### （三）面膜法

面膜法是用单味或复方中药，通过合理配伍，制成一定的剂型敷于面部，发挥治疗疾病和美容养颜的作用。面膜法是面部美容的主要方法之一，具有清洁皮肤、保湿滋润、美白除皱的保养作用和清热解毒、祛风止痒、活血化瘀的治疗作用。此外，面膜形成和干燥时，产生的张力可使皮肤的紧张度增加，有助于减轻皱纹。

#### 1. 常用面膜类型

（1）粉状面膜：将中药研成粉剂，或中药粉末中加入淀粉、滑石粉、氧化锌、钛白粉、硅胶粉等成分。使用时取面膜粉用清水、蜂蜜、牛乳等调成糊状，涂敷于面部，水分干燥后即成膜，随后剥离或用水洗去。

（2）剥离面膜：多由涂膜剂、中药提取液、保湿剂、溶剂等组成。使用时可直接涂抹在面部，约10～20分钟可形成一层薄膜，随后剥离。

（3）石膏面膜：即倒模。主要成分为熟石膏，或添加有中药粉末。使用时需用水调和成糊状，再涂敷于面部。经过一段时间即固化，可将整张硬膜取下。

（4）湿敷面膜：将无纺布面膜纸浸于煎煮好的中药药液中，再湿敷于面部。此方法操作方便，配伍灵活，适用于多种损容性皮肤疾病。

#### 2. 器材准备

（1）调膜碗、不锈钢压舌板或面膜刷。

（2）消毒干棉片2块，消毒小面盆1个，消毒毛巾若干（用于包头等），无纺布若干（用于擦拭面膜或湿敷面膜），纱布1块（略大于面部轮廓），塑料薄膜。

（3）皮肤清洁剂。

#### 3. 操作程序

（1）请患者仰卧，进行面部清洁。皮肤美容保养可按照“面部皮肤护理基本操作”的要求进行清洁、按摩等步骤。

（2）敷面

1）粉状面膜：取6～10g面膜粉，用清水、茶水、中药液、蜂蜜、牛乳、果汁、蔬菜汁、蛋清等适量调成糊状；再用面膜刷将面膜糊涂于面部，约0.1cm厚。可将塑料薄膜剪成1块比患者面部略大的正方形，覆盖于面膜上，口鼻处的薄膜剪开。

2）剥离面膜：取10g左右面膜涂于面部额、颊、鼻、颏部位，再用面膜刷涂刷均匀。

3）石膏倒模：将干棉片纱布用水蘸湿，棉片敷于患者双眼，纱布敷于全脸（鼻孔处剪开）。取250g面膜放入调膜碗，加入温水100ml，用不锈钢压舌板迅速搅动，快速调成糊状匀浆，再将糊状面膜直接倒于患者面部纱布上，用压舌板将石膏糊迅速展开抹平，约0.5cm厚。

4）湿敷面膜：将蘸有药液的无纺布面膜纸敷于患者面部，再用手将面膜压紧于皮肤上。

（3）敷面时间约为20～30分钟。

（4）去除面膜，将皮肤擦拭干净，并涂抹润肤霜，或搽药。

（5）疗程：美容治疗1～2天1次，直至皮损痊愈；美容保健7天1次，可长期使用。

**4. 适应证** 面膜可用于治疗痤疮、脂溢性皮炎、黄褐斑、扁平疣等损容性皮肤疾病，也可用于补水保湿、美白祛斑、营养抗皱、紧致活肤等面部美容保养。

**5. 注意事项**

(1)对所用中药或基质过敏的患者,禁用面膜法。

(2)若敷膜过程中,皮肤出现灼热、疼痛等不适症状,应立即取下面膜,冷喷含有抗过敏成分的药液,缓解过敏症状。使用石膏倒模时,出现面部发热,但未出现皮肤刺痛,属正常现象,不需处理。

(3)未用完的石膏倒模不能倒入水池,以防石膏在水管中固化堵塞水管。

## 三 熏洗疗法

熏洗疗法是将中药加热煮沸后,利用产生的蒸汽熏蒸或用药液淋洗、浸浴全身或局部皮肤,以防病治病的一种外治方法。

【作用原理】 熏洗疗法是通过药物本身的功效和药液的温度作用于人体,使身体腠理疏通、毛窍开放,起到治疗疾病和美容保健的作用。

**1. 水浴的温热作用** 当药物煎汤乘热在皮肤和患部熏洗时,由于温热作用,可引起皮肤和患部毛细血管扩张,促进局部和周身血液循环及淋巴循环,使新陈代谢旺盛,改善局部组织营养和全身功能,调节机体的免疫状态,增强机体的抗病能力。此外,温水浴具有镇静、安神、止痒作用,使患者舒适。但温热的水浴对发作期的痤疮、湿疹、荨麻疹等热性的疾病有一定的刺激作用,治疗时应采用凉水浴。

**2. 药浴对皮肤的清洁作用** 水具有洗涤作用,可洗掉堵在皮表和毛孔的污物,使皮肤亮丽。使用含有磨料的浴剂时,通过适度摩擦,还可除去皮肤表面粗糙的老化角质层,使皮肤光滑洁白。污垢的去除可使毛孔通畅,利于皮肤的排泄和吸收功能,增强皮肤的代谢能力。皮肤经药浴液浸泡后,皮损处的渗出液、痂皮、鳞屑及污染物可被清除,有利于中药液对皮损的渗透。此外,浸浴可增加皮肤角质层的含水量,从而使皮肤润泽柔嫩,减少皱纹的产生。

**3. 药效的作用** 中药经过煎煮后,有效成分溶解于水中,通过熏蒸、淋洗或浸浴的方法,药物的有效成分可直接作用于体表,或经皮肤、黏膜、口鼻吸收进入体内发挥作用。主要的治疗作用有:

(1)祛风除湿,杀虫止痒:风、湿、虫、毒等邪浸淫皮肤,可引起皮肤干燥、瘙痒,使用荆芥、防风、桑白皮、苦参、蛇床子、百部、土槿皮等中药熏洗患部,可祛风止痒、杀虫解毒,治疗神经性皮炎、银屑病、慢性荨麻疹、体癣等引起的皮肤瘙痒。

(2)清热解毒,燥湿止痒:疮疡肿毒初起,湿热浸淫,皮肤出现丘疹、水疱、脓疱、糜烂等损害,使用黄连、黄柏、黄芩、紫花地丁、鱼腥草、金银花、连翘等中药熏洗患部,可清热燥湿,凉血解毒,抑制渗出,收敛生肌。

(3)疏通腠理,消肿生肌:疔、疮、痈、疽、疖等皮肤病易化脓感染,皮肤糜烂坏死,使用乳香、没药、血竭等中药熏洗患部,可清热解毒,消肿散瘀,促进局部炎症吸收或坏死组织脱落,祛腐生肌,加速创面愈合。

(4)温经散寒,活血化瘀,行气止痛:冻疮、雷诺病、血栓闭塞性脉管炎等疾病常因寒湿凝滞导致气滞血瘀,经络受阻,使用附子、桂枝、吴茱萸、当归、红花、桃仁、丹参、川芎、泽兰、木香等中药熏洗患部,可促进局部毛细血管扩张,改善局部微循环,起到温经散寒、活血化瘀、行气止痛的作用。

(5)活血润肤，祛斑除皱：皮肤干燥、晦暗、粗糙、皱纹是常见的美容问题，坚持使用桃仁、杏仁、当归、玫瑰花、菊花、麦冬、玉竹、白术、茯苓等中药熏洗面部，可活化面部组织细胞，促进血液循环，补充面部营养和水分，使面部健康滋润，细嫩白皙。

**4. 药液静脉压作用** 当全身浸浴时，静水压可以加强呼吸运动和气体代谢，可以压迫体表的血管和淋巴管，促进血液和淋巴液的回流，起到消肿减肥作用。

此外，当全身浸浴时，借助于水的浮力，肢体、关节易于活动，有助于对关节、肌肉粘连和僵硬性的疾病的治疗。此外，由于全身浸泡在药液中，药液对局部穴位、经络可产生刺激作用，并通过经络的调衡作用于全身。

【术前准备】

**1. 室内环境**

(1)室内备有取暖设备，使温度保持在20～25℃。

(2)室内良好的通风换气设备。

**2. 熏洗治疗器具的准备**

(1)浴盆：全身熏洗用。

(2)木桶：大木桶用于全身熏洗，小木桶用于四肢、手足浸洗或熏洗。

(3)面盆：通常选用家用搪瓷脸盆，用于头面部、四肢部熏洗及坐浴使用。

(4)坐浴盆：肛门及会阴部疾病坐浴熏洗用。

(5)小喷壶：淋洗患部用。

(6)火炉或电炉：煎煮中药用。

(7)砂锅或砂罐：煎煮药物用，也可用大搪瓷锅代替。

(8)小木凳、带孔木架、坐浴椅：熏洗时放置患肢或臀部坐浴用。

(9)布单、毯子或浴罩：用于熏洗时围盖盆、桶，以免蒸汽外泄。

(10)毛巾或浴巾：用于熏洗后擦干身体或患部。

(11)消毒纱布：蘸药液淋洗患部用。

(12)消毒换药器具：消毒干棉球、乙醇棉球、甲紫、消毒镊子、换药碗，以及常用的中药药膏、散剂等，作为熏洗后伤口换药用。

**3. 药液的备制**

(1)根据疾病的需要辨证论治，选择适合的中药，单方或复方均可。

(2)将中药放在砂锅或砂罐内，加水煮沸腾后，文火煎煮15～30分钟。

(3)过滤药渣，将药液倒入熏洗器具中。

【操作方法】

**1. 淋洗法**

(1)将药液乘热装入小喷壶内，不断淋洗患处，或用消毒纱布蘸取药汤连续淋洗患处。

(2)淋洗时，可用镊子持消毒棉球拭蘸皮损，将脓液或坏死组织淋洗干净。

(3)淋洗后可保留药液继续发挥作用，也可更换其他敷药。

**2. 全身浸浴法**

(1)全身浸浴患者应更换浴衣，并向其简单介绍中药全身浸浴的治疗原理、方法和注意事项。

(2)将浴盆套上塑料浴盆套，将药液倒入，并将温度调至36～45℃之间。

(3)全身浸浴患者脱去浴衣将头以下全身浸入药液中，每次浸10～30分钟，以出汗为度，嘱其缓慢浸洗并自行翻身。

(4)在浸浴过程中注意询问患者水温是否适当,若温度降低需及时添加热水。

(5)浸浴结束后,可用清水稍加冲洗,也可不冲洗,保留药物在皮肤上继续发挥作用,再用消毒浴巾或毛巾,将皮肤稍擦干。

(6)倒掉浴液,取下塑料盆套弃于垃圾桶,消毒浴巾或毛巾。

(7)疗程:全身浸浴1~2日1次,美容保健浸浴7~14日1次。

**3. 局部熏洗法**

(1)手熏洗法:将煎好的药液乘热倒入盆内,将手架于盆上,以毛巾或布单将手连盆口盖严,进行熏蒸。待药液温度降低至不烫手时,将患手或腕部与前臂浸于药液中清洗或浸泡。每次熏洗20~30分钟,每日1次或数次。

(2)面熏洗法:将煎好的药液倒入盆内,先将面部贴近脸盆,使蒸汽充分熏蒸面部,待水温降低至40℃以下,用药液反复洗面。每次熏洗10~15分钟,每日1次。

(3)坐熏洗法:又称为坐浴疗法,是将煎好的药液倒入盆内,放置于带空的木架上,患者暴露臀部坐于木架上进行熏蒸。待药液温度适宜后,拿掉木架,使患者肛门、会阴及臀部全部浸于盆中浸泡。每次熏洗20~30分钟,每日1次或数次。

【适应证】

1. 淋洗法适用于疖、痈破溃流脓或创伤感染、皮肤溃疡等,尤其是发生于腹部及腰部者。

2. 全身浸浴法适用于皮损广发的全身性皮肤病,如银屑病、皮肤瘙痒症、湿疹等;也适用于感冒、头痛、痹症、水肿、肥胖等内科疾病。

3. 手部熏洗适用于手部皮肤病如湿疹、癣、冻疮等,以及手及腕部骨关节病和外伤;面部熏洗适用于面部皮肤病如痤疮、脂溢性皮炎等,也可用于面部美容保健;坐浴适用于肛肠疾病、妇科及男科外阴部疾病。

【注意事项】

1. 冬季熏洗时应注意保暖,夏季要避风。全身浸浴后皮肤毛细血管扩张,血液循环旺盛,全身温热汗出,必须待汗干,穿好衣服后再外出,以免感受风寒,发生感冒等疾病。

2. 全身浸浴治疗时,应根据患者的病情,按照"寒者热之,热者寒之"的治疗原则,选择相应的温度。温度不可过热或过冷,一般热水浴为39~45℃,触水烫热,但能忍受;温水浴为37~38℃,触水不烫但热,与皮温相当;平温浴为34~36℃,触水稍温;凉水浴为25~33℃,触水觉凉即可。浸浴时间依药汤的温度而定,一般水温越高,时间越短。注意勿发汗太过,以免耗伤津液。

3. 局部熏洗治疗时如时间较久,药汤稍凉时,须再加热,这样持续温热的熏洗,才能收到良好的刺激。

4. 饭前、饭后半小时内不宜全身浸浴。饭前空腹,大量出汗后易发生虚脱;饭后浸浴,外周循环血量增加,内脏血液循环减少,影响消化。此外,过于劳累或大量饮酒后,均不宜全身浸浴。

5. 全身浸浴全过程应密切观察患者情况,若出现头晕、不适等症状,应停止浸浴,让其平卧于通风处或卧床休息。同时检测血压、呼吸、脉搏等生命体征。

6. 如熏洗无效或病情反而加重者,应停止熏洗,改用其他方法治疗。

7. 药液尽量当日使用,如需放置过夜,应放于冰箱中保存,以免药液变质,降低疗效,影响治疗效果,甚至发生不良反应。

8. 妇女妊娠期及月经期不宜全身浸浴和坐浴。

9. 对药液过敏者，禁用熏洗疗法。

10. 急性传染病、重症心脏病、高血压病等禁用熏洗法。

11. 对年老体弱患者，熏洗温度不宜过高，一般为33~35℃。

【附】 足浴

足浴，又称足部熏洗法，是用中药药液熏洗足部，以改善足部和全身的血液循环，治疗足部疾病，并起到全身保健作用的治疗方法。

【作用原理】

**1. 促进全身血液循环** 足部位于人体的最下端，距离心脏最远，故从心脏泵出的血液到达足部时，速度较缓慢，加上地心引力的影响，血液较易滞留于足部，使回心血量减少，久之对全身的血液循环有不良影响。所以全身血液循环障碍常最早表现在足部，而进行足浴时，流经足部的血液流速和流量都有所增加，故对改善足部和全身的血液循环均有益处。

**2. 足底反射区的作用** 全息生物学认为足部是个全息胚，它是人整体的一个缩影，当人脏腑或器官发生疾病后，可在足部的相应反射区出现异常表现，反射区的末梢循环发生障碍，可能会有一些代谢产物、钙盐、乳酸微晶体等物质沉积在此。足药浴时，温热及某些药物的走窜作用，以及足浴盆的振动作用，可对足部病理反射区产生刺激，反射性地使相应器官的疾病得到康复。

3. 足部分布着数十个腧穴，足浴液的温热、振动、药物的刺激作用，可通过腧穴循经入内起到调节作用。

【器材准备】

1. 足浴木桶，一次性无毒塑料盆套，消毒毛巾。

2. 足浴中药液。

【操作程序】

1. 将足浴盆套上塑料盆套，将药液倒入，并将温度调至所需。

2. 请就医者脱去鞋袜，将双足浸入药液中，浸泡20~30分钟。在浸浴过程中注意询问就医者水温是否适当，并及时调节温度。

3. 浸浴结束，用消毒毛巾将双足药液擦干。

4. 倒掉足浴液，取下塑料盆套弃于垃圾桶。

5. 有需要可继续对就医者进行足部按摩。

6. 疗程：治疗性足浴1日1次；美容保健性足浴7日1次。

【适应证】

**1. 足部皮肤疾病** 如足癣、湿疹、皲裂等。

**2. 各种损容性皮肤疾病** 如荨麻疹、湿疹、银屑病、神经性皮炎等，病程慢性，长期发作导致气血不足，淤血阻滞，均可使用足浴法。

**3. 各种内科、妇科疾病** 如失眠、头痛、腹胀、腹痛、痛经等，进行足浴疗法有良好的辅助治疗效果。

【注意事项】

1. 皮肤有伤口者，对药液过敏者，不宜足药浴。

2. 足药浴不能用冷水，水温应在35~43℃之间，水温低时应随时添加热水或加热药浴液。

# 第四节　传统保健美容技术

## 一　拔罐技术

拔罐技术是以罐为工具，借助燃火、抽气等方法，排除罐内空气，形成负压，使之吸附于腧穴或施术部位，使局部皮肤充血、淤血，以达到防治疾病目的的方法。

【基本原理】

拔罐法具有通经活络、行气活血、消肿止痛、祛风散寒等作用。现代研究证明拔罐具有负压和温热两种作用：负压作用可以增加局部组织的气体交换，并使局部组织毛细血管破裂或通透性增加，引起淤血，对机体产生良性刺激；温热的作用可以刺激毛细血管扩张，促进局部血液循环，加速新陈代谢，改善局部组织的营养状态。通过负压和温热两种作用的刺激，拔罐还对神经系统起到调节作用，通过皮肤感受器和血管感受器的反射途径传到中枢神经系统，从而产生反射性兴奋，调节大脑皮质的兴奋与抑制过程，使之趋于平衡。

【常用器具的选择】

罐的种类很多，目前常用的罐有以下4种：

**1. 玻璃罐**　采用耐用的玻璃加工而成，形如球状，罐口边缘微厚、平滑，且略向外翻，分大、中、小三种型号。优点是质地透明，使用时可以观察罐内皮肤充血、淤血程度，便于随时掌握情况。缺点是容易破碎。

**2. 竹罐**　用直径3～5cm坚固无损的竹子，制成6～10cm长的竹管，一端留节作底，另一端作罐口。用刀刮去青皮及内膜，打磨光滑，制成管壁厚度约为2～3mm，中间呈腰鼓型、管口平整的圆筒。竹罐的优点是取材容易，制作简便，轻巧价廉，不易摔碎，适于煎煮。缺点是容易燥裂、漏气，吸附力不大。

**3. 陶罐**　用陶土烧制而成，罐的两端较小，中间向外膨出，状如腰鼓，罐口光滑，罐底平整。其优点是吸附力大，缺点是质地较重，易于摔碎、损坏，且罐身不透明，难以观察罐内情况。

**4. 抽气罐**　抽气罐多用透明塑料制成，分为连体式和分体式。连体式抽气罐将罐身与抽气器连接为一体，采用双逆止阀产生负压；分体式抽气罐上面加置活塞，外接抽气装置，可用抽气唧筒、橡皮排气囊或电动抽气装置。抽气罐的优点是使用方便，吸着力强，可避免烫伤，又不易破碎。缺点是没有火罐的温热刺激作用。

【操作方法】

**1. 常用拔罐方法**

（1）火罐法：火罐法是利用火在罐内燃烧时产生的热力排出罐内空气，形成负压，使罐吸附在皮肤上的方法。具体有以下几种：

1）闪火法：用镊子夹住95%乙醇棉球，将乙醇棉球点燃后，在火罐内壁中段绕1～3圈后退出，迅速将罐扣在施术部位上。此法比较安全，是最常用的吸拔方法。但要注意不要沾太多乙醇，以免燃烧时火焰随乙醇流溢；火焰不宜在罐内停留过久，尤其是罐口，以免管口太热，烫伤皮肤。

2）投火法：用小纸条点燃后投入罐内，不等纸条烧完，迅速将罐扣在施术部位上，即可吸附在皮肤上。此法罐内有燃烧物，容易落下烫伤皮肤，适于侧面横拔。

3)贴棉法：用直径为2cm左右、厚薄适中的棉花片，浸少量95%乙醇，贴在罐内壁的中段或罐底，用火将乙醇棉片点燃，迅速扣在施术部位。此法多用于侧面拔，需注意棉花浸乙醇不宜过多，以防燃烧的乙醇滴下烫伤皮肤。

(2)煮罐法：煮罐法一般适用于竹罐。将竹罐倒置放在锅内，加水煮沸，然后用镊子夹住罐底，甩去沸水，并迅速用凉毛巾紧扪罐口，立即将罐口扣于施术部位，即能吸附在皮肤上。还可根据病情需要在锅中放入适量的药液，即称药罐法。

(3)抽气法：抽气法是先将抽气罐紧扣在施术部位，用抽气筒或其他抽气装置通过橡皮塞抽出罐内空气，使其产生负压，吸住皮肤。此法适用于任何部位拔罐。

**2. 拔罐运用方法**

(1)留罐法：留罐法，又称坐罐法，是将罐吸拔并留置于施术部位10～15分钟，然后将罐起下。此法是拔罐法最常用的一种方法，一般疾病均可应用，而且单罐、多罐皆可应用。

(2)走罐法：走罐法，又称推罐法，适宜于面积较大、肌肉丰厚部位，如脊背、腰臀、大腿等部位。选择口径较大的罐，最好使用玻璃罐，罐口要平滑，先在罐口或施术部位皮肤上涂一层凡士林等润滑剂，再将罐拔住，然后用右手握住罐子，上下往返推动。至所拔部位的皮肤红润、充血，甚或淤血时，将罐起下。

(3)闪罐法：闪罐法适用于局部皮肤麻木、疼痛或功能减退等疾患，尤其适用于不宜留罐的患者，如小儿、年轻女性的面部。方法是将罐拔住后，立即起下，如此反复多次地拔住起下，起下再拔住，至皮肤潮红、充血或淤血为止。

(4)刺血拔罐法：刺血拔罐法，又称刺络拔罐法，常规消毒应刺血和拔罐部位皮肤，用三棱针点刺出血或用皮肤针叩打后，再将火罐吸拔于点刺的部位，使之出血，加强刺血治疗的疗效。一般刺血后拔罐留置10～15分钟，多用于治疗丹毒、扭伤、乳痈、痤疮、神经性皮炎、皮肤瘙痒症、湿疹等疾病。

(5)留针拔罐法：留针拔罐法，简称针罐，是将针刺和拔罐相结合应用的方法。在针刺得气后留针，以针为中心，拔上火罐，留置5～10cm，然后起罐、起针。

**3. 起罐方法** 起罐时，用一手拿住火罐，另一手拇指或示指从罐口边缘轻轻按压，使气体进入罐内，即可将罐取下。若罐吸附过强时，切不可硬拔或旋转提拔，以免损伤皮肤。

【适应证】 拔罐法适应范围较为广泛，一般多用于风寒湿痹、腰背肩臂腿痛、关节痛、软组织闪挫扭伤及伤风感冒、头痛、咳嗽、哮喘、胃脘痛、呕吐、腹痛、泄泻、痛经、卒中偏瘫等。美容临床上，黄褐斑、痤疮、酒渣鼻、脂溢性皮炎、荨麻疹、神经性皮炎、瘙痒症、银屑病等损容性疾病可根据辨证论治采用留罐法或走罐法，3～4天1次，10次为一疗程，安全方便，效果理想，是健康的减肥方法。

【注意事项】

1. 敏感性皮肤、溃疡部位、水肿及心脏、大血管分布部位，均不宜拔罐。妊娠妇女的腹部、腰骶部禁止拔罐；高热、抽搐、痉挛患者不宜拔罐；面部五官、肌肉瘦削、骨骼凹凸不平及毛发多的部位，不宜拔罐。

2. 拔罐时要选择适当体位，以免患者移动体位，导致罐脱落。

3. 拔罐宜选择肌肉丰厚的部位，并根据所拔部位的面积大小而选择大小适宜的罐。

4. 操作时，动作必须迅速，确保罐吸附有力。

5. 刺络拔罐时，要避免刺伤动脉血管。

6. 留针拔罐时，应避免将针撞入深处，造成损伤，尤其胸背部均需慎重。

7. 用火罐时应注意勿灼伤或烫伤皮肤，留罐时间不宜过长，以免引起皮肤起疱。若因以上不当操作使皮肤起水疱时，小的无需处理，仅敷以消毒纱布，防止擦破即可；水疱较大时，用消毒针将水放出，涂以甲紫药水，或用消毒纱布包敷，以防感染。

8. 拔罐或走罐后，一般局部皮肤会呈潮红或青紫色，为正常现象，2～3 天会自行消退。如局部淤血严重者，不宜在原部位再拔罐。

9. 如遇晕罐现象，应立即起罐，患者卧床休息，片刻即可消除。

## 二 耳穴治疗技术

耳穴治疗技术是在耳郭穴位上用针刺或其他方法进行刺激，从而达到防治疾病目的的方法。其治疗范围广泛，操作方便。

【作用原理】 耳与人体的经络和脏腑都有着密切的关系。十二经脉都直接或间接上达于耳，手太阳、手足少阳、手阳明等经脉、经别都入耳中，足阳明、足太阳等经脉则分别上耳前、至耳上角，六阴经虽不直接入耳，但都通过经络与阳经相合，与耳相联系；耳与五脏的生理功能也息息相关，《厘正按摩要术》说："耳珠属肾，耳轮属脾，耳上轮属心，耳皮肉属肺，耳背玉楼属肝。"因此，耳穴治疗可以调节脏腑、疏通经络，调节气血的运行，有利于防病治病。

【常用器具的选择】

1. 毫针法一般选用 28～30 号粗细的 0.3～0.5 寸长的不锈钢针。

2. 埋针法选择皮内针。

3. 压丸所选材料主要为小颗粒状药籽，如王不留行籽、油菜籽、小米、绿豆、白芥子等，也可选用磁珠。临床现多用王不留行籽和磁珠。

4. 刺血法选择三棱针或手术刀片。

【耳针分类与操作方法】

**1. 毫针法** 毫针法是利用毫针针刺耳穴的治疗方法。操作程序如下：

(1) 定穴：选择耳穴或选用以探棒或耳穴探测仪所测得的敏感点。

(2) 消毒：行针刺之前耳穴必须严格消毒。先用 2.5% 碘酊消毒，再用 75% 的乙醇脱碘，待乙醇干后施术。

(3) 进针：左手拇指、示指固定耳郭，中指拖着针刺部的耳背，右手拇指、示指、中指持针，针刺耳穴或刺激点，用快速插入的速刺法或慢慢捻入的慢刺法进针均可。刺入深度应视患者耳郭局部的厚薄灵活掌握，一般刺入皮肤 2～3 分，达软骨后毫针直立不摇晃为准。刺入耳穴后，如局部感应强烈，患者症状往往有即刻减轻感；如局部无针感，可将针稍退出，但不退出皮外，然后调整针刺的方向、角度和深度。刺激强度和手法因病情、体质、证型、耐受度等综合考虑。

(4) 留针和出针：留针时间一般约 15～30 分钟，每隔 5～10 分钟运针一次可提高疗效。慢性病、疼痛性疾病留针时间适当延长，儿童、年老者不宜多留。出针时，医者左手托住耳郭，右手迅速将毫针垂直取出，再用干棉球压迫针孔，以免出血。

**2. 埋针法** 埋针法是将皮内针埋入耳穴以治疗疾病的方法。此法适用于疼痛性疾病和一些慢性疾病，能够起到持续刺激、巩固疗效和防止复发的作用。操作程序如下：

(1) 选择耳穴或刺激点，并严格消毒施术部位，方法同毫针法。

(2) 左手固耳郭，绷紧埋针处皮肤，右手用镊子挟住皮内针柄，轻轻刺入所选耳穴或刺激点，再用胶布固定。一般仅埋患侧耳郭，必要时可埋双侧。

(3)每天自行按压3次，每次留针3～5天，5次为一疗程。埋针处不宜淋湿、浸水，夏季埋针时间不宜过长，以免感染。

**3. 压丸法** 压丸法是在耳穴表面贴敷压丸刺激穴位的治疗方法。此方法既能持续刺激穴位，又安全无痛，无副作用，是替代埋针的一种简易方法，适用于老年人、儿童及惧痛的患者。操作程序如下：

(1)选择耳穴或刺激点，以75%乙醇消毒施术部位。

(2)先将王不留行籽或磁珠附在0.6cm×0.6cm大小胶布中央，再用镊子夹住胶布贴附在耳穴上，并按压。若无感觉，应调整贴附位置。

(3)每天自行按压3～5次，每次每穴按压30～60秒，3～5天更换一次，双耳交替。

**4. 刺血法** 刺血法是用三棱针或手术刀片在耳穴或耳背静脉处进行点刺、切割放血的一种治疗方法。适用于血瘀阻络、邪热炽盛以及肝阳上亢等所致的疾病，具有舒经通络、祛瘀生新、镇静泻热、泻火止痛的作用。操作方法如下：

(1)先按摩耳郭使其充血，在严格消毒施术部位，方法同毫针法。

(2)用三棱针点刺法快速刺入、退出，并轻轻挤压针孔周围，或用小手术刀片在耳背静脉处划割约1mm深，使出血数滴后，以干棉球压迫止血。

(3)一般隔日1次，5次为一疗程。

【适应证】 耳针术的适用范围广泛。对各种疼痛性病症如对头痛、偏头痛、三叉神经痛、肋间神经痛、带状疱疹、坐骨神经痛、扭伤、挫伤等有止痛的作用；对炎症性病症如对急性结膜炎、中耳炎、牙周炎、咽喉炎、扁桃体炎、腮腺炎、气管炎、肠炎、风湿性关节炎、面神经炎、等有一定的消炎止痛作用；对功能紊乱性疾病如对眩晕、心律不齐、高血压、肠功能紊乱、月经不调、遗尿、神经衰弱、癔症等具有良好的调节作用；对过敏与变态反应性疾病如过敏性鼻炎、哮喘、荨麻疹等有消炎、脱敏的作用；对内分泌代谢性疾病如甲状腺功能亢进、绝经期综合征等可以改善症状，减少药量；对各种慢性病如腰腿痛、肩周炎、消化不良、肢体麻木等可以改善症状，减轻痛苦。此外耳针疗法还可以用于针刺麻醉、妇科疾病，预防感冒、晕车、晕船以及处理输液反应。还可用于戒烟。

美容临床上常用于治疗肥胖症，耳针或磁珠治疗均可。选择主穴为饥点、脾、胃、三焦、神门。胃肠腑热型配肺、大肠；脾虚湿阻型配交感、皮质下；脾肾阳虚型配肾、内分泌；肝郁血瘀型配肝、内分泌。每次取4～5穴，每穴每天按压10次以上，留针3天，双耳交替，10次为一疗程。

【注意事项】

1. 严格消毒，防止感染。针刺后如针孔发红、肿胀应及时涂2.5%碘酊或抗菌消炎类药物，严重者加口服抗生素，防治化脓性软骨膜炎的发生。

2. 一般采用坐位，年老体弱、病重或神经紧张者宜采用卧位。

3. 有伤口和炎症部位禁针。

4. 有习惯性流产的妊娠妇女应禁针。

5. 患有严重器质性病变和伴有高度贫血者不宜针刺，对严重心脏病、高血压者不宜强刺激。

6. 对扭伤和有运动障碍的患者，进针后宜适当活动患部，有助于提高疗效。

7. 耳针治疗时应注意防止发生晕针，如有发生应及时处理。

## 三　穴位埋线技术

穴位埋线技术是将羊肠线或其他药线埋入腧穴皮下，通过羊肠线对腧穴及经络的持续刺激作用，防治疾病的方法。

【常用器具的选择】

**1. 埋线工具**

(1)埋线针：专用埋线针长约12～15cm，针尖呈三角形，底部有一缺口用以钩挂所埋之线。

(2)三角缝合针：为外科手术使用之缝合针，一般选用大号针。

(3)尖头手术刀片。

(4)改制腰椎穿刺针：选用9号、12号腰椎穿刺针。将针芯前端磨平，使其不易与线端缠黏；再将针管磨短，使针芯稍长于针管尖端1mm，并将针管尖端磨斜磨锐，利于进针。

(5)9号注射针头、一次性穴位埋线针具。

(6)其他用具：刀柄、持针器、注射器、剪刀、镊子、消毒纱布、消毒手套、消毒棉球、敷料、血管钳、洞巾。

**2. 羊肠线**　一般选用00号、0号、1号、2号羊肠线或000号、4/0号、3号、4号铬制羊肠线。剪成长短不一的线段，约1～4cm长。平时浸泡于75%乙醇溶液中，临用时用生理盐水泡软。

**3. 试剂**　0.5%～1%的盐酸普鲁卡因，甲紫，2.5%碘酊，75%乙醇。

【操作方法】

**1. 术前准备**

(1)选择消毒过或一次性的埋线工具及羊肠线。

(2)选择适合的患者体位，暴露埋线腧穴。

(3)医者消毒双手，使用无菌消毒手套。

(4)以0.5%～1%盐酸普鲁卡因作浸润麻醉。

(5)铺洞巾。

**2. 埋线方法**

(1)埋线针埋线法：剪取羊肠线约1cm长，套在专用埋线针尖缺口上，两端用血管钳夹住。右手持针，左手持钳，针尖缺口向下以15°～40°角刺入麻醉处皮肤，当针头缺口进入皮内后，左手即将血管钳松开，右手持续进针直至羊肠线头完全埋入皮下，再进针0.5cm，随后把针退出。用棉球或纱布压迫针孔片刻，再用纱布或创可贴敷盖保护创口。

(2)三角针埋线法：在距离腧穴两侧1～2cm处用甲紫标记进出针点。皮肤常规消毒后，在标记处用普鲁卡因做浸润麻醉。用持针器夹住带羊肠线的三角缝合针，从一侧标记点刺入，穿过腧穴下方的皮下组织或肌层，从对侧标记点穿出，捏起两针孔之间的皮肤，紧贴皮肤剪断两端线头，放松皮肤，使肠线完全埋入皮下组织。敷盖纱布3～5天。

(3)切开埋线法：在选定穴位上做浸润麻醉。用刀尖切开皮肤0.5～1.0cm，先将血管钳探至穴位深处，经过浅筋膜达到肌层探找敏感点，按摩数秒钟，休息1～2分钟，然后将0.5～1cm长的羊肠线4～5根埋于肌层内，不能埋在脂肪层或过浅，以防止不易吸收或感染；切口处用丝线缝合，盖上消毒纱布。5～7天后拆去丝线。

(4)穿刺针埋线法：剪取约1～2cm长羊肠线，放置在改良9号或12号腰椎穿刺针针管的前端，后接针芯，左手拇指、示指绷紧或捏起进针部位皮肤，右手持针，快速刺入皮肤一定深度，一般超过羊肠线0.5cm，并出现针感后，边推针芯，边退针管，将羊肠线埋入腧穴的皮下组织或肌层内。用消毒棉球压迫针孔片刻，再敷盖消毒纱布。

(5)注射埋线法：用9号注射针头做套管针，28号2寸毫针剪去针尖做针芯，将羊肠线1～1.5cm放入针头内。操作方法同穿刺针埋线法。此方法操作简便，是目前穴位埋线的常用方法。

(6)一次性埋线针法：将羊肠线或药线放入注射器中，左手拇指、示指撑开腧穴部位皮肤，另一只手将注射针头快速刺入穴位，得气后，将针头退出，且边推针芯边退针头，用干棉球按压针孔，再用消毒胶布或一次性创可贴封住针孔处。

**3. 埋线疗程** 一般20～30天埋线1次。每次可用1～3个穴位，注射埋线法和一次性埋线针法可埋8～10个穴位。两次埋线不可埋同一穴位。

【适应证】 穴位埋线技术临床多用于癫痫、卒中后遗症、慢性胃炎、近视、视神经萎缩、慢性哮喘等疾病，美容临床上常用于银屑病、白癜风、脂溢性皮炎等损容性疾病。

此外，损容性疾病、肥胖症对埋线技术治疗，效果较为满意。主要原因是埋线针较毫针针体粗，刺激量较大，可产生更强的针感；同时羊肠线留于穴位内，当机体活动时与机体组织产生相对运动，使患者产生酸胀感，犹如针刺，具有持久的穴位刺激作用；并且羊肠线在穴位内被缓慢吸收的过程中，作为异体蛋白会对机体产生持久的刺激，可改善局部代谢，并刺激脂肪加速分解。埋线后患者的经络、气血和脏腑功能得到调整，从而达到减肥的目的。现在多采用注射埋线法或一次性埋线针法，选用羊肠线或可吸收药线。选择主穴为中脘、天枢、大横、气海等。胃肠腑热型配穴下脘、曲池、上巨虚；脾虚湿阻型配穴丰隆、脾俞、关元；脾肾阳虚型配穴太溪、肾俞、三阴交；肝郁血瘀型配穴血海、太冲等。具体方法详见上文讲解。一般每次埋线8～10个穴位，2～3周埋线一次，3次为一疗程，每次埋线取不同穴位。

【注意事项】

1. 皮肤局部有感染或溃疡、肺结核活动期、骨结核、严重心脏病、糖尿病、高热者、妊娠期妇女、5岁以下儿童以及有晕针史患者禁止使用穴位埋线法。

2. 严格无菌操作，防止感染。

3. 用普鲁卡因做局部麻醉时，应先做皮试，阴性者可以使用，阳性者可用利多卡因。

4. 埋线多选取肌肉比较丰满部位的腧穴，以背腰部及腹部穴位最常用。羊肠线埋在皮下组织与肌肉之间为宜，不宜过深，以免伤及内脏、大血管和神经。

5. 羊肠线头不可暴露在皮肤外面。

6. 在一个穴位上多次埋线时，应偏离前次治疗的部位。

7. 三角针埋线时操作要轻、准，防止断针。

8. 剩余羊肠线，可浸泡在75%乙醇中，或用苯扎溴铵处理，临用时再用生理盐水浸泡。

9. 根据不同埋线方法的需要，嘱患者术后1～7天内保持埋线部位清洁，不宜浸渍，以免引起局部感染。

10. 若施术过程中就医者出现类似晕针反应，要立即停止施术，让其平卧，头部稍低，饮一杯温开水或糖水，重者可针刺人中、素髎、内关、足三里等穴。

11. 注意术后反应，有异常现象应及时处理。一般情况下，埋线1～5天内，局部出现红、肿、热、痛等无菌性炎症反应，或切口处有少量渗出液、患处局部温度升高持续3～7天等，属于正常反应,无需处理。少数患者可有全身反应,埋线后4~24小时内体温上升,一般约在38℃左右,局部无感染现象,一般不需处理,持续2~4天后体温可恢复正常。如患者在治疗后3~4天出现局部红肿、疼痛加剧,并伴有发热,应予局部热敷及抗感染处理;如患者对羊肠线过敏,出现局部红肿、瘙痒、发热等反应,甚至切口处脂肪液化,羊肠线溢出,应作抗过敏和抗感染处理;如发生神经损伤的功能障碍现象,应及时抽出羊肠线,并给予适当处理。

(周　典)

# 第十一章　芳香疗法

## 第一节　芳香疗法概述

芳香疗法(aromatherapy)是一种以预防、保健及调理为主的整体疗法。它利用花草、药草等植物的精华——芳香精油,以芳香疗法理论为指导,通过按摩、香薰、沐浴等方式,使芳香精油作用于人体,对人的生理和心理进行调整,使人在心灵、身体各方面获得助益,使身心恢复协调和平衡,消除疲惫感和忧郁、焦虑、烦闷、愤怒等不良情绪,达到一种身、心、灵皆舒畅的感觉。芳香疗法是一种自然、亲切的治疗系统,属于自然疗法的一种,也是世界盛行的另类疗法。

### 一　芳香疗法的作用

芳香疗法是利用纯天然植物精油的芳香气味和植物本身所具有的治愈能力,以特殊的按摩方法,经由嗅觉器官和皮肤的吸收,到达神经系统和血液循环,以帮助人身心获得舒缓和放松,减轻疼痛,强化免疫系统,提高抗病能力,并达到皮肤保养的目的和改善身体健康状况的功效,使人的身、心、灵三者达到平衡和统一。芳香精油有"植物激素"之称,进入人体后,也像人体的激素一样,对人体起到多种作用。

**1. 愉悦心情**　气味芬芳、自然的芳香经由嗅觉神经进入脑部后,可刺激大脑前叶分泌出内啡肽和脑啡肽两种活性物质,使精神呈现舒适、愉悦的状态。

**2. 镇痛减压**　一些特殊的治疗性按摩技巧,例如在某些固定的腧穴部位进行指压,会刺激受指压者脑内的内啡肽及脑啡肽增加,将人体原来的疼痛耐受阈值提升至100%以上;许多临床试验都证实,芳香疗法最重要的功能之一,就是借精油通过间接的刺激,促使身体释放一些纯天然的镇痛神经化学物质,在不吃药、不注射的前提下,达到镇痛减压的目的。

**3. 稳定情绪**　在进行芳香疗法的同时,纯天然芬多精(pythoncidere)透过口鼻路径,直接影响到脑内嗅觉区及边缘系统,在极短时间内唤醒人的记忆或知觉,使人建立积极的人生态度,增强人与人之间的沟通能力。芬多精存在于植物的根茎叶中,主要成分是有机含氮碱、有机酸等复合物,具有较强的杀菌力,同时还能增进人体的抵抗力。单个植物散发的芬多精,效应有限,而森林就会形成一个芬多精聚合场。人进入其中,如同沐浴一样,会产生整体的杀菌效果。人在森林里能吸收较多的芬多精,促进新陈代谢,使细胞恢复活力,让体内废物排出;可以刺激末梢神经,保持精力集中。芬多精的芳香气息具有安定心神的作用,可以去除焦虑与压力等。

因嗅觉与情绪是有关联的,所以不同的芳香气味会影响我们的情绪,根据各人的情绪、性格和体质，选择不同的芳香精油以达到调节身、心、灵的作用。有效的芳香疗法可以营造氛围、增强创造力和提升工作效率。

**4. 调节人体内环境** 精油可通过兴奋大脑中枢，通过神经调节方式控制腺体的分泌，改善内环境；精油还可以调节血液循环和淋巴循环，加速新陈代谢，改善细胞的生存环境，增加细胞的生存能力，提高机体免疫力。

**5. 杀菌作用** 很多外用的精油有直接杀灭细菌和病原微生物的作用。

## 二 芳香疗法的作用方式

理论上，芳香按摩的疗效来自于将精油与治疗性按摩互相结合、运用。精油的怡人芳香，可以通过视觉、触觉和嗅觉来刺激大脑皮质，启发思维，解除心理和精神上的压力，令人身心舒畅。而按摩时，透过中医经络属虚，通过指压和淋巴排毒的特殊按摩技巧，使精油渗透进入皮肤表层，一般来说3分钟渗透到表皮层，5分钟会渗透至真皮层，10分钟则渗透至血液与淋巴液中。约在20～60分钟即可经由血液循环流向全身，对人体系统产生极佳的疗效(图11-1)。香薰精油主要可通过液体、气体两种方式进入体内：

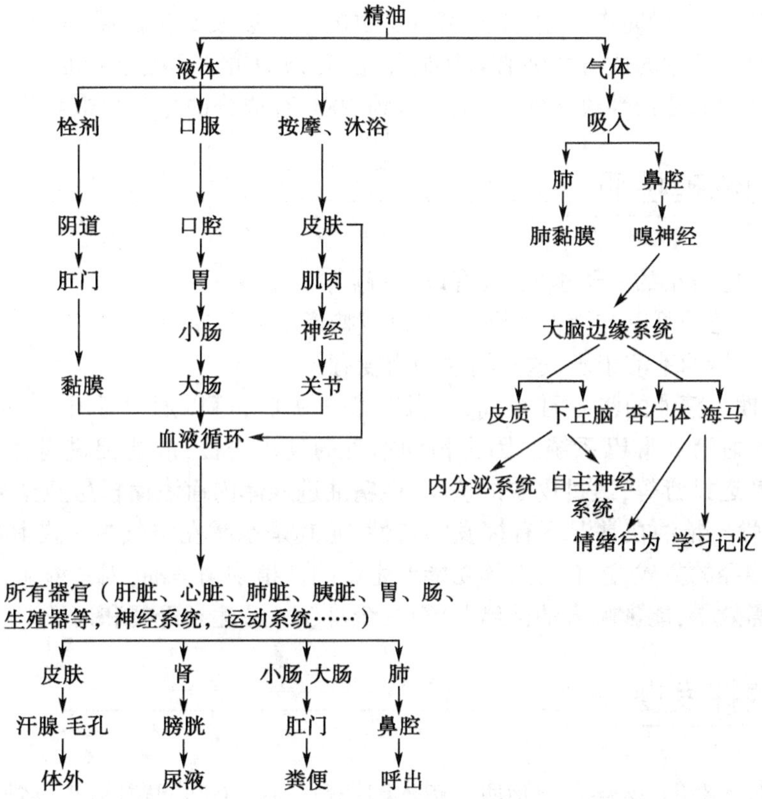


**图11-1 精油对人体的作用方式**

**1. 经嗅觉传达** 由鼻腔吸入进入大脑，空气中的精油分子会被带到鼻子最顶端的嗅觉细胞中，再透过嗅觉阀，到大脑嗅觉区，传输“香薰”的讯息。精油中的化学物质促发神经化学物质的释放，产生镇定、放松或兴奋的效果；精油也会进入肺部，经过气体交换，进入血液循环。

**2. 经皮吸收** 通过按摩的方式直接进入皮肤的毛孔，吸收进入皮肤内，随着血液的流动，精油停留在体内影响各个系统可达数小时、数天甚至数星期之久，依个人的体质和健康状况而定。

# 第二节 精 油

## 一 精油的概念

精油，又称为植物精华油、植物精油，是以特定种类植物，经过特殊的提炼方法，如蒸馏、冷压或油脂分离法等萃取的带有香味、具有挥发性的浓缩液。

精油是芳香疗法的灵魂，植物的各部分——根、茎、叶、花、果、种子等都有可能产生有香物质，精油就是从植物体内各个部位萃取出的芳香分子，具有很高的浓度。例如，玫瑰精油是由花瓣提取的，柑橘、柠檬、佛手柑等精油是由果皮提取的，薄荷精油是叶片的提取液，檀香精油是由木心提取的。

精油成分不只是植物代谢过程的产物，也是植物发展的重要因素。精油从植物中蒸发出来散发香气，其实是一种防御机制，用来抵抗昆虫的侵害以及细菌的感染，也可以使植物免受过度的冷热威胁。精油的成分之间有着协同作用，复杂的精油调配是精油的特点，是由精油的成分以及化学结构的复杂性决定的，目前已有约1000种成分的化合物未被分类、命名和纯化。

## 二 精油的物理性质

精油是由一些很小的分子组成，具有以下特点：

**1. 亲油性** 精油可以与植物油混合，调制成按摩油或营养油。

**2. 抗水性** 精油不溶于水，这与精油的密度有关。

**3. 高渗透性** 精油的渗透性很高，尤其是经皮吸收，可以通过毛孔，5分钟左右进入真皮，10分钟进入血液和淋巴系统。因为精油本身的高渗透性，故能促进身体功能，如细胞再生、肌肤杀菌、解乏排毒等，透过皮肤的按摩，使精油进入体内血液而输送至全身。

**4. 高挥发性** 精油在常温下有挥发的特性，尤其是暴露在空气中。借其挥发性，让香味经由刺激嗅觉神经的方式，进而对人体功能产生影响。植物精华油，因其浓缩，只需极少分量，便足以达到所需效果，能影响人的情绪及感觉，令身、心、灵达到舒畅和谐。

## 三 精油的挥发度

精油是一种天然的、易挥发的物质。跟人的性格一样，不同的精油，挥发性亦有不同，有些较活跃，有些较持久。但大致上可分成高、中、低三类：

**1. 高度精油**（快板精油） 挥发性高的精油，因挥发或蒸发速度较快，香气较刺激，渗透性也最强，疗效最佳，但是香味持续性最差，功能只可维持24小时左右，但它却能在最短时间内有效地发挥其功能及特性，如提升情绪及思考力。以柑橘或薄荷类的品种居多，如佛手柑、柠檬、欧薄荷、鼠尾草、紫苏、茶树、尤加利等。

**2. 中度精油**(中板精油) 中度挥发性的精油,挥发速度一般,香气比较均衡,香味能维持2~3天左右。此种精油促进新陈代谢,调节内脏器官、循环系统生理,令人感到平衡和谐。以花瓣类或香草类的品种居多,如玫瑰、熏衣草、豆蔻、甘菊、肉桂叶、天竺葵、百里香、杜松子、马乔莲、薄荷、迭迷香及大部分精油。

**3. 低度精油**(慢板精油) 挥发性低的精油,因它挥发或蒸发速度缓慢,超过一个星期依然不散,此类精油用于安抚神经、镇静、平和情绪及调节自律神经。给人一种大地般沉稳的感觉,适合冥想沉思时使用。以土质类或树脂类的品种居多,如广藿香、安息香、檀香、白芷根、杉木,柏树、广藿香、黑胡椒、肉桂等。

## 四 精油的疗效特性

1. 精油的疗效很集中,强度约为原形的70倍,例如,产出率为1.5%的熏衣草精油,每生产1kg需要的熏衣草66.66kg,其疗效集中度远高于中草药的原液。

2. 精油不滞留于体内,4~20小时后完全排出体外。精油可随血液与淋巴循环于全身,自然调节身体整体的平衡。

**3. 抗病毒性** 精油在原形植物栽种的过程中,不得施加任何农药,因此或多或少与生俱来的含有抗病毒、抗细菌、抗虫害的本质。

**4. 对皮肤的作用** 精油对皮肤有收敛、防皱、保湿、促进循环、防止感染的作用。

**5. 对细胞的作用** 精油可促进细胞的新陈代谢。

**6. 对嗅觉的作用** 透过嗅觉的扩散作用,可以安抚神经、调节情绪,对改善心理状况,平衡内分泌有良好的作用。

此外,精油使用方便,老少皆宜,只要选择适当,精油无副作用,无后遗症,是理想的美容、保健佳品。

## 五 精油分类

**1. 按精油的用途分类** 分为香料精油、工业用精油、食用精油、化学精油、药物精油和芳疗精油。其中又以芳疗精油与我们关系密切,制作严谨。萃取芳疗精油的植物必须是有机植物(栽种期间不添加农药和杀虫剂的植物),提炼的精油还必须通过有关测试,化学成分比例必须合乎标准值。所以有些精油闻起来虽然很香,若不符合标准值,充其量只是香油,严格地讲并不属于芳疗精油。

**2. 按精油的纯度分类**

(1)纯精油:百分之百纯天然植物精油,未经任何稀释的,分单油(单方)、复合油(复方)、基础油(底油)三种,价格昂贵。

1)单方精油(单油):是指单一种100%纯植物精油。可单独使用,也可供混合调配时使用,犹如未经配方的单味药。如熏衣草、檀香、玫瑰、迷迭香、马郁兰等,现在市面上已有上百个品种。

2)复方精油(复合油):多种精油调和而成的100%纯植物精油。是指几种单方精油已搭配好,可供立即使用的配方精油,一般均由研发厂商配制,也可根据各种不同精油的特性及化学性质，自行组合调配后制成，使用上较为方便，犹如配好药方的成药，如美白精油、减肥瘦身精油、淋巴排毒精油等。

3）基础油（base oil 或是 carrier oil）：也有人称之为媒介油或是基底油。基础油是取自植物的花朵、坚果或种子的油。可拿来当作基础油的植物油，必须是不会挥发且未经过化学提炼的植物油，芳香疗法使用的基础油是以冷压萃取得来，冷压萃取的植物油可以将植物中的矿物质、维生素、脂肪酸，保存良好不流失，具有优越的滋润滋养特质。例如：甜杏仁油、荷荷巴油、小麦胚芽油、月见草油等，这类油脂，是由基本的脂肪酸所组成，含有可溶于油脂的维生素 A、D 和 E，非常容易被皮肤吸收，同时还附带具有独特的保养效果。可借其稀释精油，并协助精油迅速被皮肤吸收，并起到延展、助滑作用。

（2）汽化精油（无火熏香精油）：用 90% 纯植物异丙醇、5% 纯精油中的单方精油和 5% 蒸馏水配制而成，价格适中。

（3）配制精油（化学精油）：用大量廉价的工业合成香料加少量纯精油配制而成，价格低廉。

**3. 按精油在芳香疗法中的使用方法分类**

（1）按摩用精油：已调和好的复方精油，可局部涂抹于皮肤或进行按摩。

（2）熏香用精油：多为配制精油，用熏香炉（灯）散发精油分子，通过呼吸道吸收，不能直接用在身体上。纯精油也可作为熏香用精油。

（3）沐浴用精油：通过特定配方调制，用于沐浴或泡澡。

（4）可口服精油：大都属于单方精油，可直接加入开水饮用或调入果糖、蜂蜜使用。但未经专业人员指导，一般不主张口服。

## 六 精油的化学成分

精油的化学成分非常复杂，一种精油是由 100 种以上的成分组成，有些甚至还要复杂 10 倍。每一种成分的含量各不相同，每项都有特别的性质和气味，多项物质共同作用，平衡功效，发挥和谐的作用。主要的化合物种类包括萜烯类、醇类、酯类、醛类、酸类等（表 11-1）。

**表 11-1 精油的化学成分**

| 种类 | 功效 | 代表精油 |
|---|---|---|
| 单萜烯 | 刺激黏膜，清阻塞，帮助消化；祛痰；止痛；杀灭致病菌，消毒；抗癌。 | 佛手柑（90%），茶树（50%），苦橙叶（60%） |
| 酯 | 抗炎，抗真菌；镇定中枢神经，平衡交感及副交感神经；抗痉挛，特别是骨骼肌及平滑肌。 | 快乐鼠尾草（60% ~80%），熏衣草（50%），佛手柑（35%） |
| 单萜醇 | 杀菌、抗病毒、抗感染；刺激血管收缩；滋补神经内分泌。 | 玫瑰（60%），天竺葵（60%），花梨木（80% ~95%） |
| 酚 | 杀菌，消毒，抗感染；刺激神经系统和免疫系统；提高血压和体温。 | 丁香（75% ~85%），肉桂皮（80%） |
| 酸 | 镇静，抗炎；保湿；软化皮肤角质。 | 依兰，天竺葵，香蜂草。 |
| 香豆素 | 镇定神经系统，助眠；抗淋巴水肿。 | 零陵香豆（50%） |

续表

| 种类 | 功效 | 代表精油 |
|---|---|---|
| 醚 | 抗病毒，抗炎；镇静痉挛；抗过敏，止痛。 | 龙艾(80%)，茴香(65%) |
| 氧化物 | 抗菌，抗炎；活化纤毛，祛痰，改善呼吸；刺激呼吸道及消化道的外分泌腺；刺激免疫系统。 | 尤加利(70%)，迷迭香(50%) |

## 七 精油的萃取方法

精油是从植物的不同部位萃取、提炼出来的，又被称为植物的“荷尔蒙”。精油的提炼成本很高，首先在植物的种植过程中就有严格的要求，要采用天然、有机的方式种植，不喷洒杀虫剂和其他化学原料，保持其优良的天然品质；其次，在萃取的过程中，产出率也非常低，如约3～5吨的玫瑰花瓣萃取1kg玫瑰精油，约200kg的新鲜熏衣草萃取1kg熏衣草精油。精油的萃取方式主要有蒸馏法、油脂分离法、冷压榨法、$CO_2$萃取法、水力萃取法。

**1. 水蒸气蒸馏法** 水蒸气蒸馏法最为古老，操作简单，成本低，也是最常用的萃取方法之一。将新鲜的或经干燥处理的芳香植物原料放到蒸馏器中，由下方加热送入蒸汽，让植物内的精油跟着蒸汽蒸发出来。含有精油的水蒸气经由导管收集冷却后，蒸汽会冷却成液体，再依照水与精油的比重、密度的差异而分离出来。剩下来的水分当中，或多或少都有些精油溶在里面，这就是所谓的花水，大部分精油是以此方法提炼出来的。

**2. 冷冻压缩法**(压榨法) 专门用来萃取贮藏在果皮部分的精油，如柑橘类的果实。萃取方式是在压碎果皮过程中加水，收集汁液后，经离心机将精油分离出来。

**3. 化学溶剂萃取法** 化学溶剂萃取法是树胶、树脂和花类精油的常用萃取方法。通常处理花朵的溶液是石油或石油精，用于树胶和树脂的溶剂则为丙酮。利用乙醇、醚、液态丁烷等溶剂，反复淋在欲萃取精油的植物上，再将含有香精油的溶剂分离解析，以低温蒸馏即可得到精油。这是最新的萃取方式，可用来取代油脂萃取法。

**4. 油脂分离法**(脂吸法) 脂吸法是花朵精油的昂贵的萃取方法。萃取方法利用的正是脂肪及油脂吸收并保留植物花朵中所含香油的能力。以油脂吸收植物香气较佳的部分，再经乙醇处理，并以机器搅拌，待乙醇蒸发后，留下的便是芳香精油。芳香疗法早期的“香膏”(也叫“香油膏”)就是通过这种方式提取出来的，后来经过深加工才萃取出“精油”。此方法非常麻烦，目前已不使用。

**5. 浸泡法** 浸泡法是最常用的萃取方法之一。将花朵浸泡在热油中，使植物中的精油释放出来，再用过滤法萃取即可。

**6. 二氧化碳萃取法** 又称为超临界$CO_2$萃取法，是一种20世纪80年代发展起来的高新技术，所萃取的精油品质近乎完美，价格也非常昂贵。萃取过程是利用压力和温度对超临界流体溶解能力的影响而进行的。在超临界状态下，将超临界流体与植物粉末接触，使其有选择性地把极性大小、沸点高低和分子量大小的成分依次萃取出来。

## 八 复方精油的调配

**1. 精油调配原则** 精油是浓度非常高的物质，很少使用纯精油，只有在缓解烧烫伤、刀伤、擦伤、蚊虫叮咬等问题时，才会使用少量纯的熏衣草或茶树精油。其他情况下，使用精油都必须经过基础油的稀释。

(1)精油必须使用油来稀释，如基础油，加入水中没有稀释效果。

(2)按摩精油的浓度约为3%。即100滴基础油中加入3滴精油。

(3)婴儿、儿童、妊娠妇女、老人和皮肤敏感的人，需要使用浓度更低的精油，浓度约为0.25%~1%。

(4)面部按摩只需要5ml的基础油，全身按摩也只需要10ml左右；泡澡中加入精油更要谨慎，因为精油不溶于水，量多易使皮肤过敏，一般6滴左右即可。

**2. 精油调配单位换算**

(1)1毫升(ml)=1cc=20滴

(2)1滴=0.05ml

(3)1茶匙(tsp)=5ml

(4)1汤匙(TBS)=3茶匙(tsp)=15ml

**3. 精油百分比** 精油百分比是指用基础油稀释后的单方精油百分比含量，通常不要超过3%。

(1)一般量稀释 单方精油在总量中的浓度为2.5%，基础油为97.5%，此稀释浓度适用于一般肌肤。计算公式为：基础油毫升数÷2=可添加单方精油总滴数。

(2)低量稀释 单方精油在总量中的浓度为1%，此稀释浓度适合敏感肌肤和妊娠期间妇女。计算公式为：基础油毫升数÷4=可添加单方精油总滴数。

(3)超低量稀释 单方精油在总量中的浓度为0.25%~0.5%，此稀释浓度适用于极敏感肌肤、儿童和婴儿，每10ml基础油仅添加1~2滴单方精油。

**4. 准备材料** 需要准备的物品主要有单方精油、基础油、有色玻璃瓶、玻璃量杯、玻璃调棒、小麦胚芽油(天然抗氧化剂)等。

**5. 调制复方精油的步骤**

(1)倒入N ml基础油于量杯内；

(2)再滴入N滴纯精油于量杯内；

(3)用玻璃调棒搅拌均匀已调和的精油(可再滴几滴小麦胚芽油抗氧化)；

(4)倒入有色玻璃瓶内储存或立即使用；

(5)贴上标签(标签写明所调的精油名称及日期)。

**6. 调配应用** 调配10ml 3%浓度的复方精油：

10ml×20滴=200滴

200滴×0.03=6(所加精油的滴数)

(1)稀释2.5%=在10ml基础油中加入5滴精油

(2)稀释2%=在10ml基础油中加入4滴精油

(3)稀释1%=在10ml基础油中加入2滴精油

**7. 注意事项**

(1)在调配复方精油之前，必须详细了解每一种精油的特性与化学性质。因为不同的精油在混合调制时，会产生协同作用或拮抗作用，直接影响到精油的功效。协同作用是指两种或两种以上的精油混合调制后，其某一方面的作用力增强，如熏衣草和香柠檬混合在一起时，香柠檬的镇静效果会增强；如果把柠檬和香柠檬相混合，则香柠檬的刺激、恢复精力的作用会更强。拮抗作用则相反,几种纯精油混合调制后,其作用力会降低或减弱一部分,甚至产生反作用力。因此,切忌随意调配。

(2)注意精油的挥发性在调制复方精油时的作用。精油是一种天然的、易挥发的物质。跟人的性格一样,不同的精油,挥发性亦有不同,有些较活跃,有些较持久。调和香薰油时,挥发性属中度的分量多一点也无妨,但若属高度或低度的,分量宜较少。而最适宜的复方精油配方,最好同时能包括有三种不同挥发度的精油。

## 第三节 芳香疗法按摩

按摩,是精油进入人体最重要的途径之一,也是通过皮肤进行治疗保健的常用方法。通过按摩,治疗师与患者之间进行互动和"沟通",使患者身心放松,呼吸平稳,进而达到疗愈身心病痛的目的。

### 一 治疗前的准备

**1. 环境要求**

(1)室内光线柔和,不直射受术者的眼睛。

(2)室温25℃左右。

(3)柔和的音乐。

**2. 治疗师的准备**

(1)指甲短而不利。

(2)不能佩戴饰物。

(3)穿着整洁、宽松、合适的衣服和鞋子。

(4)治疗师按摩前应做适当的放松运动。

(5)按摩接触客人身体前必须温暖双手。

**3. 器具准备**

(1)按摩床,高度以65~75cm为宜。

(2)大毛巾、小毛巾各2条。

(3)淋浴设备及泡浴木桶或浴缸。

(4)饮用水,按摩前后,患者应各饮一杯清洁的水。

(5)适宜的单方精油和基础油,并根据患者体质和治疗目的调配复方精油。一般按照3%的浓度稀释精油,使用5ml基础油,如甜杏仁油、荷荷巴油、葡萄籽油等,调匀备用。

### 二 芳香疗法按摩方法

**1. 背部按摩方法**

(1)治疗师立于患者腰侧,将调配好的精油轻按于背部,并均匀展开。

(2)双手掌同时从腰骶部推向肩部,按抚背部。

(3)双手掌置于背部中心,沿脊柱同时向上、下推,推至大椎和骶部,撑按。

(4)左手按大椎穴,右手从大椎推至腰骶,并撑按。
(5)双掌分别置于背部两侧,同时向脊柱推挤背部肌肉。
(6)双掌交替沿脊柱从腰骶部推至大椎,再分抹肩部。
(7)双手拇指交替沿一侧膀胱经从腰骶部推向肩部,再换对侧。
(8)治疗师立于患者头侧,双手掌从斜方肌直推抚至腰骶部。
(9)双手拇指交替推一侧肩胛边缘,再换对侧。
(10)双手掌向内按揉双侧肩胛窝。
(11)叠掌直推脊柱,从大椎至腰骶。
(12)双手掌向内按揉双侧冈下窝。
(13)治疗师立于患者腰侧,双手掌同时从骶部推向腰部,分抹至两侧。
(14)双侧掌根向内按揉环跳。
(15)拇指依次指压次髎、大肠俞、肾俞。
(16)叠掌按压腰部10秒钟。

**2. 下肢背面按摩方法**

(1)将精油轻按于下肢背面,并均匀展开。
(2)双手拇指从足跟到足趾按压足底。
(3)单手握拳滚足底。
(4)拇指和示指揉各个足趾,并向外拉扯。
(5)一手附于脚踝,另一手沿腓肠肌向上推至腘窝。
(6)双手拇指交替依次从外踝骨上方向上推至腓骨头下凹陷,沿小腿后正中线向上推至腘窝,再从内踝骨上方向上推至阴陵泉。
(7)双手拇指从下腿正中线向两侧同时分抹腓肠肌。
(8)一手附于腘窝,另一手沿大腿后侧肌肉向上推至大腿根部。
(9)从腘窝开始双手交替推挤大腿肌肉,向上至大腿根部,再向下,不断往返。
(10)双手掌按抚腿部,并拉伸腿部。

**3. 下肢正面按摩方法**

(1)将精油轻按于下肢正面,并均匀展开。
(2)双手掌同时上下按抚足底。
(3)双手拇指向上分推足底各趾趾间隙,点按涌泉穴。
(4)双手拇指向下分推足背各趾趾间隙,点按太冲穴。
(5)双手拇指交替分推解溪穴,双手拇指叠压解溪穴。
(6)一手附于脚踝,另一手沿小腿前正中线向上推至膝盖。
(7)双手拇指交替推小腿内、外侧两线(内侧指压三阴交,外侧指压阳陵泉)。
(8)一手将足微抬,另一只手用四指和拇指揉搓内外侧跟腱凹陷处;
(9)双手四指指腹由内向外交替打圈绕膝盖。
(10)一手附于膝盖,另一手沿大腿前侧肌肉向上推至腹股沟。
(11)从膝盖开始双手交替推挤大腿肌肉,向上推挤至大腿根部,再向下,不断往返。
(12)双手掌按抚腿部,并拉伸腿部。

**4. 腹部按摩方法**

(1)将精油轻按于腹部,并均匀展开。

(2)双手掌在腹部顺时针打圈。

(3)双手掌从剑突至肚脐交替抹腹部中线。

(4)双手交替推腹部边缘,四个部位顺序为:右侧肋弓、右侧髂前上棘、左侧髂前上棘、左侧肋弓。

(5)双掌分别置于腹部两侧,四指并拢,拇指张开,同时向脐中推挤腹部肌肉。

(6)右手按住左手,用四指从升结肠至横结肠打半圈,一圈结束后可以增大直径打圈。

(7)双手拇指依次指压以下穴位:上脘、中脘、下脘、天枢、大横、气海、关元、中极。

(8)双手掌同时提拉腹部肌肉,顺序可先左侧再右侧。

(9)叠掌按压脐中10秒钟。

**5. 上肢按摩方法**

(1)将精油轻按于上肢部,并均匀展开。

(2)一手附于患者手背,一手横掌上推至肩头,双手交替操作,上重下轻,反复数次。

(3)双手持患者手掌,拇指同时向外分抹手背。

(4)左手持患者手掌,右手拇指和示指轻揉各指掌指关节、指骨间关节,再用示指与中指的中节指骨拉伸各指。

(5)拇指依次指压以下穴位:合谷、阳池、劳宫。

(6)使患者手背朝上,治疗师双手掌交替推手臂,再使患者手心朝上,重复推手臂动作。

(7)一手附于患者手背,一手拇指从上臂至手腕揉手臂肌肉。

(8)双手拇指交替推手臂三经,依次为手太阴肺经、手少阴心经、手阳明大肠经。

(9)一手扶住前臂,一手与患者五指对握,环绕腕关节。

(10)双手持患者手掌向外拉伸。

以上每个动作反复操作3~5遍,要求动作要轻、慢、深、沉,且连续不间断,有节奏感,双手动作柔和,包裹并顺着身体曲线按摩,不能僵硬。治疗师要善于观察,能够"看见"患者的问题和需求,如发现肌肉紧绷、肿胀、淤血、节瘤及能量阻塞,以积极的、正面的、关爱的、放松的心态来按摩,做到"身、心、灵"的交流。

**【附】 芳疗按摩技法**

**1. 推抚法** 以手掌紧贴于皮肤,沿一定的方向缓慢推动,是一种温和并具有韵律感的手法,通常用在按摩及开始和结束的时候。力量大的推抚可促进血液循环,放松肌肉,促进细胞的新陈代谢;小力量的推抚可作用自主神经,放松、照顾内脏,并平衡内分泌。推抚法亦可用于展油。

**2. 揉握法** 以四指、大拇指及手掌协调"握住"需要按摩的部位,再以两手交替揉搓,对肩颈、小腿等肌肉紧张的部位具有很大的改善作用。本手法的作用主要有:①扩张血管,增加血流;②帮助血液及淋巴循环;③增加肌肉张力,弹性;④降低肌肉紧绷、酸痛;⑤预防组织纤维化。

**3. 指推法** 指推法适用于指压经络的区域,以大拇指为主,可作用于深层组织,因此相同区域不能持续20秒以上。作用主要有:①使局部皮肤发红,增加皮肤血流量;②分离乳酸;③降低疼痛;④刺激内脏反射区;⑤提高自愈能力,激励肌肉组织。

**4. 指压法** 以拇指和中指为主要着力点,按压面部和身体常用穴位,以达到疏通经络,深度放松的作用。要求指压用力较深,并且每次指压持续5秒钟以上。

## 三 注意事项

如患者有以下情况，不宜进行芳疗按摩：

1. 高血压、低血压、心脏病、甲亢、严重静脉曲张、癌症、肿瘤、AIDS 等疾病。
2. 极度疲劳、酒后神志不清、饥饿、饭前饭后 1 小时。
3. 体质虚弱的患者，如久病、年老体虚及儿童。
4. 疾病急性期，如气管炎急性发作、流感、发热等。
5. 有皮肤病或皮肤破损有感染者，如开发性伤口、皮肤炎症、晒伤、灼伤等。
6. 急性扭伤、拉伤、骨折、骨损伤等。

若以上情况不能确定时，亦不宜按摩。

（周　典）

# 第十二章 美容化妆术

美容化妆术(beauty makeup)是以各种技术手段,选用各类化妆品,通过一定的艺术处理,发扬人体观瞻部位的优点,弥补缺陷,美化人体形象的一门常用美容技术。它虽不属于医疗美容技术范围,但在日常生活中占有很重要的地位,应用十分广泛。特别是女性,无论处于何种社会阶层,生活中每时每刻都离不开它。

美容化妆术分为两种:即生活美容化妆与舞台影视艺术化妆。舞台影视化妆是根据角色的身份、个性及环境的需要而进行面部的艺术创造如:我国四大名著《三国演义》的一些代表人物中,忠肝义胆的关羽的形象是赤面长须,勇多谋少的猛将张飞则是豹头环眼。生活美容化妆则与之不同,人们在日常生活的各种场合,希望通过面部化妆来增添一些自身的风采。

## 第一节 基面化妆与点面化妆

基面化妆(basic face makeup)是指整个脸面的基本敷色,点面化妆(face make up point)是指眼睛、眉毛、睫毛、脸颊、下颌、额、唇等部位的化妆。从面部化妆的范围而论,有全面化妆、局部化妆和单点化妆三种。全面性化妆包括基面化妆和全部点面化妆;局部化妆是在基面化妆上作几项点面化妆,或者不进行基面化妆,只是对眼睛、脸颊、嘴唇等进行化妆;单点化妆只是选择某一部位作适当的淡妆。面部化妆的基本工作是基面化妆,而面部化妆的重点是眼睛、面颊和嘴唇等最引人注目的部位,其中尤以眼睛最为重要。

### 一 基面化妆

基面化妆的目的是遮盖或强化原来的皮肤色彩并使之细润光滑、明朗而有生气。基面化妆的主要工序是上粉底。粉底有象牙白色、浅肤色、深肤色等。其性质又分为粉型、乳液型、油脂型三种。基面化妆的具体步骤:

**1. 涂化妆水** 目的是防止脱妆,用棉球蘸化妆水向整个面部轻轻拍打,待干后上粉底霜。

**2. 上粉底霜** 用化妆海绵取粉底先在前额及鼻部薄涂一层,然后向面颊、颞颌、下颏等处抹开。颈部、耳后与面部颜色要处理好。

此外,应选用比基础色浅1~2度的粉底把高光区提亮,高光区没有边框线,过渡要自然。

### 二 粉底化妆调整脸型

应用粉底色调的变化可以在视觉上造成脸型改变的效果。

1. **圆脸化妆成方脸** 在额、颧骨处用较浅色粉底填明亮，颏下用比较深的粉底，使其轮廓清楚（图 12-1）。

2. **长方形脸化妆成圆脸** 在额的两边加圆弧形的深粉底，同时在下颌角抹上同样深色的粉底（图 12-2）。

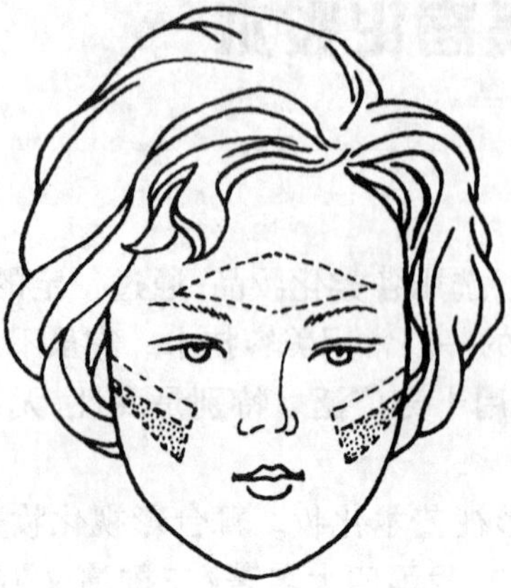

图 12-1 圆脸改方脸示意图

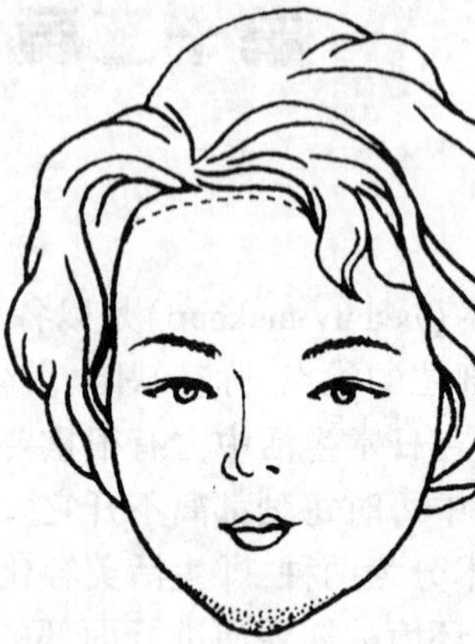

图 12-2 长方形脸改圆脸示意图

3. **菱形脸化妆成又圆又方的脸型** 可在额角和颧骨下涂淡色粉底以造成丰满的感觉，然后在颏底部用深色粉底，使脸型变得短而圆（图 12-3）。

4. **倒三角形脸化妆椭圆形脸** 额两侧抹上深色的粉底，以弱化两侧额角，在腮部用淡色粉底使该部位显得丰满（图 12-4）。

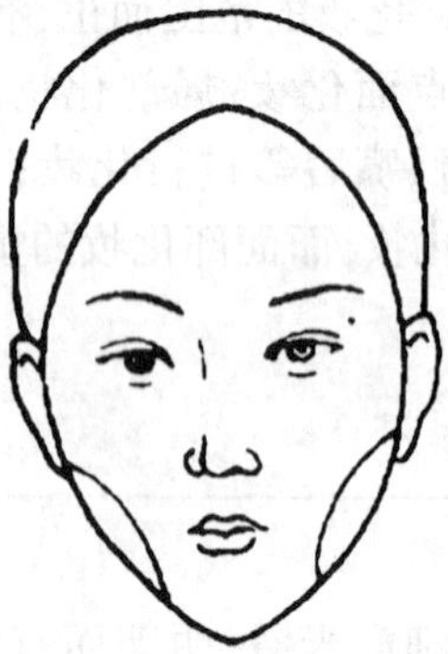

图 12-3 菱形脸改方脸示意图

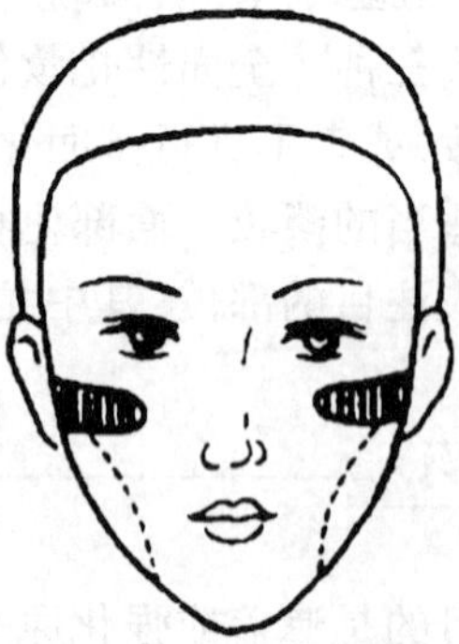

图 12-4 倒三角形脸改椭圆形脸示意图

以上几种调整脸型的方法现实生活中很少使用。一般只在新娘妆或影视妆中使用咖啡色修容粉饼，在脸型过于饱满部位（如上额角、下颌角）打上暗影，从视觉角度达到缩小脸型的效果即可。

## 三 利用抑制色弥补肤色缺陷

所谓抑制色，是指采用不同的颜色修饰各种不理想的肤色。例如脸颊有不自然的红色调，可采用绿色粉底作为抑制色。上粉底前，先用绿色涂在发红部位，然后再上粉底，可使皮肤呈现透明的白嫩感。

### 四 面部局部缺陷的粉底化妆

眼周的黑晕可用遮盖力强的粉底，从黑眼圈周围晕化开去将其遮盖，其上再扑一层散粉。如此可以有效地消除眼周黑晕。面部痤疮所致的凹陷性瘢痕，可以局部施用较厚的粉底以填充之。

### 五 扑化妆粉

扑粉的目的是为了让粉质吸收水分和油分，造成柔和细腻又有透明感的妆面，并防止脱妆。稍后，再用面刷轻轻扫掉多余的粉末。

## 第二节 面颊的化妆

面颊(cheek)亦称面脯，是流露真情实感的部位，随着外界刺激和情绪的起伏，面颊会产生明显的颜色变化。红润光滑的面颊，自古以来就是人们衡量貌美的重要标志之一。用面颊红来美化肌肤，修饰脸型，更能使女士气质更加娇艳。

### 一 面颊红在面部美容上的作用

**1. 表现皮肤的健康** 面颊部位毛细血管极为丰富，当身体健康，生理功能旺盛时，毛细血管循环良好而使面颊部呈现出微红色。当身体有病或营养不良，或过度疲劳时，生理功能的正常运转受到影响，反映在面部，则表现为皮肤橘黄、苍白、无光泽，颊部无红色。

**2. 起装饰作用** 在生活化妆中涂上面颊红，不仅能使整个面部精神起来，而且又能与唇红和服装色调协调、呼应。

**3. 起统一色调的作用** 人的面部结构有高低起伏，皮肤的色调也有许多微妙的变化，即使涂了粉底霜，也难达到理想效果。涂上面颊红，使明亮的红色成为一个统一的色调，削弱那些细微的凹凸及皱纹所形成的明暗对比。

**4. 矫正脸型** 脸型整体的形式感、色彩感及神采是由面部五官个别的形态、颜色与脸型轮廓有机结合的构成体，在面部涂上一块明显的红色，必然会产生新的形式或色彩结构。所以，面颊红常常为化妆师展示女士面颊的美感和神韵，并成为改变人脸型结构的一种手段。

### 二 面颊红化妆的基本位置

面部隆起的部位不适合抹腮红，一般腮红最高不超过眉梢延长线，最低不超过嘴角与耳垂的连线。

## 三 面颊红色彩的选定

面颊红的颜色一般以红色为主，有大红、粉红、橘红、棕红、桃红等，由于色彩的纯度不同，形成的鲜艳度也不同，纯度越高，色彩越鲜艳。根据年龄不同，面颊红色彩常有鲜艳、粉色与棕色等。

1. **色彩鲜艳**　适合儿童或性格活泼的人。如大红色、桃红色、紫红色。

2. **粉色系**　适合年轻人，大众化色。如粉红色、粉紫色、浅橘红色。

3. **棕色系**　适合性格稳重，代表成熟、性感、中老年人可以选用。

## 四 颊部化妆调整脸型

颊部化妆调整面部造型的技巧，是整体美容技巧中的一个局部。因此，只注意颊红化妆而没有其他部位化妆的紧密配合是达不到美容效果的，如果颊红涂得过宽，而其他部位如眉、眼、唇比例窄小，整个脸型就会比例失调。

1. **棕色颧骨宽大凸起者涂颊红的方法**　过分宽大凸起的颧骨使脸型显得宽而平，想依靠化妆来改变这种形态显然不现实，但可以用色彩造型来转移人们的视线，间接地减弱对宽大颧骨的印象。如果把颧骨内侧作为凸起的最高处，涂上面红色，就会在颧骨上形成一块新的色彩高光部位。由于色彩的高光和轮廓造型，使得颧骨部位更显突出。应绕开颧骨，采用月牙形刷染法，使色彩轮廓的部位转移，隐去了原来颧骨的位置，将人们的视线引向另一个重点。

2. **矫正长脸型的颊红涂法**　应用面红来矫正脸型的不足，是运用色彩的视觉引导而产生人们所喜欢的椭圆或近于椭圆的脸型的视觉错觉。长脸型的外观特征是宽度不足而长度有余。涂颊红时，选椭圆形刷染法，横向刷染均匀，刷向鼻翼两侧处。

3. **矫正圆脸型的颊红涂法**　圆脸形的要害在于脸宽，用面颊红来矫正，要设法缩减宽度视觉。颊红选扇形刷染法，脸侧面为重色区，有缩小脸型的效果。

注意：颊红刷染时手的力度要轻重适度，颜色不能结块。

# 第三节　眉的化妆

眉(eyebrow)是面部最有性格表征的部位。眉毛的形状会随着面部表情而改变，眉毛的颜色与形态，又影响着人的脸型与相貌。从美学的角度来看，眉好比是眼睛的框架，好比一幅美术作品必须安装在画框内才能完善一样，眉可以补充或强调眼睛的形状。不仅如此，它还对整个面部起到衬托作用，直接调整脸型，增加美容的风格和情趣。

在我国美容史上最突出的应当是画眉，画眉是面部化妆中的点睛之笔；当然，不成功的画眉则会严重破坏面部的美容。

## 一 画眉的标准位置

眉起自眼眶内上角，沿着眶上缘至外上角止。眉的内端称为眉头，近于直线状，外端称为眉梢，略呈弧线状，弧线的最高点称为眉峰，眉峰的明显程度与形状因年龄、性别等因素而产生区别。眉头的标准位置是在眼内眦上方略靠内，两条眉头之间的距离与两侧内眦距离略相等。眉峰应在眉梢到眉头距离的1/3处，在眼外眦的正上方；眉梢微微倾斜向下，其末端与眉头大致在同一水平线上，并且在鼻翼与眼外眦连线的延长线上。

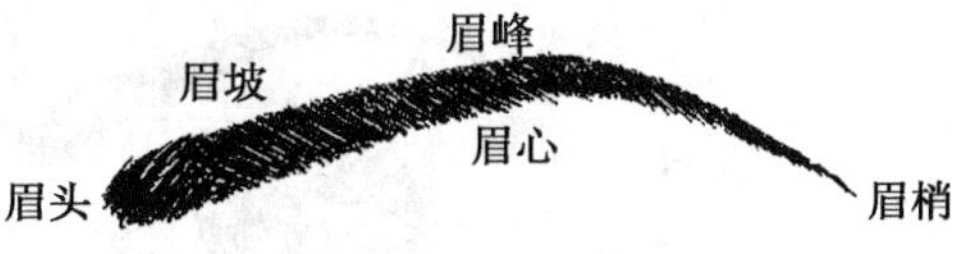

图12-5 完整眉型示意图

完整的眉型由眉头、眉峰、眉梢、眉腰、眉心构成(图12-5)。

## 二 眉型分类

1. **水平眉**(horizontal eyebrow) 眉型较粗，眉峰不明显。自然，感觉恬静贤淑。有缩短脸型的效果(图12-6)。

图12-6 水平眉示意图

2. **标准眉**(standard eyebrow) 大众化眉型，除儿童外，一般脸型都比较适合(图12-7)。

图12-7 标准眉示意图

3. **高挑眉**(high eyebrow) 眉峰较高，眉型显细。显妩媚，过分上挑会怒形于色。有拉长脸形的效果(图12-8)。

图12-8 高挑眉示意图

4. **弧形眉**(eyebrow arc) 又称柳叶眉，眉峰圆滑呈弧形，具有古典气质(图12-9)。

图12-9 弧形眉示意图

## 三 眉的化妆技法

1. **眉头** 位于眼内眦上方略靠内，眉头之间标准宽度刚好为一只眼的距离。眉头太靠拢，给人严肃、不开朗、心胸狭隘的印象，应将其做适当的修剪。眉头间的距离过宽，会显得有些傻气(图12-10)。

2. **眉峰** 眉峰高低，定脸型长短。眉峰距离越宽，显得眉峰越高、额部及整个脸型偏大。

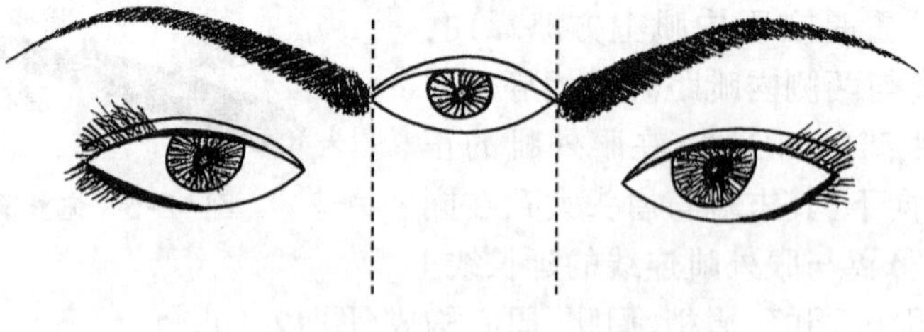

图 12-10　眉头眉峰示意图

**3. 眉梢**　又称眉尾或眉尖，眉梢高低在整个眉毛最高点与最低点之间变化。如眉梢高，眼神强烈，适合外眼角下垂的人。而眉梢低弯些，眼神柔和，则适合外眼角上提的人（图 12-11）。

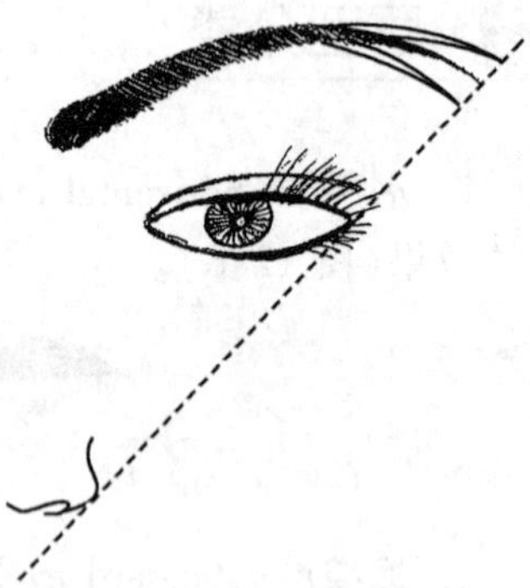

图 12-11　眉梢示意图

**4. 修眉、描眉注意事项**　①设计好的眉型不要随意改动；②任何情况下，最好不要离开原有眉型位置修饰眉型；③对过长或翘起的眉毛，可剪去或拔掉，亦可用粘贴假睫毛的胶水理顺；④化妆时要先画眼妆，再描眉，以达到协调性；画眉要强调立体感；⑤设计眉型要考虑脸型、年龄、个性及场合；⑥眉头部分采用眉刷刷染法，颜色宜淡而自然；⑦描画纹刺过的不理想眉型，应先将眉毛剃除，只留眉头，然后用遮瑕膏进行遮盖后再描画。

## 第四节　眼的化妆

眼睛是面部最重要的器官，除了具有视觉功能和传达情感外，眼睛的结构比例及外形特征直接影响着容貌的美丑。眼睛的外形与人种、遗传有密切关系，每个人的眼睛都与他人不同，很难说哪种眼睛漂亮不漂亮。因为眼睛的形象只有与脸型和五官中的其他器官协调一致，比例匀称，才能产生美感。眼睛的化妆即从整体协调的原则出发，并根据本民族的审美取向，通过人工的美容技巧来弥补、完善眼睛的艺术造型，使眼睛增添美的魅力。

### 一　画眼线

画眼线的目的是为了让眼睑边缘清晰，并由于睑缘的加深而形成与眼部巩膜的黑白对比分明，增加眼睛的光彩和亮度。画眼线是美容化妆的重要步骤之一，是眼睛化妆难度较大的部分。画眼线的化妆品一般分为三种：一种是眼线笔；一种是液体眼线液；一种是油性眼线油脂。

眼线的描画部位在眼睑边缘的睫毛根部。描画时，执笔的手需平稳，不可抖动。一般而言，上眼线中间深，两头淡且逐渐消失；下眼线由外眼角向内眼角逐渐消失于眼底 1/2 处。

### 二　画眼影

眼影是眼睛美容的主要部分。它具有表现眼部的个性美和体现眼部各种表情的魅力，可加强眼部凹凸部位对比，改善眼睛形状，使眼睛更加光彩，可调整眉与眼之间的距离，使眼部与妆容更加妩媚动人。

画眼妆应注意眼影与身体外表其他因素的色彩关系，如眼影与皮肤、服装的相互搭配以及眼影的色彩和时代的流行色、风俗习惯及气候相适应。

### （一）眼影色的种类

主要包括眼影色、眼明色和眼艳色。

**1. 眼影色** 其功能是使眼睛某些不为表现的部位表现出来，显得健康、亮丽，东方女性多显得温柔含蓄，一般都是暗色，如暗灰、深褐、深蓝、深棕等。

**2. 眼明色** 其功能主要是造成面部某些部位突出、隆起的感觉，它和眼影色相互配合好，就能使眼有立体感。眼明色多为亮色，如白色、灰白色、米色、加荧光的颜色等。

**3. 眼艳色** 即多种色彩的装饰性眼影，包括了眼影色、眼明色以及相互之间的协调作用。

### （二）眼影的化妆方法

**1. 上眼影的部位** ①涂于眼睑沟内：在眼睑沟内涂上深色眼影，有扩大和强调眼睛轮廓的效果。涂上浅色眼影，则双眼皮的形象更加明确，显得自然和谐。②涂于眼睑：从上眼睑缘至眉毛下缘涂深色眼影，逐渐过渡到眉毛下沿，由深到浅，强调了眉眼部分的凹凸结构，也可使眼睛显得饱满。③涂于眼角：在内眼角涂深色眼影，能与鼻侧影自然融合，加强鼻梁的挺直。在外眼角涂上深色眼影，可使眼睛结构清晰明确，更加迷人。

**2. 单色眼影** ①淡红色：用柔和的淡红色眼影，可以强调眼睛的明净和可爱；如用面红色作眼影，则面部色调统一协调；②紫色：具有神秘感，可增添眼睛的妩媚；③蓝色：蓝色可体现沉静、幽雅；④棕色：容易使肤色协调，显得大方、自然；⑤灰色：灰色表现沉着、大方；⑥绿色：特定环境下，绿色眼影可以表现年轻、有朝气，充满清新之感；⑦黄色：可以作为明亮色来表现结构，或作为一种装饰色。

**3. 双色眼影** ①表现结构的涂法：用阴影色和明亮色搭配，可以强调眼睛的结构，突出其立体感。在需要有凹陷的部位涂眼影色，在希望显凸的部位涂眼明色。这两种颜色的配合，可用同种色，如用深棕色作眼影色，淡米色作为明亮色；也可用邻近色进行搭配，如用蓝紫色作为眼影色，淡玫瑰红色作为眼明色等。②装饰性眼影涂法：眼影仅仅作为装饰，就有较大的自由度，可以根据化妆的类型、风格、环境、灯光、服饰来进行色彩组合。化淡妆时，适宜用同种色搭配或邻近色搭配，而且两种颜色要自然衔接，力求柔和。化舞台装或新潮妆时，除可用同种色或邻近色搭配外，也可用对比色搭配。

**4. 上眼影的方法**

（1）纵向晕染法：着重外眼角颜色，眼球突起高光区用淡色，外眼角用深色逐渐消失于眼窝，两色形成鲜明对比，才能体现眼睛立体感。如图 12-12 所示：Ⅰ区：高光区，浅色系；Ⅱ区：深色区，深色系；Ⅲ区：高光区，高光粉。

（2）横向晕染法：采用横向刷染，中间为重色区，向周围晕散开。如图 12-13 所示：Ⅰ区：浅色区，根据深色区选协调浅色；Ⅱ区：深色区，根据服装选色；Ⅲ区：高光区，高光粉。

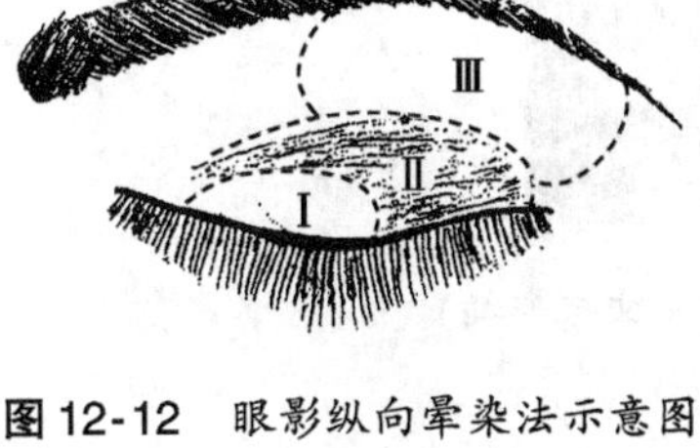


**图 12-12　眼影纵向晕染法示意图**

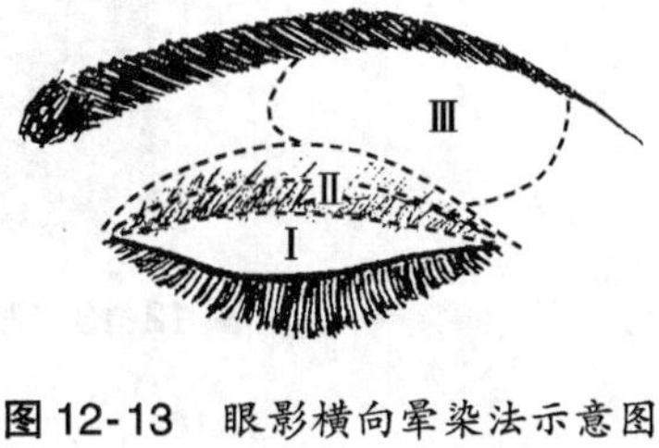


**图 12-13　眼影横向晕染法示意图**

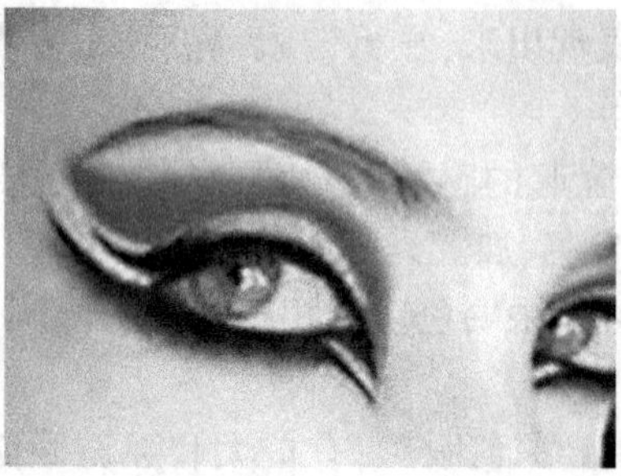

图 12-12　眼影纵向晕染法(1)(见文末彩插)

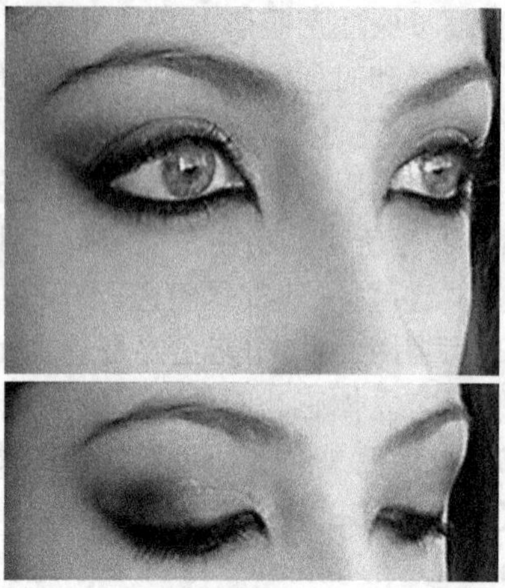

图 12-12　眼影纵向晕染法(2)(见文末彩插)

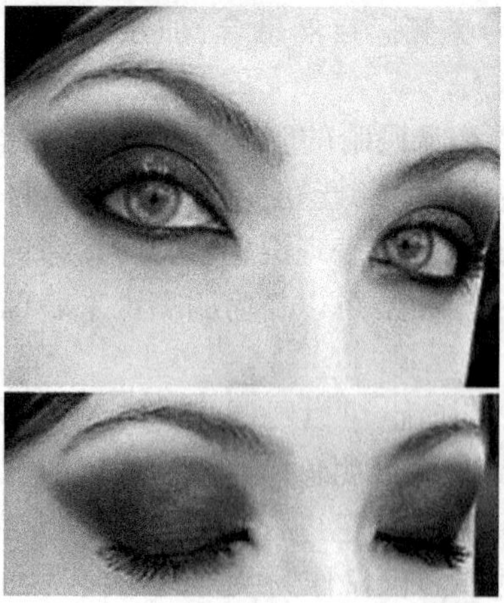

图 12-13　眼影横向晕染法(1)(见文末彩插)

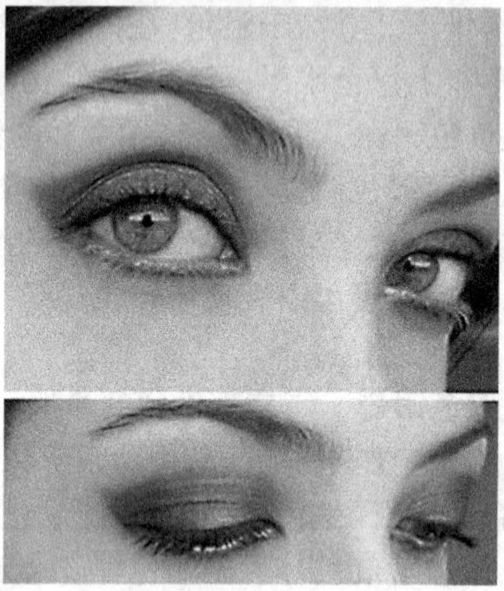

图 12-13　眼影横向晕染法(2)(见文末彩插)

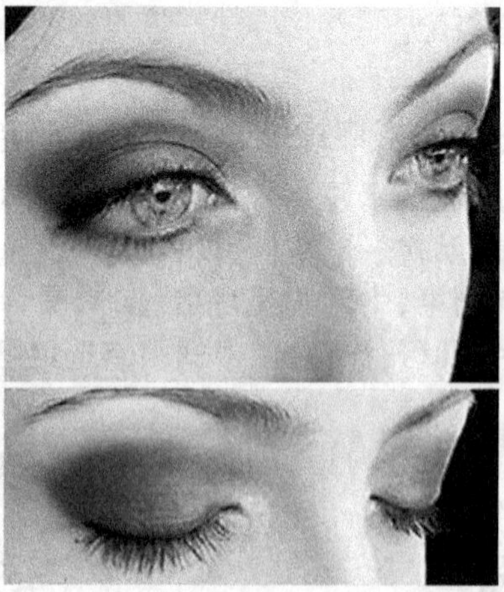

图 12-13　眼影横向晕染法(3)(见文末彩插)

## 三 美化睫毛

**1. 卷睫毛的目的** 增添眼睛的魅力,使眼睛更有神采。

**2. 卷睫毛的方法** 眼睛向下看,睫毛夹从睫毛根部开始,分三段卷曲,使睫毛自然上翘为佳。

**3. 涂睫毛膏的方法** ①上睫毛的涂法:眼睛向下看,由睫毛根部向外侧刷染上睫毛;②下睫毛的涂法:眼睛向上看,借助睫毛刷尖端一根一根刷染下睫毛。

**4. 涂睫毛膏注意事项** 睫毛膏不能粘连,要清爽、干净、自然。

**5. 颜色选择** 睫毛膏颜色很多,黑色为理想色。咖啡色适合生活妆,尤其是染黄头发的人。其他颜色可根据场合选择,如蓝色、紫色等比较适合个性妆。

# 第五节 鼻的化妆

一般鼻型的化妆,主要是画鼻侧影。

鼻骨的两侧是眼睛的内眦,如果用颜色加深鼻梁两侧的阴影,就会使内眼角低凹,明暗对比加强,使鼻梁显得高而挺拔。鼻侧影的另一个作用是鼻侧影的深暗与眼睛巩膜的浅亮形成对比,使眼睛更富有神采。鼻侧影可以和眼影融合,在一定程度上造成色彩视觉效果,以改变鼻的外形。

但鼻侧影不适合生活妆。现在流行数码摄像,脸上的暗影多了反而会使妆面显得脏乱,只需把重点放在鼻梁和鼻尖部分高光区的提亮。

# 第六节 唇的化妆

唇是面部表达情感的器官之一,它包含外观美和内在美。外观美就是唇的天然血色,内在美体现人的情操和风度。由于人们的审美观点、面部特征及风俗习惯的不同,在唇的化妆上也表现出千差万别,因此,唇的化妆极为讲究,灵活性也很强。

## 一 理想唇型

大小适中、厚薄适中、轮廓明显(图 12-14)。

**1. 唇角定位** 位于眼裂内中 1/3 交界处向下所作的垂线内侧。

**2. 唇峰定位** 以鼻孔的中心点作向下的垂线,其与上唇唇红缘的交点即唇峰的位置。

**3. 唇谷定位** 鼻小柱中点,沿人中凹陷,垂直向下。

4. 唇的厚薄比例适中,上下唇厚度均匀,下唇底线呈船形。

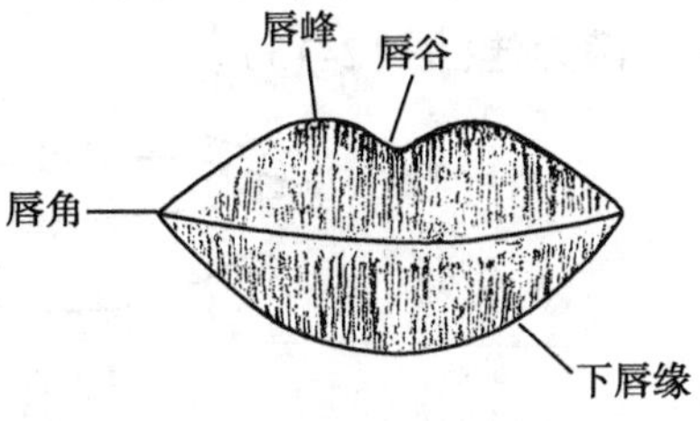


**图 12-14** 理想唇型示意图

## 二 唇化妆技巧

**1. 口红画法** 先勾画出轮廓线,再用唇刷刷出理想口红色,并用同色系浅色突出高光部位,用口红刷刷口红时唇周颜色深,唇中颜色略浅,可突出嘴唇的立体感。

**2. 口红、唇彩的选择** ①肤色白皙的，口红不选鲜红色；②皮肤黄的，口红颜色不选黄色系；③皮肤黑的，口红颜色不选浅色。

**3. 唇彩画法** 唇彩颜色浅，且滋润易脱落，使用时最好不要勾唇线。可和口红配合使用，先涂口红后刷唇彩，以增加口唇的光泽度，使口唇显得更加丰满、美丽。

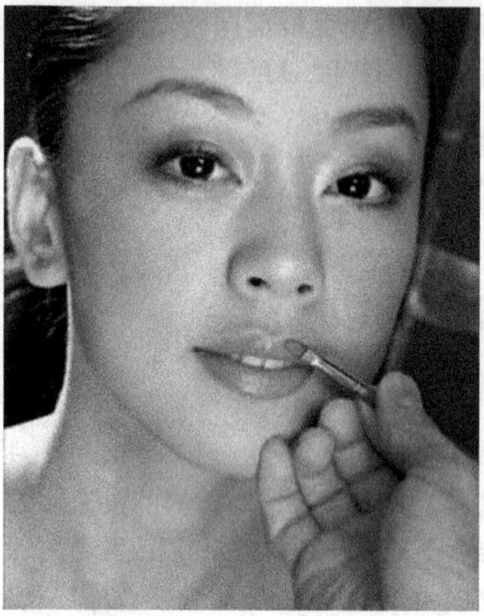

图 12-14(1) 画唇形(见文末彩插)

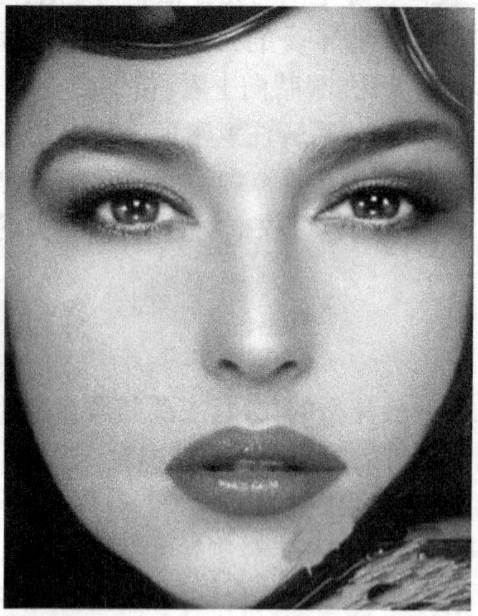

图 12-14(2) 理想唇形(见文末彩插)

## 三 弥补口唇形状的方法

唇有大小、厚薄的不同，而且上下唇厚薄也有差异，企图通过化妆来改变唇的形状时，必须从整体比例去考虑。

1. 唇形厚薄只能在原唇线内外线 2mm 范围内修改唇形。
2. 唇线笔颜色比所选口红、唇彩色只深一个度。
3. 口红色可以几种色调配理想色。
4. 不对称唇形修正，尽量以自身的唇线为基准，没有具体的数据限制，把不理想的唇形处理饱满为佳(图 12-15)。

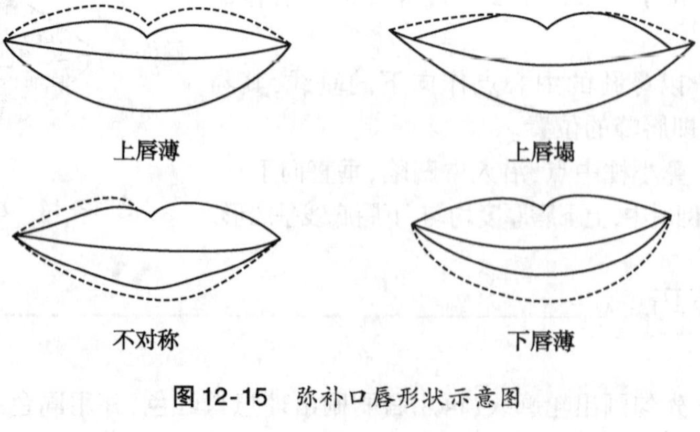


图 12-15 弥补口唇形状示意图

(刘志梅)

# 第十三章 常用医疗美容仪器

## 第一节 多功能皮肤测试仪

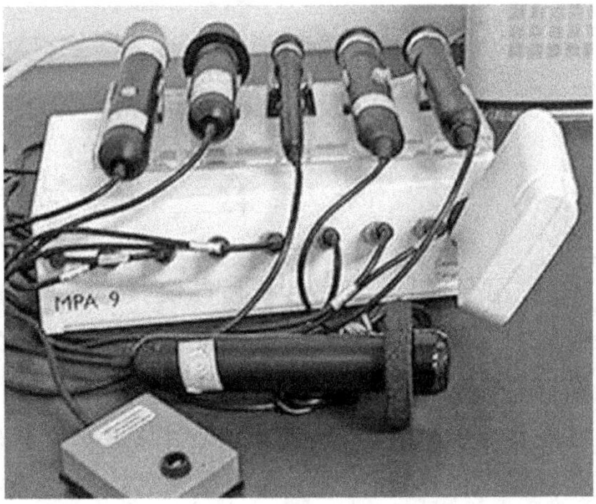

图 13-1 多功能皮肤测试仪

多功能皮肤测试仪能精确测试皮肤所出现的问题并用数值显示(图 13-1)。仪器配备一个油脂测试探头和八个皮肤测试探头的连接孔,可连接最多八个相同或不同的皮肤测试探头,每种探头均有不同的分析软件和显示窗口。标准配置的功能包括:①皮肤独立测试:油脂测试,水分测试,弹性测试,黑色素和血红素测试。②皮肤类型测试。③头发及头皮油脂测试。④皮肤防晒指数测试。⑤图像:标配普通显微镜可观察皮肤表皮所有问题并能快速成像、储存,还可加配偏光显微镜,不仅观察表皮还可以观察到真皮层问题,并成像、储存,用数值显现更具有说服力。此仪器还可以增加配置:水分流失探头,皮肤酸碱度探头,表皮温度探头,环境温度、湿度测试探头。此仪器可附带 SkinCheckUP 肤质诊断软件,其功能强大。

## 第二节 皮肤毛发显微成像检测仪

【作用原理】 皮肤毛发显微成像检测仪是利用光纤显微技术,采用新式的冷光设计,清晰的高效视像,透过鲜艳的彩色屏幕,观察检测皮肤与毛发的受损情况,通过足够的放大倍数,直视观察皮肤局部细微情况,微观放大,即时成像,被喻为皮肤“CT”(图 13-2)

【使用方法】 接通电源,调整好镜头,将触头接近受检部位,轻触皮肤,即可出现高清晰图像。如需留资料,启动彩色影像印制机,形成相片。

【注意事项】 该机是光纤显微成像检测仪,价格昂贵,需认真仔细操作。检测时,皮肤应保持干燥,以免损伤镜头。检测时,受检区皮肤不得涂化妆品。轻放触头,避免碰撞、损坏机器。

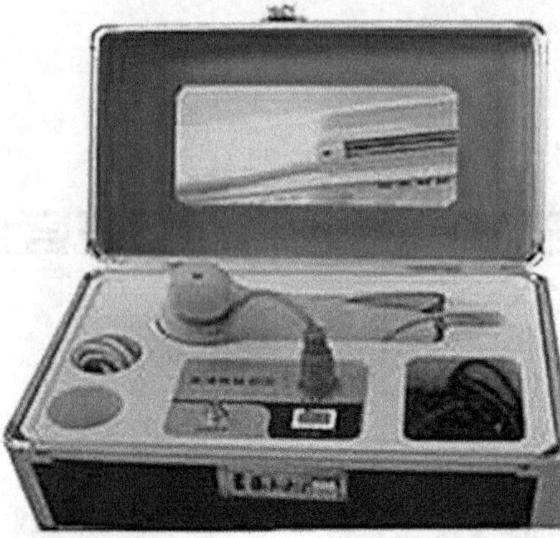

图 13-2　皮肤毛发显微成像检测仪

# 第三节　蒸汽臭氧喷雾仪

【作用原理】　蒸汽臭氧喷雾仪又称奥桑喷雾仪。它是由仪器中的高压电弧或高频电场将空气中的氧气激活转化成臭氧，臭氧极不稳定，可分解产生氧气和负离子氧（也称游离态氧）。游离态氧活性更大、更不稳定，它具有沉淀尘埃和杀菌消毒的作用。此外，游离态氧还极易复合成氧气，具有穿透能力，当其进入皮肤血管时，可增加血液的含氧量，满足皮肤的营养需求。该仪器由蒸汽发生器和臭氧灯构成。蒸汽发生器由玻璃烧杯和电气元件组成，当置于烧杯内的电热元件经电流产生热能时，烧杯内水温逐渐升高，直至沸腾产生蒸汽，从蒸汽导管的喷口处喷出雾状气体，这就是普通喷雾。在普通喷雾仪的喷口处装有臭氧灯，工作时对微生物具有破坏作用，具有较强的杀菌效果。普通蒸汽在臭氧灯作用下产生具有杀菌作用的蒸汽，就是臭氧喷雾又称奥桑喷雾。具体作用是：清洁皮肤，清除皮肤的老化角质细胞，促进血液循环，增加皮肤的通透性，利用皮肤排泄，补充细胞中水分。含有臭氧的蒸汽可使微生物的核酸、原浆蛋白酶产生化学变化致其死亡。当含有臭氧的蒸汽喷射于皮肤时，可杀死微生物，使破损部位的炎症得到控制，加快伤口愈合。对痤疮、黑斑具有辅助治疗作用，对皮肤有良好的护理效果。

【适用范围】　可用于常规皮肤护理及美容护肤程序中的一项步骤，还可用于药物喷雾治疗某些皮肤病。

【禁忌证】　下列情况要禁用或慎用蒸汽美容：

1. **急性皮肤敏感状态**　特别是皮肤正处于急性过敏性皮炎状态时，皮肤对热刺激、紫外线等极其敏感，蒸汽喷雾可使原有疾病加重。此时，可使用负离子冷喷机。

2. **紫外线过敏者**　如有明确或可疑紫外线（包括日光）过敏者需要禁用离子蒸汽美容。

3. **急性皮炎湿疹状态**　皮肤表现有水疱、糜烂等湿疹状态时不宜使用蒸汽美容。

4. **皮肤理化损伤**　日晒伤、化学损伤等急性皮肤损伤时不能使用蒸汽美容。

5. **严重面红与毛细血管扩张者**

【使用方法】

1. 将蒸馏水由进水孔注入蒸汽瓶内,不可超过上限水位指标或低于下限水位指标。

2. 需做药物喷雾时,将电木盖揭起,拉开过滤塑料杯,在杯内放入药物再盖紧,推回蒸汽室内。

3. 打开时控总开关,电源指示灯亮起,约 5 分钟左右雾气自喷雾器喷出。喷口距面部距离 30 ~ 40cm 左右。根据需要调节喷雾时间,正常皮肤喷雾为 10 分钟左右。

4. 如需杀菌消毒,打开紫外灯。

5. 蒸汽应从颏部(下巴)均匀喷至全脸,一般时间为 10 分钟以内。其中干性皮肤喷口与面部距离为 30 ~ 35cm,喷雾应用时间为 3 分钟。油性皮肤喷口与面部距离为 20 ~ 25cm,喷雾应用时间为 5 ~ 8 分钟。

6. 当水位下降到下限指标位时,应先关掉电源,加水后再开机使用。

【注意事项】

1. 调好喷口与面部的距离,避免雾体直射鼻孔,令人呼吸不畅而产生气闷的感觉。

2. 喷雾时间不能太长,以免皮肤出现脱水现象。

3. 对于敏感皮肤和色斑皮肤,不要使用臭氧蒸汽,以免引起过敏和加重色斑。

4. 定时清洗玻璃杯,注水应按标准,注水不可超过上限水位,也不可低于下限水位,以免产生喷水现象造成皮肤烫伤等事故或烧坏电圈。

## 第四节 冷 喷 机

【作用原理】 冷喷机将正常饮用水通过物理水质软化过滤器,分离出水中的钙、镁等离子,使过滤的水质清纯而无杂质,再经过特殊设计的超声波震荡,产生带有大量负离子的微细雾粒,使美容就医者如同置于自然森林之境。20℃的温度使大量的低温负离子吸附和渗透至皮内,给皮肤以最佳的保湿滋润,充分软化皮肤角质层,利于皮肤吸收营养和护肤品的精华成分。作用:清洁皮肤,清除皮肤的老化角质细胞,促进血液循环,增加皮肤的通透性,利用皮肤排泄,补充细胞中水分(图 13-3)。

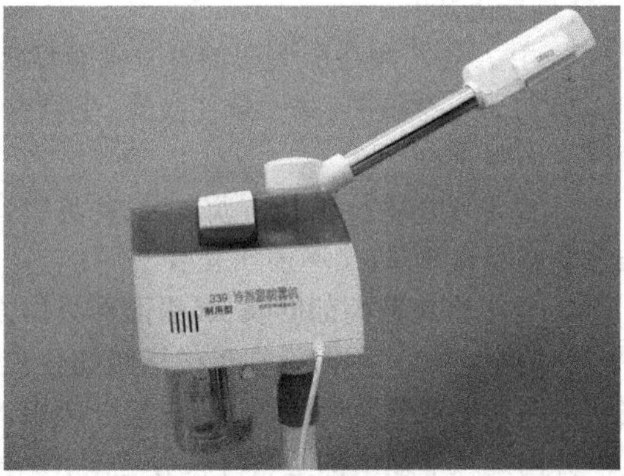

图 13-3 冷喷机

【适用范围】 冷喷适合于任何皮肤,尤其对色斑、痤疮、过敏性皮肤和毛细血管扩张的皮肤效果更佳,有抑制黑色素细胞、淡化色斑、降低皮肤表面温度、收缩毛孔、消炎及抗过敏等功效。冷喷与热喷比较优点如下:

1. 色斑皮肤热喷有使黑色素细胞增生的可能,而冷喷不会有此作用。

2. 痤疮皮肤加热会使皮肤炎症、红肿加重,而冷喷能消除炎症、红肿,使组织充血减轻。

3. 过敏皮肤热蒸汽会使敏感性皮肤发生反应,冷喷则无。

【使用方法】

1. 在水箱内注满清水,1 分钟后,确认水已流进雾化室后插上电源插头。

2. 打开电源开关,约 2 秒雾汽喷出,调节离子雾的大小,增大到所需的雾量。

3. 将喷雾方向对准面部进行操作,距离面部 30cm,一般喷雾时间为 20 分钟左右。

4. 水箱无水时,仪器自动停机,这时需要重新注水。

【仪器的保养及注意事项】

1. 每周将水质软化器保养一次,用清洁剂擦拭发生片。

2. 每周将水箱清洗、消毒一次。

3. 注水后水箱的下盖要旋紧,保证无漏水。

4. 喷雾器置于平稳处,切忌碰撞机体,远离高热源。

## 第五节 真空吸附机

【作用原理】 真空吸附机主要是由真空泵和电磁阀构成,当机器工作时,产生一串脉冲,其周期由电位器调节,脉冲经二极管放大后,由集电极经电磁阀输出。正脉冲时电极有输出,使电磁阀移动,气流通过;负脉冲时电极无输出。电磁阀复位,气流截止,由此而产生真空吸喷功能。其作用是:①通过吸管的吸啜作用,清除毛孔中的污垢和堵塞毛孔的皮脂及毒素;②提供某种特殊方式的按摩,如淋巴的渗透性按摩;③促进血液循环,有利于表层细胞的营养吸收;④增加皮肤弹性,减少皱纹。

【适应证和禁忌证】

**1. 适应证** 适用于皮肤需要深层清洁,尤其是油性皮肤中粉刺、黑头的清除。

**2. 禁忌证** 眼部皮肤及面部有炎症处。

【操作方法】

1. 用 75% 乙醇将所选用的真空吸管仔细消毒,将真空吸管套在塑料管上,与仪器相连。

2. 打开电源开关,右手拿住吸管,中指按在吸管壁的小孔上以控制吸管的密封程度,使吸管产生吸啜能力。

3. 操作者左手旋转吸力调节掣,并将吸管在自己的手背上试验,确定合适的吸啜强度,标准是既有吸啜效果,又不损伤皮肤。

4. 将吸管放置面部皮肤,吸啜面部具体方法有三种

(1)间断吸啜:用拇指和示指指腹捏住玻璃吸管,将管口对着皮肤,中指在玻璃吸管的透气孔上频繁地有节奏地闭放,形成间断吸啜效果。持吸管的手移动要快,吸放频率快而有节奏。方向是从下颏中部至右耳根分三层,嘴角至右耳门分三层,鼻翼到太阳穴分三层,左边与右边相同。额部纵向吸啜。适用于较大面积的部位和松弛较薄部位的皮肤。

(2)连续吸啜:捏住玻璃吸管的方法同上,中指闭住吸管透气孔随着吸管移动到边缘时再放松透气,这样吸啜力较强。适用于油脂较多、皮肤较厚的部位。

(3)强力吸啜:闭住透气孔的中指始终不放松,管口对着多脂部位一吸一拔,吸啜力度很强。适用于油脂特别多的部位,如油性皮肤面部 T 区、黑头粉刺处。

5. 吸啜完毕以后,将吸管撤离皮肤,将吸力强度调节掣旋转至零。

6. 关闭电源,取下吸管,用 75% 乙醇溶液消毒以备后用。

【注意事项】

1. 吸管的吸啜能力应控制适中,过强会损伤皮肤,出现皮下淤血。

2. 对油性、较厚的皮肤应加强吸啜的频率,而对薄嫩的皮肤只能做轻度的间断吸啜。

3. 不能频繁使用真空吸啜，以免皮肤毛孔增大。

4. 禁止在眼部皮肤及面部炎症处使用。

5. 吸管要保持清洁，使用前后要用乙醇消毒。

## 第六节 文 饰 机

电动文饰机亦称文眉机，由外接电源稳压器、笔式机身构成。

【作用原理】 文眉机是一种小型电动仪器。笔式机身内含有电动机，其转轴与笔头处的针槽相连，当微型电机启动时，带针运转，使针的力度均匀，频率快而稳。电针高速旋转并垂直运动，刺破表皮，将特定的色料带入皮内，形成永久性的色彩。

【应用范围】 电动文饰机应用范围较广，如文眉、文眼线、文唇线、文眼影、文胡须等。其特点是操作简单、携带方便、易于掌握。

【操作方法】

1. 将无菌文眉针插入文眉机前端的针孔内，套上无菌针套。

2. 调整出针长度，一般以0.1cm为宜。针刺入皮肤的深度应在0.5～0.7mm左右，不应超过1mm。

3. 调整所需转动挡位。一共有1～4个挡位，一般用4挡。挡位越高，发动机转速越快，针尖上下跳动速度越快。

4. 局部皮肤消毒后，启动机器工作。

【注意事项】

1. 新机器使用前应检查机头、针帽、挡次，并空转磨合。

2. 根据仪器的性能，文刺目的，选择转速挡位，一般挡位越高转速越快。

3. 因针帽可储存色料，应将针尖朝下，以免药液倒流损坏电机。

4. 操作不熟练时，可关机蘸药液，以免磨损针尖。

5. 文眉针、帽应严格消毒，做到一人一针。

6. 此机转速快，若不注意手的支点，极易损害文刺区域外的皮肤，故操作应熟练。

## 第七节 超声波美容仪

【作用原理】 超声波是由特殊仪器发射的一种疏密交替、可向各周围介质传播的波形，有比一般声波更强大的能量。超声波具有频率高、方向性好、穿透能力强、张力大等特点（图13-4）。当传播到物质中会产生剧烈的强迫振动，并产生定向力和热能。超声波作用于人体皮肤时便会加强皮肤的血液循环，促进新陈代谢，改善皮肤的渗透性，同时促进药物或各种营养及活性物质经皮肤或黏膜透入而达到养护皮肤的美容目的，简称声透法。一般超声波美容仪的输出波包括连续波和脉冲波两种。连续波即超声射束不间断地发射，其强度始终不变，这种波形声波均匀，热效应明显。脉冲波，即超声射束有规律地间断发射，每个脉冲持续时间很短，其特点是减少声波产生的热效应。其作用主要有以下几点：

**1. 机械作用** 超声波具有很高的能量，频率高，振动速度快，提供的动能大。当其作用于人体时引起细胞振动，增强细胞膜的新陈代谢和通透性，改善血液与淋巴循环，提高组织再生能力，使结缔组织变软。

2. **理化作用** 主要表现在聚合反应和解聚反应。聚合反应表现为对损伤组织的再生有较强的促进作用。解聚反应使大分子黏度下降，在超声波作用下药物解聚，药物黏稠度下降，有利于药物的渗透与吸收，增加药物疗效。

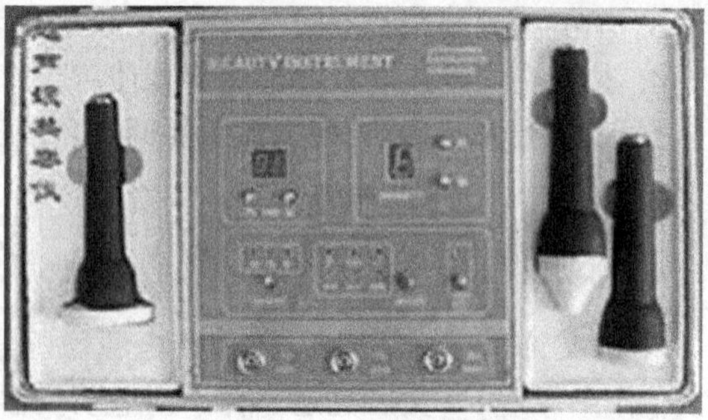

图 13-4 超声波美容仪

【适应证】

1. 消除痤疮及痤疮后瘢痕。
2. 改善皮肤质地，并帮助药物吸收。
3. 消除皮肤色素沉着，如外伤后、化学剥脱术后、激光治疗后色素沉着。
4. 淡化黄褐斑、晒斑、雀斑等。
5. 消除皮肤细小皱纹、眼袋和黑眼圈。
6. 可用于治疗皮肤硬化症。

【禁忌证】 伴有活动性肺结核、败血症、严重支气管扩张、妊娠妇女、冠心病、安装心脏起搏器者勿用超声波治疗。

【操作方法】

1. 将电源线与仪器连接好，并接通电源。

2. **选择探头** 眼部、鼻部、口唇周围用细探头，1cm 探头主要用于皮肤的凸凹狭窄处，2cm 探头用于面积大且平坦处。

3. 将以 75% 乙醇消毒过的探头插入输出端，清洁皮肤，皮肤表面涂抹润滑剂（如营养液、消斑霜、瘢痕软化膏等），并将药物涂敷在探头表面。

4. 打开输出开关，根据需要调整频率大小，在探头表面，滴数滴蒸馏水，确认震荡正常。

5. 根据需要选用连续波或脉冲波，剂量 0.50～1.25W/cm$^2$ 为宜。

6. 将探头置于需美容部位，均匀移动，速度约 0.5～3.0cm/秒，也可根据需要固定在某部位不动。

7. 每次治疗时间 5～10 分钟，不超过 15 分钟，每日或隔日治疗 1 次，或每周 2 次。10 次为 1 个疗程，每疗程间隔 1～2 周。

8. 超声美容治疗结束后清洁皮肤。仪器使用完毕，先关输出开关，再关电源开关，消毒清洁探头以备下次再用。

【注意事项】

1. 注意保护探头，切忌碰撞与空载，否则易使探头中金属晶片破裂或过热损坏。

2. 避免烧灼伤，美容就医者如感局部有烧灼疼痛感或其他不适时，应立即关闭机器，在未查明原因之前不得继续治疗。

3. 眼周只能采用小剂量超声治疗，不要超过 1W/cm$^2$，每侧眼治疗时间不超过 5 分钟。声波方向不要直对眼球，以免造成眼球的损伤。

4. 对皮肤有较强刺激性的药物禁用，注意药物过敏。

5. 有严重心、肺、肾、血液疾病及妊娠妇女禁止使用，X 线放疗期间和治疗后 6 个月以内不宜使用。

【仪器养护】

1. 仔细阅读说明书熟悉操作程序。

2. 按下电源开关后，如仪器不工作，应立即关掉电源，检查电源线是否连接好。如没问题，请拔掉电源线之后，再检查仪器背面的保险丝是否熔断。如需要更换保险丝时，要与原保险丝的电流大小一致，切忌带电操作。

3. 仪器连续使用时间不要太长，每 1 个疗程结束时，应按下暂停键，休息片刻。定时一般设置在 20 分钟左右。

4. 使用仪器时，切忌长时间使用最大输出功率设置，可能损坏探头，同时刺激患部，产生灼热感和刺痛感。如需大剂量的输出功率时，应缩短设置时间，或两种工作方式交替使用。

5. 治疗时探头应轻柔紧密接触患部表面。功率过大，患部可能出现红肿或出现轻微头晕的现象，此时应当调低输出功率或暂停治疗，红肿及头晕会很快消失。

6. 仪器工作时，切忌探头长时间空载（探头表面无任何被作用物体而直接与空气相接触，即为空载），尤其当输出功率较大时，长时间空载会使探头很快过热而烧坏。

7. 严禁将工作时的探头置于患者眼部，以免伤害眼睛。

8. 探头用后需清洁消毒，以免交叉感染；将探头擦干保存。

## 第八节　微晶磨皮机

【作用原理】　采用物理换肤原理，利用氧化铝微晶去除表皮老废角质及毛孔内粉刺，促进皮肤更新，治疗过程安全，效果快，治疗后可重新得到一个明亮、光泽、细致、柔嫩的新皮肤，为非化学性换肤（图13-5）。由于此法磨削的深度较浅，磨削时见皮肤微红或有少量点状出血即达到磨削效果，常需要更多次磨削，但术中无明显出血，不影响正常工作，故目前临床上应用也较广泛。有如下功能：①磨皮时所产生的冲击力，能刺激皮肤再生功能以及胶原蛋白的增生，真皮层的厚度增加；②操作时产生的负压气流会同时刺激皮肤的血液循环，加强皮肤细胞的新陈代谢；③其独特的磨皮效果可使皮肤表面变得光滑、明亮；④在操作时亦可同时促进淋巴循环，帮助代谢及加强愈合；⑤由于皮肤表面老化角质层的去除，大大地改善了皮肤的吸收功能，使得后续护肤产品的有效成分能更直接地渗透进入皮肤内，使皮肤显得平滑、收紧、美白及有光泽。

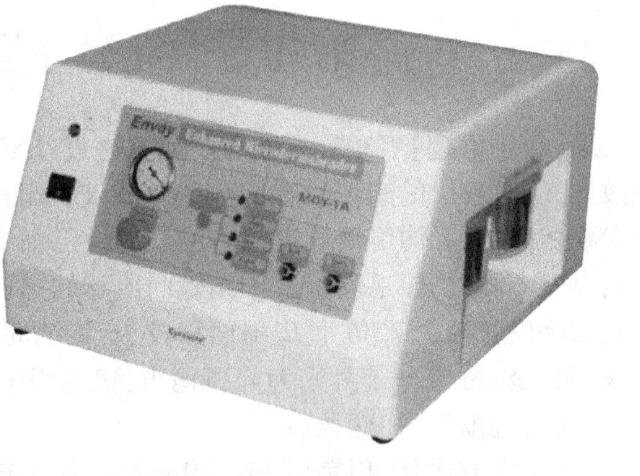

图 13-5　微晶磨皮机

【适应证】

1. **皮肤表浅性瘢痕**　如手术、外伤留下的线状、浅表性、凹凸不平的瘢痕；天花、水痘的后遗瘢痕；痤疮凹陷性瘢痕；面部粗大的毛孔或细小的皱纹；毛细血管扩张、酒渣鼻。

2. **色素性皮肤病**　雀斑、雀斑样痣、文身、咖啡斑、色素失禁症、太田痣等。

3. **皮肤浅表良性肿物**　如汗管瘤、毛发上皮瘤、皮脂腺瘤。

4. **其他皮肤病类**　粟丘疹、胶样粟丘疹、疣状痣、老年疣、皮肤淀粉样变、脂溢性角化病、汗孔角化症等。

【禁忌证】

1. 血友病或出血异常者。

2. 传染性肝炎活动期患者。

3. 情绪不稳定,要求过高者。

4. 患有糖尿病、难治性高血压、心脑血管疾病或肺部疾病等内科疾病者。

5. 治疗前有色素沉着异常者及有黄褐斑者。

6. 瘢痕疙瘩体质、瘢痕较大较深者、增生性瘢痕者。

7. 患有活动性银屑病、白癜风、严重湿疹等易出现同形反应者。

8. 皮肤损害疑有恶变的或已确诊为皮肤恶性肿瘤的患者。

9. 皮肤局部有明显感染者。

10. 半年内有放射治疗史,或有放射性皮炎者。

【治疗流程】 疗程根据皮肤状况。磨皮的疗程约 4~6 次,每 2 周进行一次,每次的疗程约 30 分钟。具体流程:皮肤准备→微晶物理换肤→冷喷→超声波导入。

【术后护理注意事项】 术后创面涂以抗生素凝胶或软膏即可。术后需注意下列事项:不要刮脸,创面不宜沾水,勿用去角质磨砂膏,不要到热的场所,如接触油烟、热气等。每隔 2 周做一次皮肤护理,平日仍需注意防晒,擦拭防护日霜或防晒品。术后 1~2 天依照医师指示使用温和低刺激保养产品,3 天后依皮肤状况使用专用产品,以达最佳效果。

## 第九节　准分子激光白癜风治疗机

【作用原理】 308nm 准分子激光是近几年出现的新型医用激光,是一种氙氯准分子气体激光,所激发出的光波长在中波紫外线波长范围内,与 NB-UVB 波长相近,因而治疗机制可能大致相似,两者均可诱导皮损中浸润的淋巴细胞发生凋亡;308nm 准分子激光还可能通过改变毛囊微环境,诱导毛囊黑素干细胞向成熟的黑素细胞分化。白癜风皮损形态不规则,常发生于头面等皮肤皱褶部位,且皮损面积较小,传统的光疗方案通常为大面积照射,累及周围正常皮肤,而 308nm 准分子激光为光斑输出,仅作用于皮损部位,因而治疗更具专一性。

【适应证】 白癜风。

【操作方法】 以美国 PhotoMedex 公司生产的 Xtrac(巅峰)准分子激光系统为例,准分子激光白癜风治疗机方形光斑面积为 2cm×2cm,脉冲重复频率可达 200Hz,脉宽 30ns,单脉冲能量为 2~3mJ/cm$^2$。根据不同部位选取不同的初始治疗剂量,具体起始照射剂量:眼周 100mJ/cm$^2$,脸、头皮、耳、颈部、腋下及会阴部 150mJ/cm$^2$,手臂、腿及躯干 200mJ/cm$^2$,手腕 250mJ/cm$^2$,眉区 300mJ/cm$^2$,膝盖 350mJ/cm$^2$,手足 400mJ/cm$^2$,手指和足趾 600mJ/cm$^2$。后续的照射剂量视前次照射后出现红斑反应情况而定:红斑持续时间小于 24 小时,治疗剂量提高 50~100 mJ/cm$^2$,红斑持续时间 24~48 小时,治疗剂量保持与上次一致,红斑持续时间 48~60 小时,治疗剂量降低 50~100mJ/cm$^2$,红斑持续时间 60~72 小时或出现明显水疱、灼痛等症状,治疗时间相应推后至上述症状基本消退,下次治疗剂量降低 100mJ/cm$^2$,2 次/周,每次间隔时间 3~4 天。适当增加照射次数可能有利于皮损的恢复。

## 第十节　Q 开关激光机

【作用原理】 Q 开关激光机是一种固体激光机,其原理是通过闪光灯照射含有 Cr 离子的固体物质释放出激光束，激光束的波长为755nm，脉宽为100ns，属于脉冲激光中的短脉冲激光，是常用的强激光之一（图13-6）。其设计是在谐振腔内放一光电开关，阻光子通过，储存能量，当能量达到一定值时，开关打开，发出一个单独而有力的脉冲。这种设计既可以获得高峰值功率，又可有效把握热弛豫时间，在有效治疗的同时又避免了正常组织受损。近年来，Q开关激光机被广泛应用于医疗、美容领域。Q开关激光机对皮肤美容有着极好的疗效，例如雀斑、咖啡斑、"胎记"、文身等皮肤问题都可以用Q开关激光机治疗。其治疗机制在激光医学上被称为"选择性激光破坏"，即Q开关激光机可在几个纳秒的一瞬间发射出高能量的激光，使皮肤上的色素组织形成局部的冲击波，从而击碎色素组织，随后由吞噬细胞清除出体外。相比于以往机械磨皮、手术及传统的二氧化碳激光等治疗方法，Q开关激光机的这种治疗机制在医疗、美容上有着巨大的优势。

【治疗范围】　主要用于选择性治疗皮肤色素性损害和血管性疾病。

**1. 浅表色素增生性病变**　如雀斑、雀斑样痣、咖啡斑、色素沉着等，常用Q开关ND:YAG激光倍频532nm波长或Q开关红宝石激光。

**2. 较深部色素增生性病变**　可用Q开关翠绿宝石激光。

**3. 深部色素增生性病变**　如各种色素斑痣、眼腭部褐青色痣、颧部褐青色痣、各种文刺去除等。可用Q开关ND:YAG激光1064nm波长。

**4. 浅表血管增生性病变**　如毛细血管扩张、鲜红斑痣、蜘蛛痣等，可用Q开关ND:YAG激光倍频532nm或585nm波长。

使用Q开关激光机进行皮肤美容治疗的效果，会因色素疾病的色素颗粒大小、类别及颜色深浅不同及患者个体的年龄、新陈代谢能力而有所区别，但总的来讲，病变越轻，患者年龄越小，使用Q开关激光机的治疗效果越好。

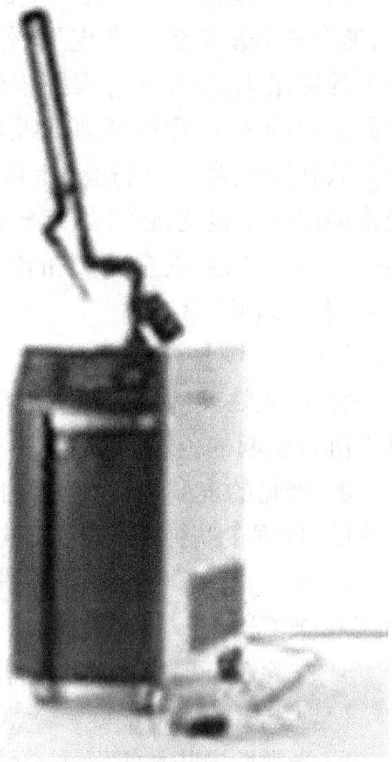

**图13-6　Q开关激光机**

【禁忌证】

1. 瘢痕体质。
2. 凝血机制障碍、免疫功能低下、慢性消耗性疾病、全身或局部有感染病灶者。
3. 各种精神及心理异常者、内分泌功能紊乱者慎用。

【操作步骤】

1. 常规消毒，根据患者具体情况选择麻醉方式。
2. 操作者戴防护镜以保护眼睛。必要时给患者戴眼罩或眼内放保护器。
3. 接通电源预热激光器，调试合适能量参数。
4. 根据病变部位、颜色深浅选择能量密度。通常病变组织变白即可。光斑应全部覆盖病变区域，重叠部分不超过10%，避免在同一部位反复照射。
5. 对头面部、颈部皮肤较薄的部位，尽量采用大光斑治疗。
6. 创面术后冷敷以减轻水肿和疼痛，外涂抗生素软膏，通常暴露或无菌纱布包扎。

【注意事项】

1. 术后保持创面清洁、干燥，避免水或化妆品污染创面。

2. 一般术后1～2周创面自然脱痂，切忌强行揭去痂皮。

3. 痂皮脱落后应避免日晒，可外搽防晒剂以防色素沉着。

4. 重复治疗间隔时间不少于2～3个月。

5. 注意防治感染、瘢痕、色素沉着、紫癜、角膜损伤等并发症。

## 第十一节　强脉冲光治疗机

【作用原理】　光子机产生的多波长强脉冲宽光谱彩光，能穿透表皮层到达真皮层，作用于异常的色素细胞和血管的靶组织，将异常色素细胞分解，闭合异常血管，刺激胶原蛋白的增生，促使弹力纤维重新排列，改善微循环、促进皮肤新陈代谢，从而达到消除色斑、光嫩肌肤的效果。既帮助皮肤年轻化，还可治疗部分色素性疾病和微血管性疾病。具有微创、安全、有效的特点。治疗后不需要休息，可立刻工作(图13-7)。

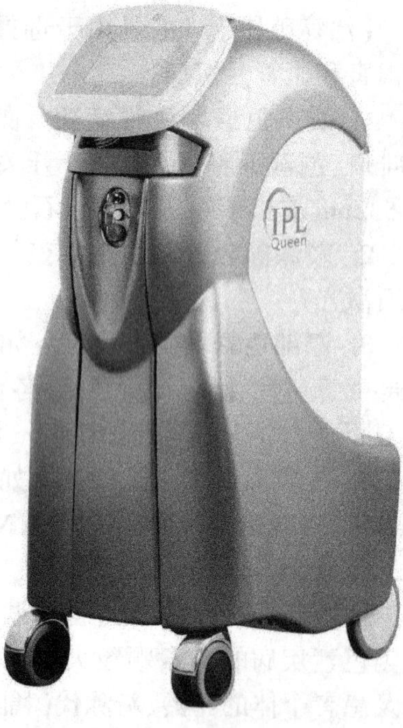

**图13-7**　强脉冲光治疗机

【治疗范围】

**1. 色素性疾病**　雀斑、黄褐斑、日晒斑、老年斑以及色素沉着引起的色斑。

**2. 老化的皮肤**　嫩肤、美白、祛皱、收缩毛孔、改善粗糙皮肤、增强皮肤弹性、光嫩肌肤。

3. 祛红血丝(毛细血管扩张)、酒渣鼻、面部潮红、各种痤疮、痤疮瘢痕。

4. 去除腋下、发际、唇、胸、背、四肢等多余毛发。

【禁忌证】

1. 光敏性皮肤及使用维A酸等光敏性药物的人群。

2. 妊娠妇女。

3. 患有光照射引起的疾病，如日光性皮炎等，糖尿病患者、怀疑患有皮肤癌者。

4. 有瘢痕疙瘩病史者。

5. 近期接受阳光曝晒者。

【操作步骤】

1. 术前清洁面部后，治疗部位涂布冷凝胶。

**2. 选择恰当的治疗参数**　一般常采用：脉宽2.4～6.0毫秒；2～3个脉冲；能量密度24～36J/cm$^2$。脉冲延长时间20毫秒。3～4周治疗一次，每5～6次为一个疗程。

**3. 根据皮肤颜色和病变的不同可选择不同的参数**　恰当地选择波长、能量密度、脉宽、脉冲延长、光斑、表面冷却等参数可提高疗效，但要防止能量过大引起皮肤损伤。

4. 术后治疗部位冷却时间至少15分钟，直到热敏感减退。治疗后避免使用热水，应使用冷水清洁皮肤。可使用保湿化妆品。

【注意事项】

1. 通常治疗后病灶潮红,并即刻颜色加深,12～24 小时后缓解,这是有疗效的表现。

2. 如治疗时无上述反应可适当少量增加能量密度,一般增加 1～2J/cm$^2$。

3. 治疗时最好将皮肤拉紧或略伸展;治疗头始终与皮肤平行,保持疗效均匀。

4. 治疗头光导晶体表面距皮肤表面 2～3mm;对眼睑、唇周等光敏感部位距离可为 5mm;对皮下组织较少的部位如前额可提高治疗头,同时应将能量密度降低 10%。

5. 对即刻反应重的部位禁用两次扫描。

6. 少数病例术后可出现暂时性紫癜、水肿或水疱;极少数出现色素减退或色素脱失,有可能出现在皮肤较黑的人和接受日光曝晒的人。

## 第十二节　美容磨皮刷子机

【作用原理】　采用物理换肤原理,利用磨皮枪高速运转的刷头去除表皮老废角质及毛孔内粉刺,促进皮肤更新,治疗过程安全,效果快,因为非化学性换肤,一般不会刺激伤害皮肤,是目前较受欢迎的换肤方式。

【适用范围】　适应证同微晶磨皮机,可达到如下美容功效:

1. 调理肤质,改善暗沉、粗糙、肤色不均匀。
2. 松弛、细致老化皮肤。
3. 加速黑色素排出,淡化色斑(晒斑、老人斑等表浅性色素斑)、黑眼圈。
4. 清除毛孔、改善毛孔粗大、粉刺、油性皮肤。

【禁忌证】　同微晶磨皮机。

【操作步骤】

1. 将磨皮枪连接到主机上。
2. 根据肤质选择相应的磨皮工作头。
3. 打开磨皮枪工作开关,调整合适的工作转数。
4. 一般整张脸工作以 30 分钟为限。
5. 工作完成后关闭电源,取下工作头清洁消毒并收好。

【换肤后护理注意事项】　术后即可恢复日常生活及保养;术后注意下列事项:

1. 不要刮脸,勿用去角质磨砂膏,创面不要沾水,可外涂抗生素软膏。
2. 不要进入热或暖的场所,如桑拿、有油烟、热气的场所等。
3. 每隔两周做一次磨皮护理。
4. 平日仍需注意防晒,擦拭防护日霜或防晒品。

## 第十三节　多功能电离子治疗机

【作用原理】　本仪器是一种多用途的医疗手术仪器,该机一次治愈率高,疗效好,易操作,无辐射损害。其治疗原理是利用等离子体火焰,使触头与组织间温度瞬间达 3000℃左右,迅速将组织气化而使病灶永久消失(图 13-8)。本机治疗时,使用直径 0.1～1.0mm 的金属触头,靠近或插入人体病灶内,利用触头与组织之间形成的极高的电场强度使气体分子电离,产生等离子体火焰。当旋至强输出时,瞬间产生 3000℃左右的高温,使病变组织气化而使病灶永久消失。对正常组织无损伤。同时，由于气化层的下面还有薄薄的凝固层，可阻止出血，保护表层组织，使伤口迅速愈合。当旋至弱输出时，可使病变组织凝固或炭化而坏死。

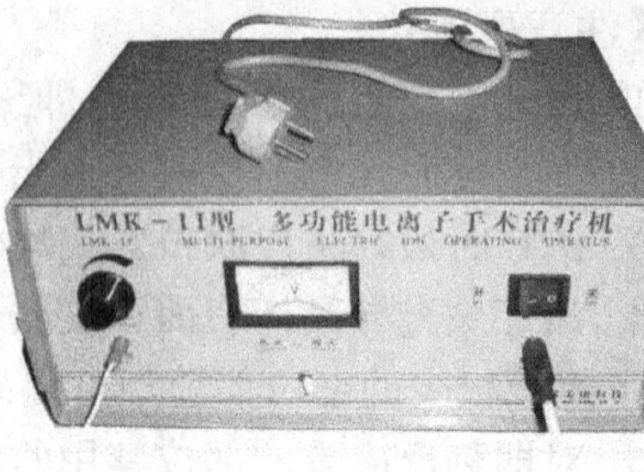


图13-8 多功能电离子治疗机

【适应证】 雀斑、各类色素痣、扁平疣、寻常疣、跖疣、尖锐湿疣、小血管痣、毛细血管瘤、毛细血管扩张、皮肤赘生物、睑黄瘤、毛发上皮瘤、疣状痣、皮脂腺痣、汗腺瘤、汗管瘤、老年斑、先天性色素斑、皮角、酒渣鼻、去文身、去文眉、某些瘢痕的修复等。

【禁忌证】

1. 瘢痕体质者。
2. 性质不明的皮肤损害。
3. 安装心脏起搏器者。

【仪器功能特点】

1. 将金属触头靠近或插入人体组织即可施行治疗。触笔式操作简单、准确、方便，可连续工作，也可通过脚踏开关进行断续工作。

2. 设有长火、短火，可适应治疗不同病种的需要。长火特点：击穿力弱，火花大，表面破坏力大，治疗焦斑大，止血好。短火特点：击穿力强，火花小，止血功能比长火弱，要破坏组织内部，治疗焦斑小。

3. 输出功率连续可调，增大功率可气化切割组织，反之则起到凝固的作用。

4. 金属治疗头易配备，可自行加长或折弯，以适应不同深度及不同角度的治疗。

【操作方法】

1. 将治疗笔前端塑料套旋开，再旋开其中的金属套，然后插入所选的治疗触头，再依次旋紧金属套和塑料套。

2. 将治疗笔导线插入机上的输出插孔。

3. 接通220V电源。

4. 打开电源开关，指示灯亮，听到机内冷却风扇转动声。预热2~3分钟。

5. 检查输出旋钮是否在零位，旋转调节旋扭，可见电压表指示在5~15V范围。电压指标大则输出功率大，反之则小。治疗中根据需要调节适当的输出量。

6. 根据治疗需要，将拨动开关拨向“长火”挡或“短火”挡。

7. 根据治疗的需要，使用或不用脚踏开关。使用脚踏开关时，将其插入“脚踏”插孔内。当不踩脚踏开关时，电压表无指示，触头无输出；当踩下脚踏开关时，电压表有指示，触头有输出，以此实现对输出的控制。不需脚踏控制时，拔出脚踏插头，电压表即有指示，将触头靠近人体组织时有输出，远离则无输出，以手的动作实现对输出的控制。

8. 边去除皮损边清除焦痂，直至皮损去净。

【注意事项】

1. 根据皮损所在的组织层次选择合适的输出量。
2. 对真皮层皮损需先行试验性治疗，确定疗效。
3. 皮肤薄嫩处如眼睑或唇、颊等部位的皮损，应严格控制治疗的范围和深度，以免产生瘢痕。
4. 术后防晒，慎用化妆品，以减轻色素沉着。

# 第十四节　二氧化碳美容激光机

二氧化碳美容激光机有散焦 $CO_2$ 激光、连续波 $CO_2$ 激光、超脉冲 $CO_2$ 激光，我们主要介绍超脉冲 $CO_2$ 激光机。

【作用原理】　几乎所有的二氧化碳激光能量(99%)可以被组织中的水分吸收。由于大部分人体组织主要由水组成，所以激光能量很快被吸收，但穿透组织的能力非常差，不到 1mm，继续照射和非常高的能量密度也仅能增加几毫米的组织穿透力。这一极明显的效应使美容医师可以非常放心地利用 $CO_2$ 激光作为医疗工具(图 13-9)。$CO_2$ 激光对生物组织的作用主要是热效应，其次还有电磁效应、压强效应和光化学效应。由于其功率不同，作用于组织所产生的热效应程度不同，大体可产生凝固、烧灼、炭化和汽化四种情况。由于人体大部分组织富含水分，而 $CO_2$ 激光波长正处于水的强吸收带，因此 $CO_2$ 激光的作用是非选择性的，所造成的组织损伤取决于激光功率、组织的热传导特性和激光作用时间。在较低能量密度和连续作用时，表层组织汽化并将热量传导到下层组织，容易使周边组织受损产生瘢痕；而高能量脉冲激光作用时，这种热传导随着激光脉宽的缩窄而变得越来越不明显，同时脉冲与脉冲之间的间歇又使组织有散热时间。超脉冲 $CO_2$ 激光的脉宽仅为毫秒级，而平均功率则可达 100W，由此形成高峰值功率的输出，有利于无焦化的汽化和切割组织，适用于精细的美容手术。

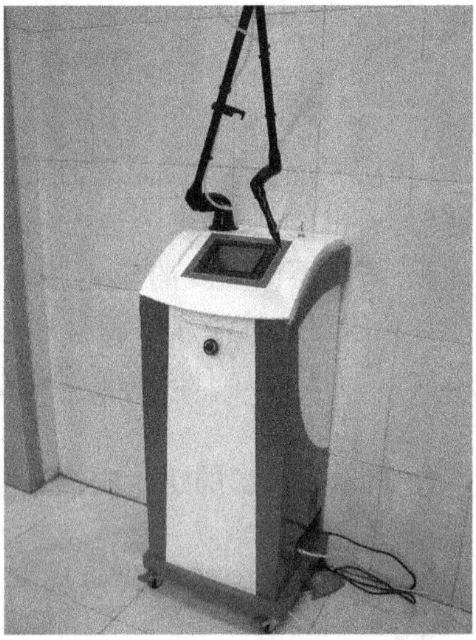

图 13-9　超脉冲 $CO_2$ 激光机

【仪器参数】　采用超脉冲 $CO_2$ 激光，每个脉冲能量 1～500mJ，平均功率 1～100W，脉冲宽度 <1.4 毫秒，亦可连续工作输出 0.05～100.00W。配件包括不同大小光斑的手具和计算机图案产生器。

【适应证】　美容手术如双眼皮成形术，去除眼袋脂肪，眼部及面部皱纹，浅表凹陷性瘢痕打磨，各种皮肤良性肿瘤，浅表性色素痣等。

【禁忌证】

1. 瘢痕体质。

2. 凝血机制障碍、免疫功能低下、慢性消耗性疾病、全身或局部有感染病灶者。

3. 各种精神及心理异常者、内分泌功能紊乱者慎用。

4. 超脉冲 $CO_2$ 激光磨皮去皱时慎用于内分泌及免疫功能紊乱者，如艾迪生病、红斑狼疮、白癜风进行期及 1 个月内应用激素、水杨酸、光敏性药物者。

【操作要点】

1. 磨皮去皱术前 2 周最好外用维 A 酸霜及少许遮阳霜，必要时可于术前 1～3 天口服抗生素及阿昔洛韦等抗病毒制剂。

2. 接通电源预热激光器，调试合适参数先在病变处试验 1～2 个光斑观察反应，尤其应注意脉宽时间。

【注意事项】

1. 术后保持创面清洁、干燥，避免水或化妆品污染创面。避免剧烈运动，以防伤口牵拉裂开。

2. 创面自然脱痂，切忌强行揭去痂皮，以防瘢痕增生。

3. 痂皮脱落后应避免日晒，禁用光敏性药物和食物，可外搽防晒剂以防色素沉着。

4. 注意防治感染、瘢痕、色素沉着、紫癜、激光磨削术后患者急性口周单纯疱疹等并发症。

## 第十五节 微波综合治疗机

【作用原理】 微波是采用磁控管振荡产生高频微波能，通过控制，使微波能按临床需要，进入人体病变组织，产生不同程度的变化，升温、凝固、止血、病变组织坏死脱落。其治疗机制是通过微波热效应、电磁场效应，从而达到治疗疾病的目的（图 13-10）。

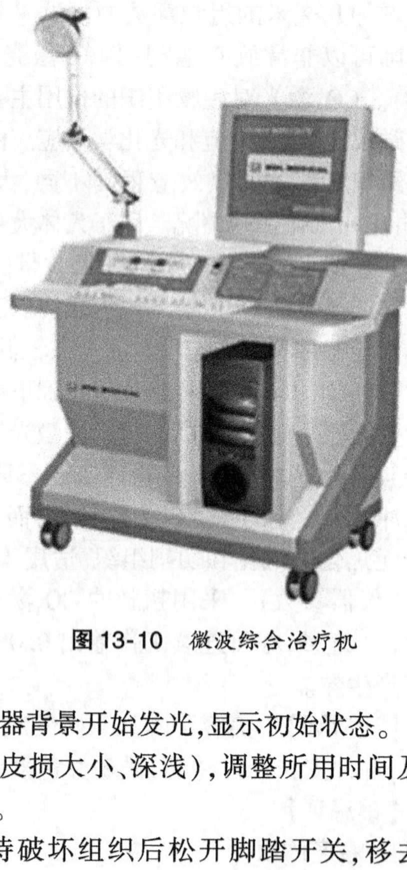

图 13-10 微波综合治疗机

【适应证】

1. **皮肤表皮层的疣状皮损** 脂溢性角化病、寻常疣、扁平疣等。

2. **皮肤表皮层的斑状皮损** 老年斑、雀斑、“胎记”等。

3. **小面积的皮肤肿瘤** 粟丘疹、色素痣、小血管痣、睑黄瘤、皮赘、丝状疣、疣状痣、皮脂腺痣、汗管瘤等。

【禁忌证】

1. 瘢痕体质者。

2. 性质不明的皮肤损害。

3. 安装心脏起搏器者。

【操作方法】

1. 接通电源，按下总开关，指示灯亮，此时液晶显示器背景开始发光，显示初始状态。

2. 安好辐射头，消毒备用。根据病情与治疗需要（皮损大小、深浅），调整所用时间及功率，功率的大小与时间成反比。选用针状或盘状辐射器。

3. 当辐射器紧贴或插入组织时，踩下脚踏开关，待破坏组织后松开脚踏开关，移去辐射器。

4. 术后用碘附或生理盐水降温，涂搽抗生素软膏，较大创面需包扎保护。

【仪器的维护与保养】

1. 应放置通风处，防潮、防湿、防高温。

2. 辐射器与部件避免过压、过度弯曲以防折断。

3. 严禁空载，以免损伤仪器部件。

4. 辐射器头用毕宜清洁后存放。

【注意事项】

1. 微波操作时，不能将辐射器转向眼球、阴囊位置。

2. 微波辐射器不能空载，治疗中不能与金属接触。

# 第十六节　紫外线光疗机

【作用原理】 紫外线光疗是通过紫外线照射皮肤达到治疗皮肤病目的的一种物理疗法。有 PUVA 疗法和窄谱 UVB 疗法等。窄谱 UVB 疗法疗效接近 PUVA，但不良反应较少，且较 PUVA 方便，致癌性小（图 13-11）。我们主要介绍目前应用广泛的窄谱 UVB 疗法。紫外线的生理作用：对皮肤的穿透性；色素沉着；皮肤角质层增厚；抑制免疫反应：紫外线照射可抑制皮肤接触性过敏反应和延迟性超敏反应；红斑反应。窄谱 UVB 治疗皮肤病的机制：窄谱 UVB 是指能量集中分布在波长（311 ±2）nm 的狭窄范围间的紫外光，目前认为窄谱 UVB 照射皮肤产生的免疫调节作用是其发挥治疗作用的根本原因。具体如下：抑制 T 淋巴细胞增生，减少皮肤局部淋巴细胞数量，从而减轻局部的炎症反应；抑制 TH1 和 TH2 细胞介导的免疫反应，从而在相关疾病如银屑病、接触性过敏和迟发性变态反应等发挥治疗作用；降低自然杀伤细胞的活性，抑制细胞免疫；减少表皮中朗罕细胞数量，抑制抗原呈递作用，减轻过敏反应。

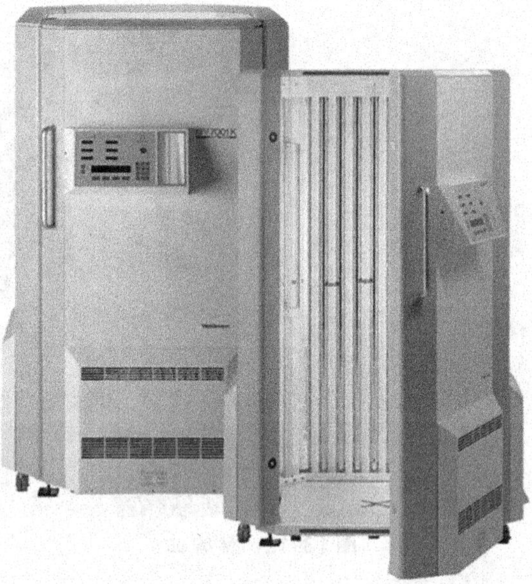

图 13-11　紫外线光疗机（全身型）

【适应证】 银屑病、白癜风、玫瑰糠疹、异位性皮炎、光敏性皮炎、掌跖脓疱病、手部湿疹、疖、痈、丹毒、皮肤慢性溃疡、MF 等。

【禁忌证】 活动性肺结核、甲亢、心肝肾衰竭、红斑狼疮、12 岁以下儿童、妊娠妇女、皮肤癌等。采用窄谱 UVB 疗法时多为相对禁忌。

【治疗方法】 光疗前先确定最小红斑剂量（MED），初次剂量为 0.7MED，每周 3 次，如无红斑反应，剂量每次增加 20% ~30%。出现红斑时应取决于红斑程度，照射暂停一次或维持同剂量照射。银屑病治疗疗程一般为 20 ~30 次，对银屑病缓解率可达 80% ~90%。白癜风疗程较长，可达 40 ~50 次。玫瑰糠疹一般 10 次左右皮疹即可完全消退。

【不良反应】

**1. 近期不良反应** 包括红斑、干性皮肤瘙痒症、过度照射导致的中度疼痛性红斑。

2. **远期不良反应** 光老化和致癌作用。

【注意事项】

1. 治疗时,医师和患者均应佩戴防光眼镜。

2. 照射过量引起皮肤有强烈的红斑、疼痛、水疱,应该停止照射治疗,外用或口服皮质激素,直到症状好转后可恢复治疗,但剂量应严格掌握。一般先一半剂量,再10%递加。

## 第十七节 健 胸 机

健胸机采用间歇负压抽吸,对乳房进行韵律按摩,促进乳房发育,结实胸大肌,可配合健胸膏一起使用(图13-12)。健胸机的作用如下:

1. 根据人体生理原理,利用电子技术,自动吸放气来增加胸部肌肉运动,促进血液循环和条件反射运动。

2. 刺激脑垂体分泌,平衡卵巢产生的性激素。

3. 直接使乳房运动而增大和丰满、挺拔。

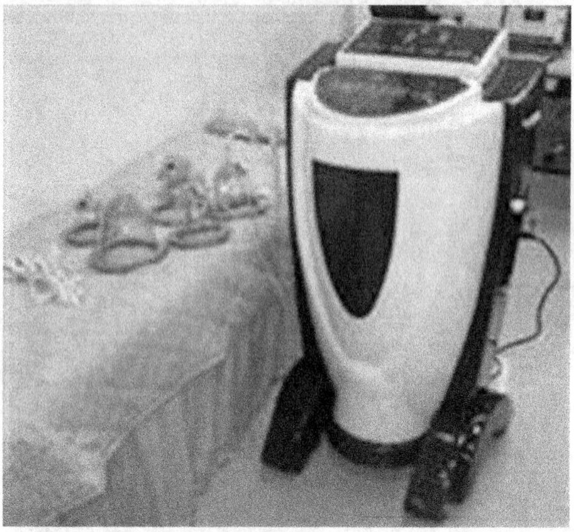

图13-12 健胸机

## 第十八节 美容减肥机

【作用原理】 又称纤体美容机,采用电脑微控系统,设定对人体及局部有效的不同种治疗程式,电脑系统可控制吸拉程式对人体各部位进行针对性的、施以不同大小的负压吸力程式:吸力,拉力,推力,挤力,震力,滚力为一体,从而达到纤体、塑身,增加胶原蛋白,增强血液循环,舒缓、减压、美肤的作用。真正的原理是仪器作用于身体时,皮下组织中蛋白多糖分子及附于弹性纤维上的水分被排出,纤维原细胞被激活,产生胶原和弹性蛋白,从而使治疗部位的皮肤更具光泽及弹性。

【仪器特点及参数】

1. 全屏电脑操作系统程式;针对不同部位有不同种大小治疗头;设有倒向纤体塑身疗法;设有面部纤面紧肤疗法;工作模式及功效:对应不同需要有八种不同工作模式:放松、瘦身、塑身、美体、排毒、消脂、紧肤和自定义。

2. 电源:220V;频率:50Hz;功率:500W。

【仪器功能】

1. **身体功效** 促使细胞产生胶原蛋白;消除脂肪,淡化妊娠纹;提升收紧,纤体塑身,塑造完善身段。

2. **面部功效** 提升、紧肤、淡斑、美白;收双下巴,重塑瓜子脸;淡化黑眼圈,眼袋,改善眼周细纹。

## 第十九节 痤疮治疗仪

【作用原理】 痤疮是一种发病机制复杂的慢性炎症性皮肤病,主要与雄激素作用及皮脂腺功能亢进、毛囊内微生物尤其痤疮丙酸杆菌感染、毛囊皮脂腺导管角化异常、宿主免疫反应等因素密切相关。近年来医学光学疗法利用 LED 输出窄谱(415 ±5)nm 的蓝光及(633 ±6)nm 的红光,应用光动力原理治疗痤疮是一项新技术,接受光学治疗后痤疮患者炎症性皮损可明显减少,取得满意疗效(图 13-13)。高纯度蓝光可使痤疮丙酸杆菌内源性卟啉(主要为原卟啉Ⅲ)被激活为高能量的不稳定卟啉,与三态氧结合形成不稳定的毒性单态氧,单态氧与细胞膜上的化合物结合后损伤细胞膜,从而导致痤疮丙酸杆菌死亡。另一方面红光对组织的穿透性好,红光的刺激可增加细胞的新陈代谢,促进细胞合成,可以使纤维细胞数目增加,增加胶原的形成,故可以加强细胞的新生,改善皮肤质地、减少瘢痕形成;同时,红光亦有抗炎特性,可以影响巨噬细胞或其他细胞释放细胞因子,增加白细胞的吞噬作用,具有消炎、镇痛、提高机体的免疫功能等作用。因此,将蓝光和红光结合起来可以更好地清除痤疮的炎症反应,杀灭痤疮丙酸杆菌,减少瘢痕形成,从而有效治疗痤疮。

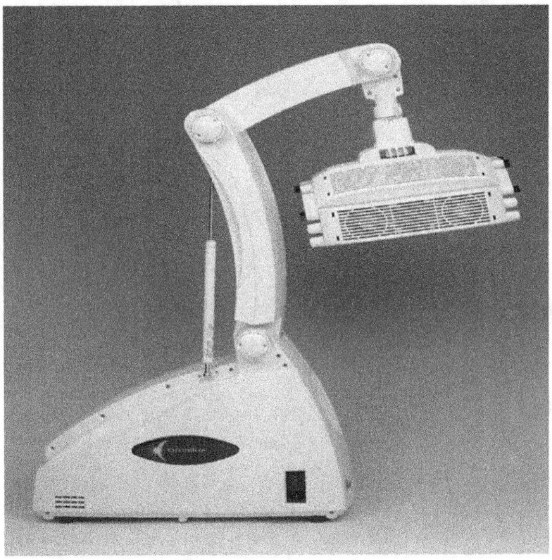

**图 13-13** 红蓝光痤疮治疗仪

【适应证】 寻常痤疮、脂溢性皮炎等。

【禁忌证】

1. 光敏性皮肤病如日光性皮炎。
2. 自身免疫性疾病如红斑狼疮。
3. 白化病。
4. 使用某些光敏药物:四环素、氯丙嗪、灰黄霉素、异维 A 酸、胺碘酮等。
5. 卟啉病。
6. 光代谢紊乱所致的光敏感性皮肤病。

【治疗方法】

1. 治疗前彻底清洁皮肤、去除化妆品等残留物,以 1:1000 苯扎溴铵溶液局部消毒后用痤疮针挑破粉刺、脓疱等。

2. 治疗时,把红光、蓝光治疗仪照射单元放在患者面部上方,确保光板距离皮肤表面 1 ~

4cm，每次治疗20分钟，每周2次，光照间隔至少48小时，8次为一疗程。

3. 以红蓝光交替治疗为主，炎性皮损较明显者先予蓝光照射，炎症后期或Ⅰ级痤疮炎性不明显者给予红光治疗。

【不良反应】 由于红蓝光为冷光源，一般无明显不良反应。极少数患者可能出现：

1. 照光部位轻微疼痛。
2. 照光部位光照后持续24小时的红斑、发红、干燥。
3. 持续数小时的头痛。

（晏　文）

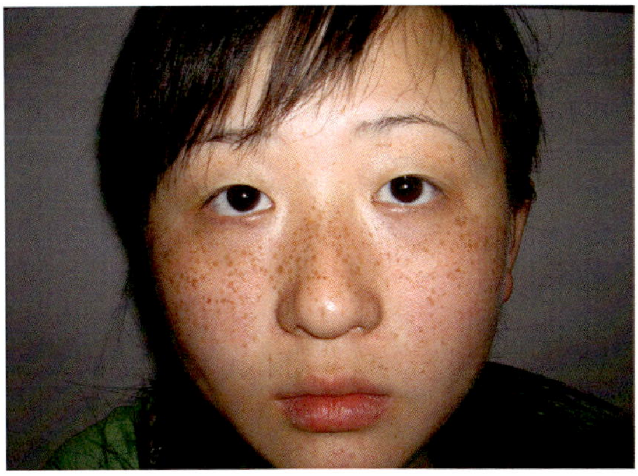

彩图 4-1　雀斑治疗前

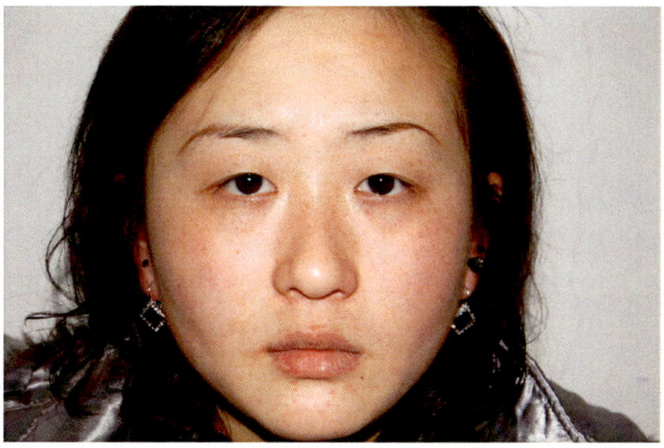

彩图 4-2　雀斑治疗后

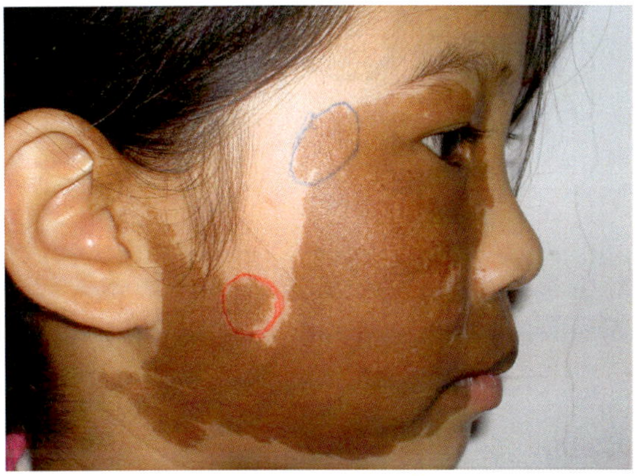

彩图 4-3　右面部咖啡斑治疗前

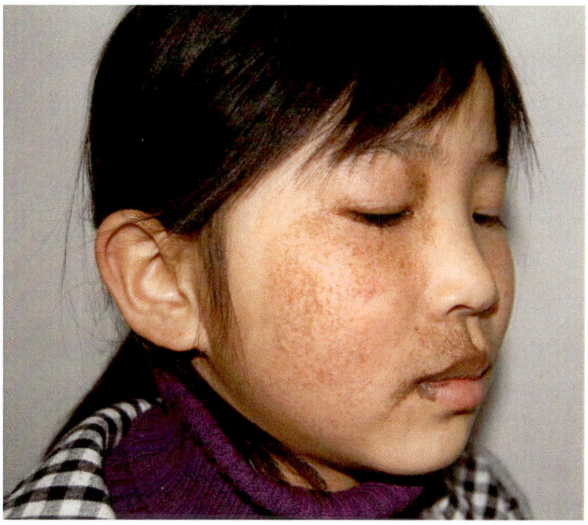

彩图 4-4　右面部咖啡斑二次治疗后

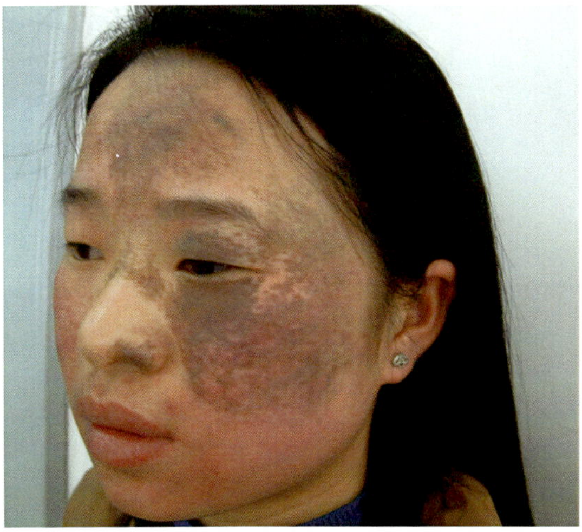

彩图 4-5　左面部太田痣治疗前

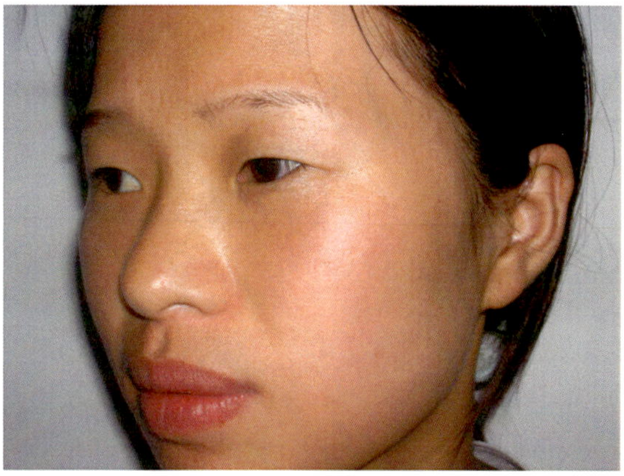

彩图 4-6　左面部太田痣治疗 7 次后

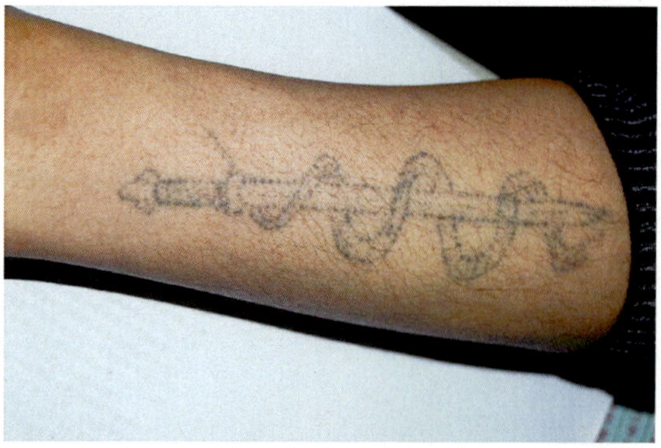

**彩图 4-7** 文身治疗前

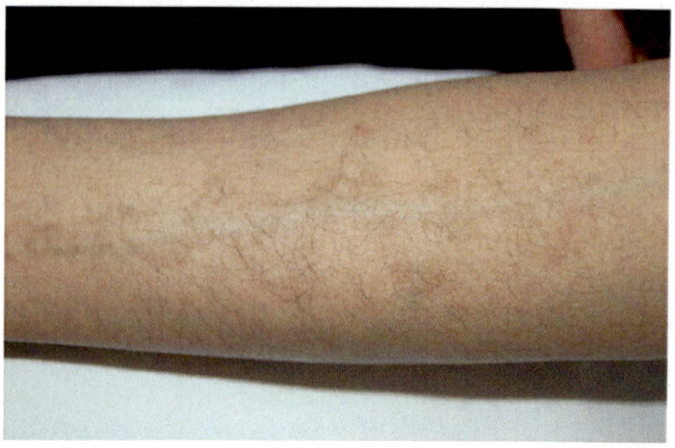

**彩图 4-8** 文身一次治疗后

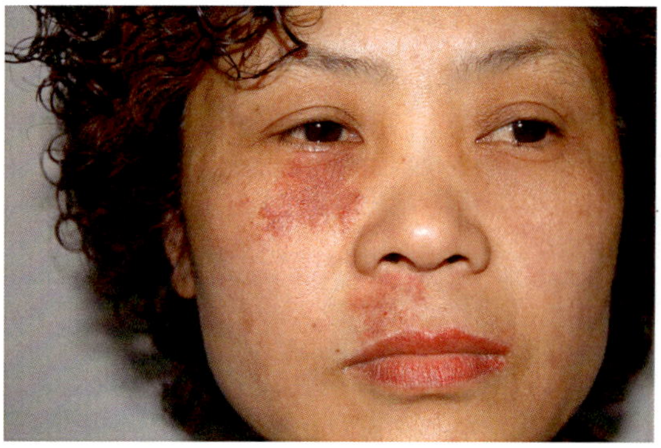

**彩图 4-10** 鲜红斑痣治疗前

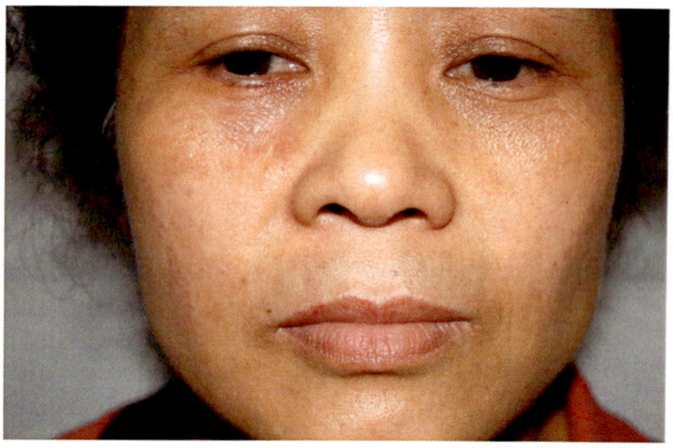

**彩图 4-11** 鲜红斑痣治疗后

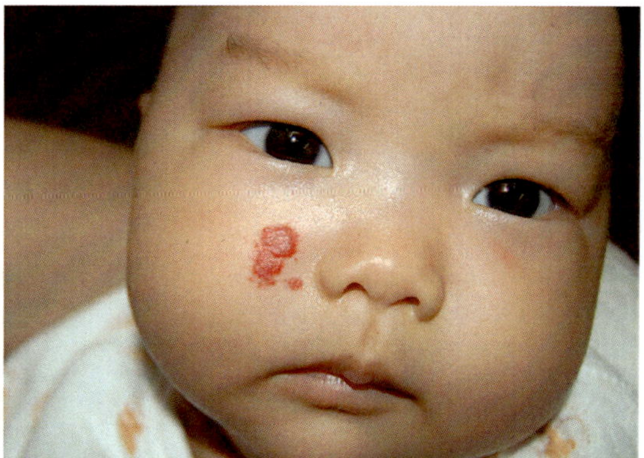

**彩图 4-12** 草莓状血管瘤治疗前

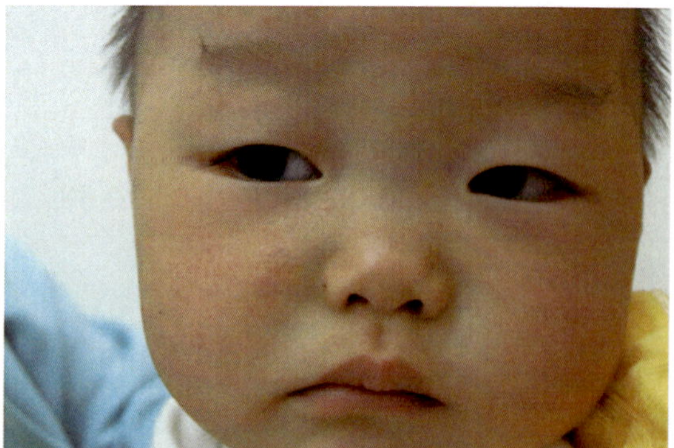

**彩图 4-13** 草莓状血管瘤二次治疗后

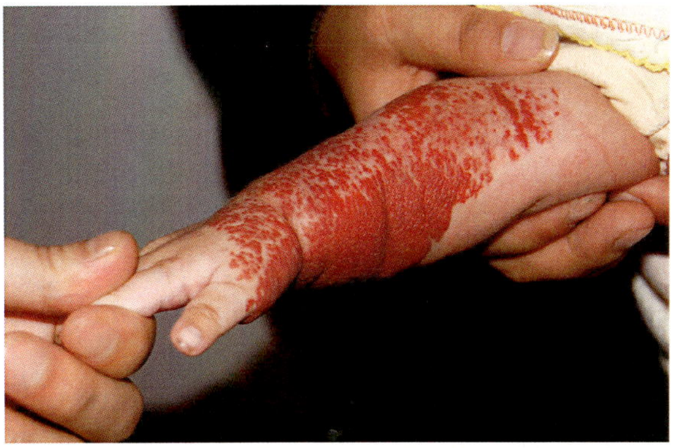

**彩图 4-14** 混合性血管瘤治疗前

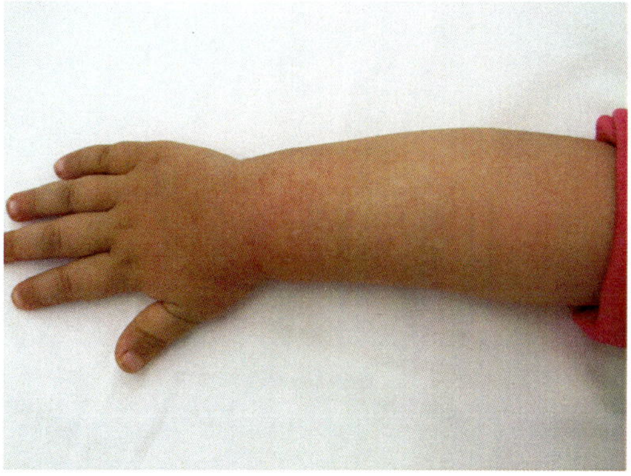

**彩图 4-15** 混合性血管瘤二次治疗后

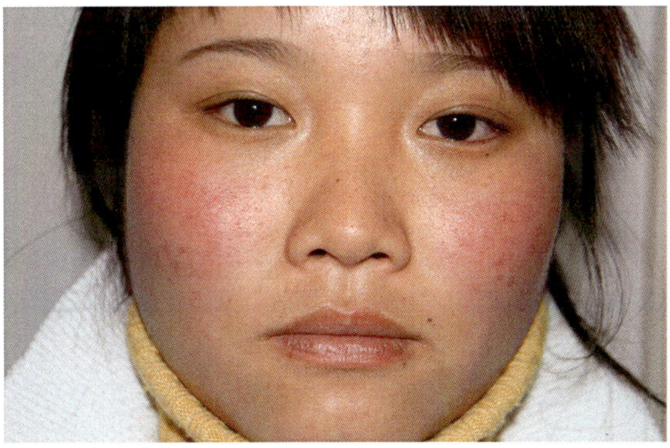

**彩图 4-16** 毛细血管扩张症治疗前

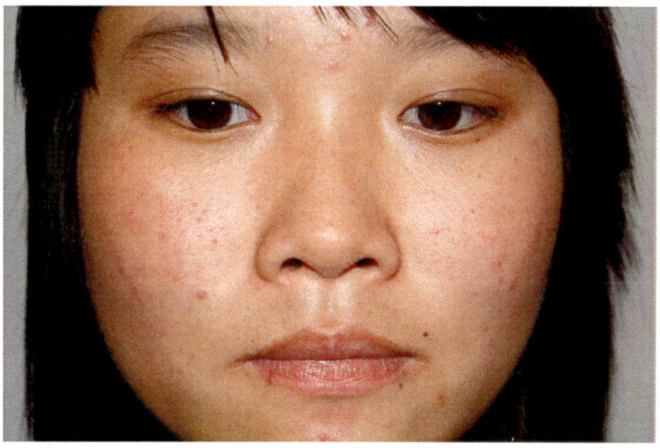

**彩图 4-17** 毛细血管扩张症一次治疗后

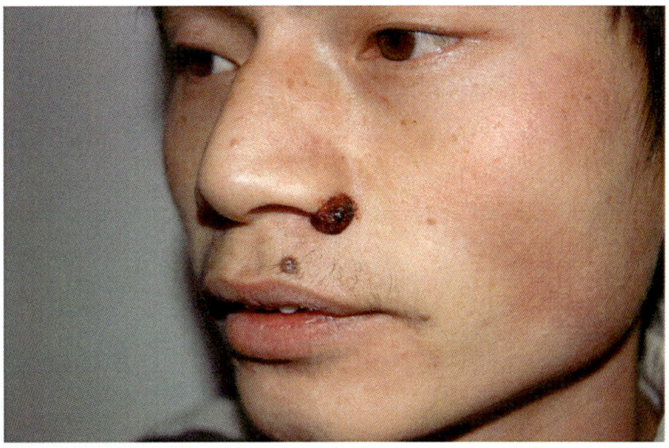

**彩图 4-18** 化脓性肉芽肿治疗前

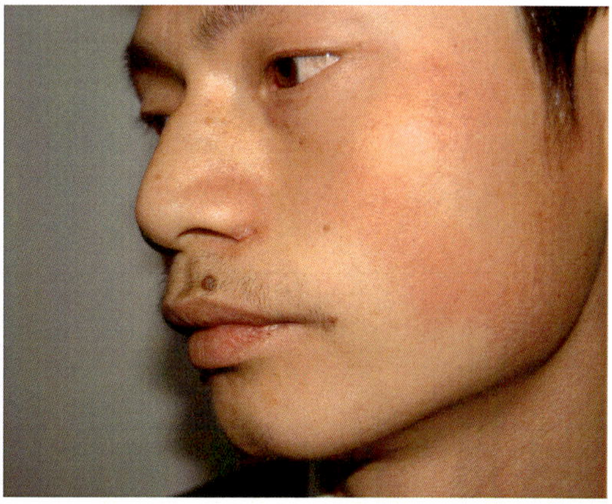

**彩图 4-19** 化脓性肉芽肿一次治疗后

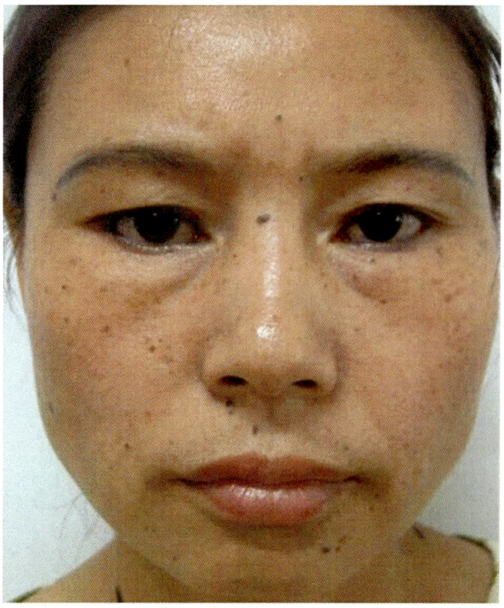

彩图 4-21　光子嫩肤治疗前

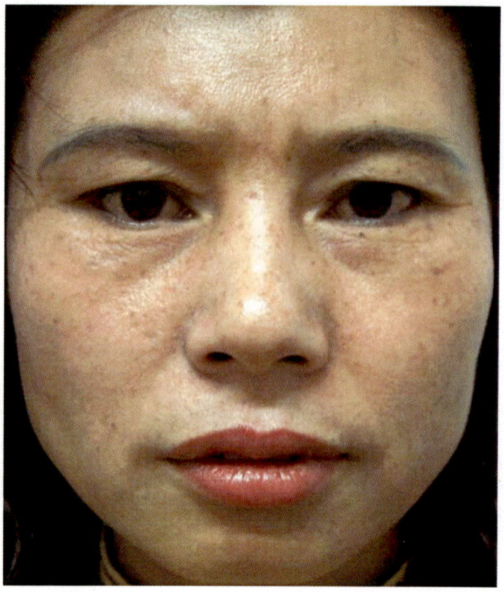

彩图 4-22　光子嫩肤一次治疗后

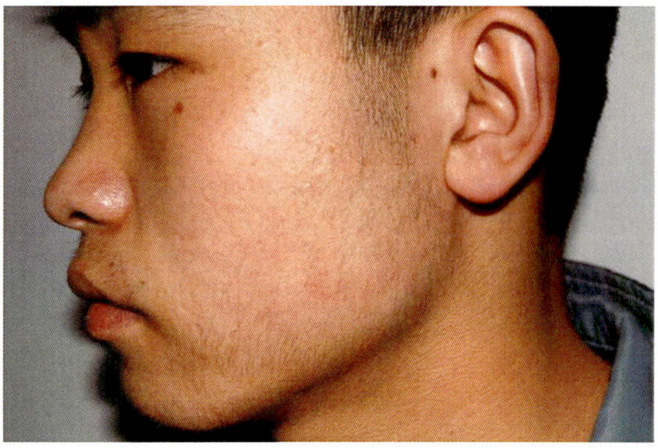

彩图 4-23　脱毛术前

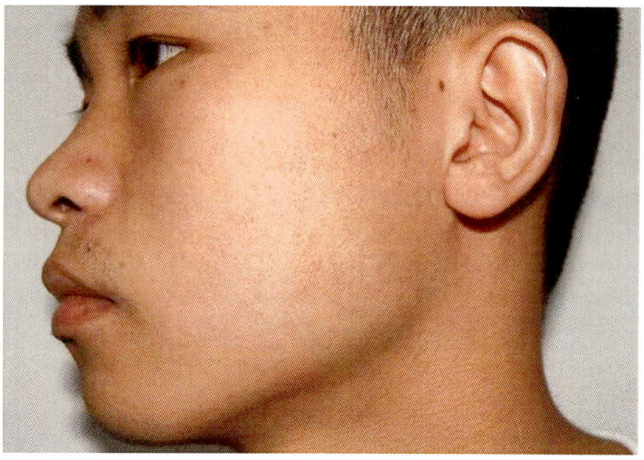

彩图 4-24　脱毛术后

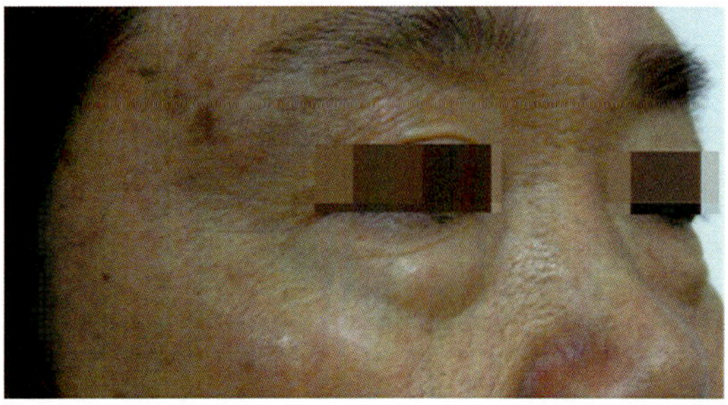

彩图 4-25　激光眼袋整形术前

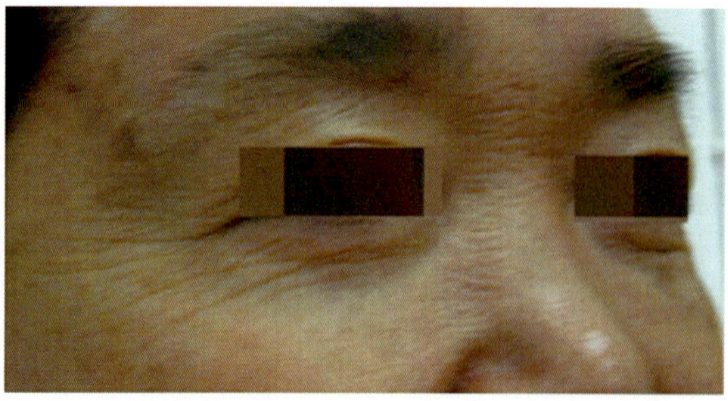

彩图 4-26　激光眼袋整形术后

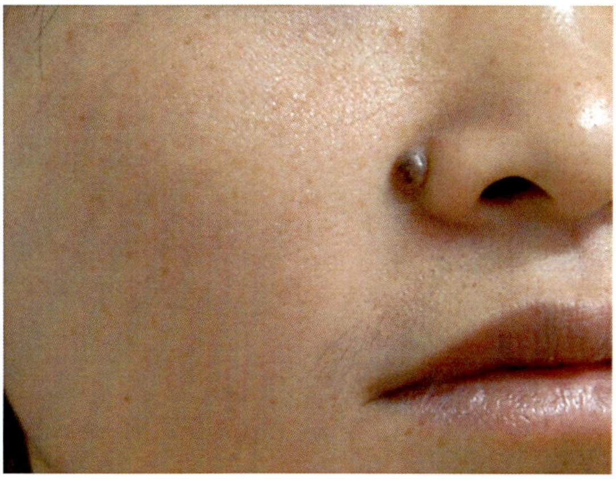

**彩图 4-27** 色素痣激光治疗前

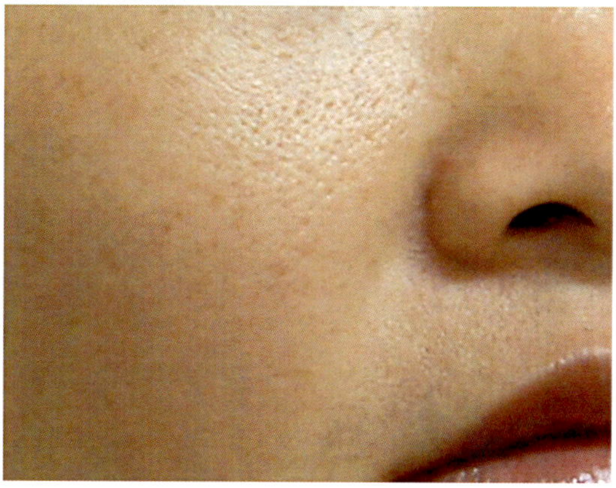

**彩图 4-28** 色素痣激光治疗后

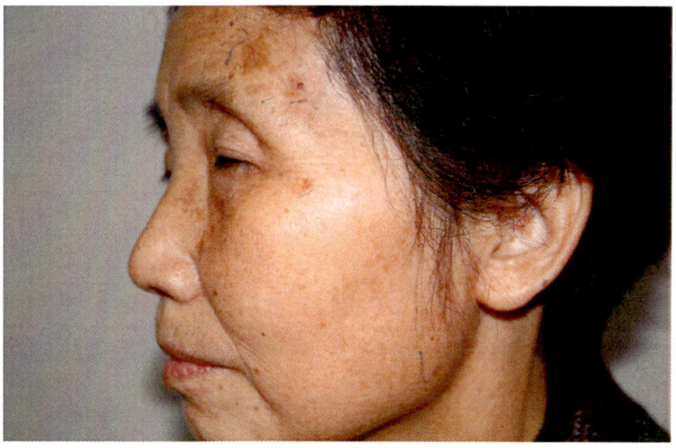

**彩图 4-29** 脂溢性角化病激光治疗前

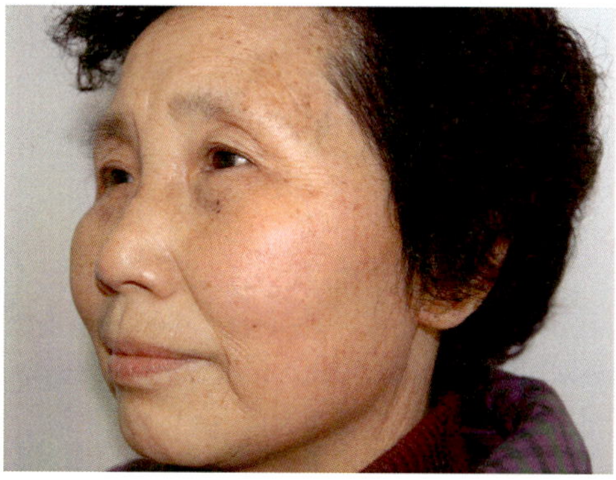

**彩图 4-30** 脂溢性角化病激光治疗后

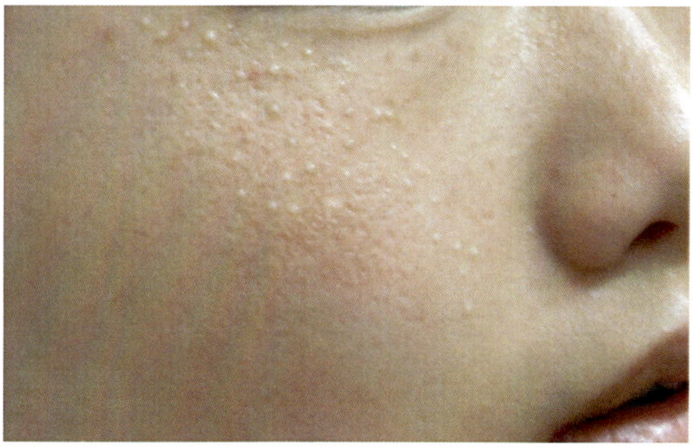

**彩图 4-31** 粟丘疹激光治疗前

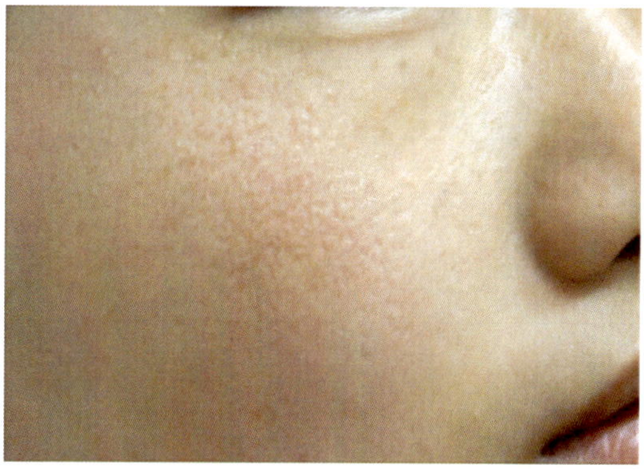

**彩图 4-32** 粟丘疹激光治疗后

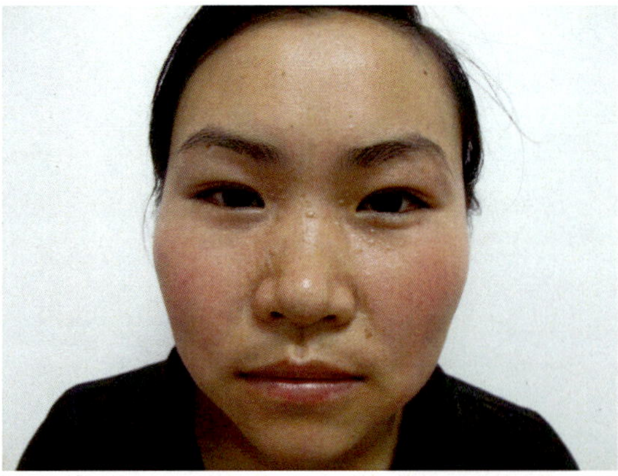

彩图 4-33　毛发上皮瘤治疗前

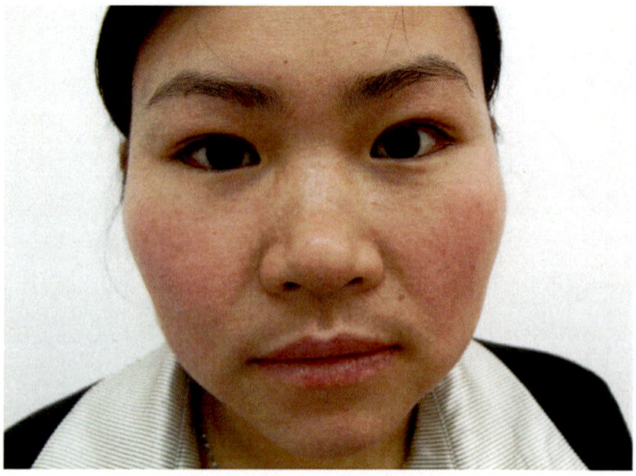

彩图 4-34　毛发上皮瘤二次治疗后

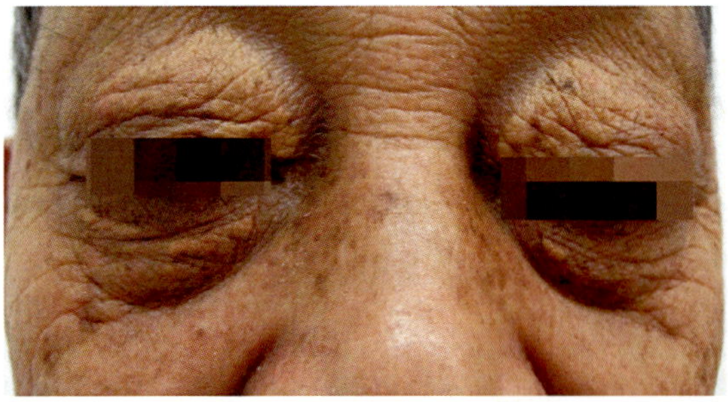

彩图 4-35　睑黄疣治疗前

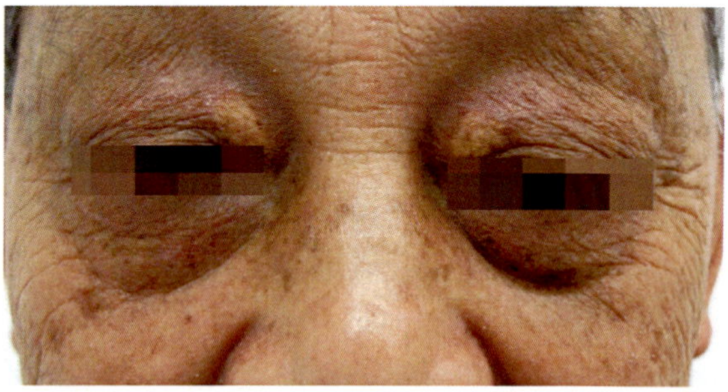

彩图 4-36　睑黄疣治疗一次后

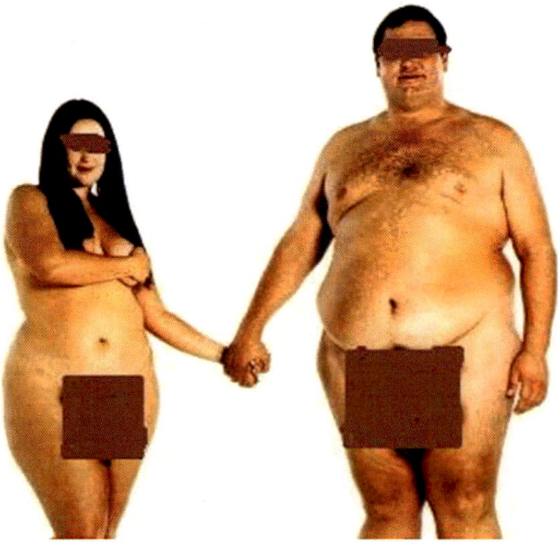

彩图 5-2　男女肥胖者皮下脂肪分布示意图

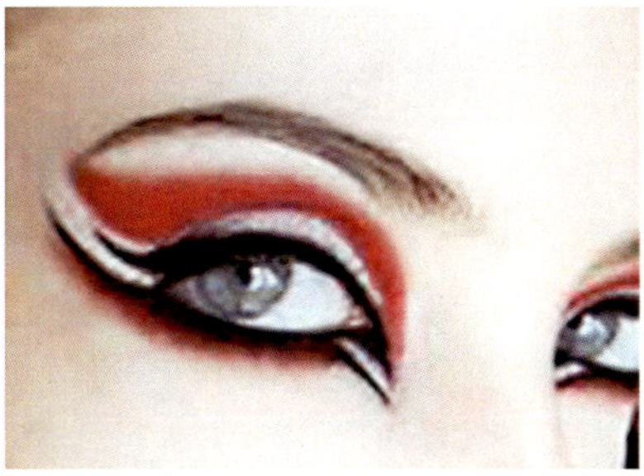

彩图 12-12　眼影纵向晕染法(1)

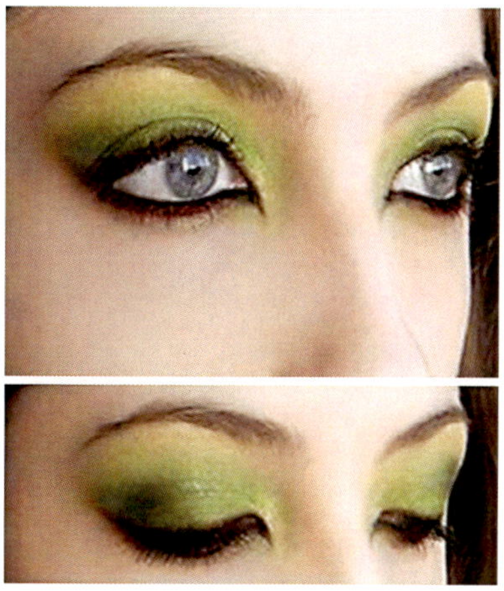

彩图 12-12　眼影纵向晕染法(2)

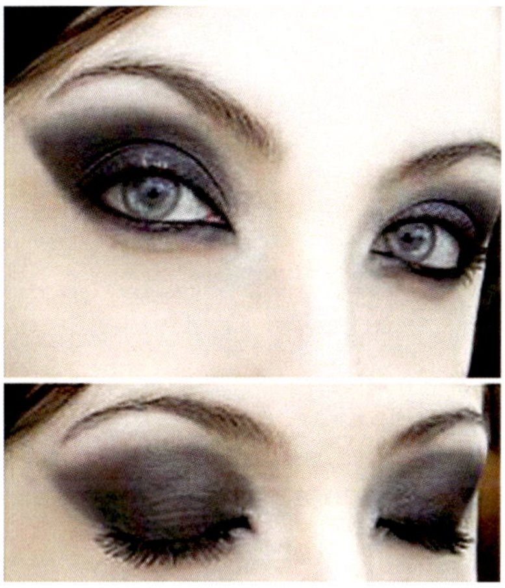

彩图 12-13　眼影横向晕染法(1)

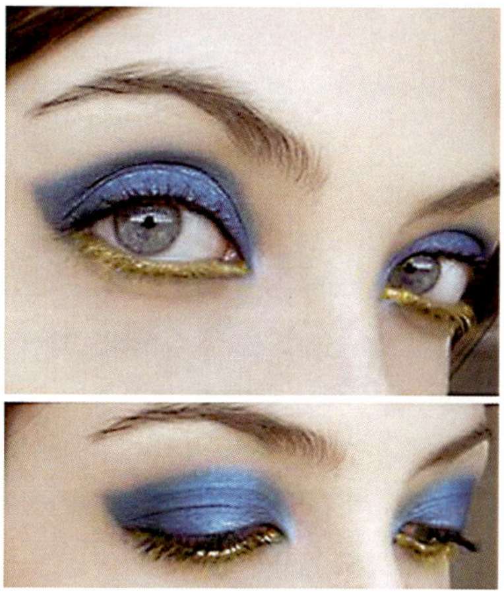

彩图 12-13　眼影横向晕染法(2)

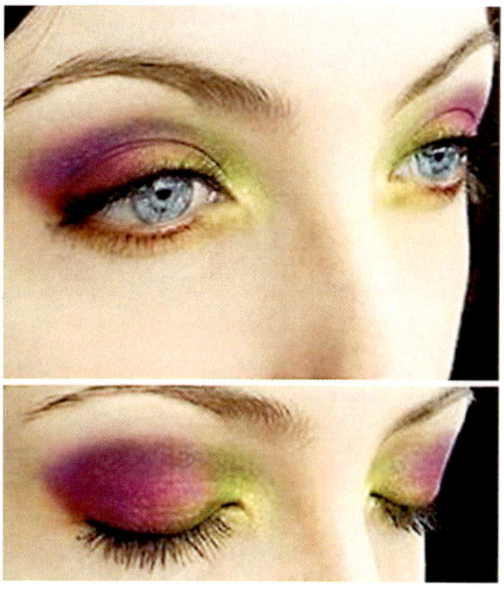

彩图 12-13　眼影横向晕染法(3)

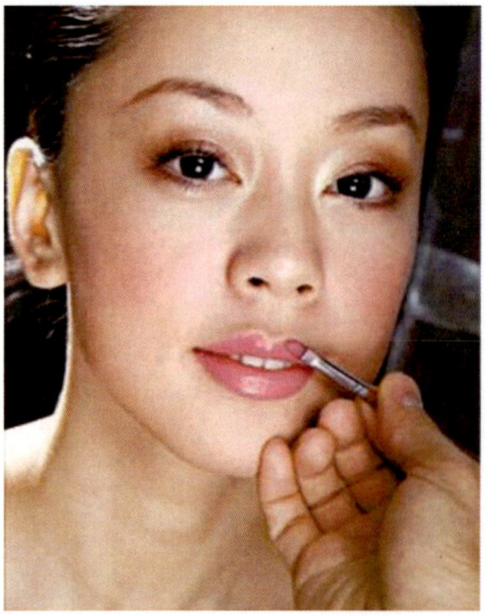

**彩图 12-14(1)** 画唇形

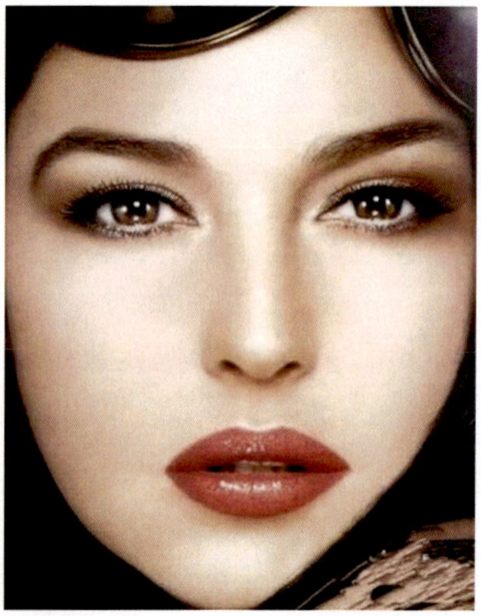

**彩图 12-14(2)** 理想唇形